침뜸의학개론

침뜸기초 上

침뜸의학개론

정통침뜸교육원 교재위원회 엮음

정통침뜸연구소

책을 펴내며

무릇 생명은 스스로 건강하게 살고자 한다. 천지간에 우뚝 서서 각각의 생존 체계를 갖추고, 세상 만물과 더불어 살아가는 것이다. 의술은 이 모든 생명이 건강을 회복하기 위한 방편에서 나왔다. 따라서 의술은 어느 누구도 사사로이 소유해서는 안 되는 자연(自然)의 도술(道術)이며, 이를 일컬어 인술(仁術)이라 한다.

최근 반세기 정도의 짧은 기간에 우리는 농경사회 — 산업사회 — 정보사회라는 세 시대를 한꺼번에 겪어 왔다. 이에 따른 사회환경과 자연환경의 큰 변화를 겪고 있는 우리 모두에게 심신의 건강을 지키는 일은 더없이 중요한 과제로 대두되었다. 그러나, 질병은 갈수록 늘어나고 있고, 의술은 상술(商術)이 되어 병 고치는 일보다도 돈 버는 일에 더 치중하는 양상으로 변하고 있다. 이것은 자연의 도를 거스르고 생명의 조화를 깨뜨리는 사회적 병리현상이다. 수천만 년 동안 백성의 병고를 고치며 발전해온 민간의술도 돈벌이에 따라 왜곡되어 왔고, 일부 집단의 이익추구 수단으로 전락해버린 현실이 참으로 안타깝다. 지금 이 땅에는 인술회복운동이 절실하다. 이런 시기에 민간의술의 기본인 『침뜸의학개론』을 편찬해 내는 뜻은 각별할 수밖에 없다.

'침뜸의학개론'이라 이름 붙인 까닭

침뜸의학의 전문화와 보편화를 바라며…

동북아지역의 전통의술은 침과 뜸, 안마–마사지–지압, 부항 그리고 이 지역에서 나는 자연물로 조제하여 만든 약 등 여러 가지가 있다. 대체로 동북아 3개국(한국, 중국, 일본)의 중심적인 전통의술을 '일침이구삼약'(一鍼二灸三藥)이라고 요약하기도 한다.

이 책의 제목을 '동양의학개론'이라고 하지 않고 '침뜸의학개론'이라고 한 첫째 이유는 침뜸의학과 약학은 시술 방법과 치료의 원리가 다르다는 것을 분명히 나타내기 위함이다.

우리나라에서는 해방 후 침뜸을 중심으로 하는 침뜸의학과 한약을 중심으로 한 한의학으로 뚜렷이 구분되어, 고려시대부터 내려온 침뜸의학의 전문적 발전의 전통을 이어갈 듯하다가 1962년도 침구사 양성제도가 폐지되면서 침뜸의학은 암흑기로 접어든다. 당시 5·16 군사정권 보건의료 담당 관계자의 무지와 전통의학을 경시하는 정부 내 분위기에 따라 해방 후 우리 정부에는 침구사 배출시험을 한 번도 실시하지 못하고 침구사 양성제도가 없어지게 되었다. 그런 와중에 침과 뜸을 전혀 배우지도 않은 한의사들에게 슬그머니 침구를 할 수 있는 유권해석을 해주면서 침뜸의학이 합법적으로 전문적인 발전을 할 수 있는 기회가 봉쇄되었다.

이에 반해 동북아지역의 전통의술을 받아들인 지 몇십 년도 되지 않은 미국에서조차 벌써부터 침뜸과 약학을 전문적으로 발전시키고 있다. 미국의 National Certification Commission for Acupuncture and Oriental Medicine(NCCAOM)에서 수여하는 자격증은 두 종류가 있다. 하나는 침사라는 뜻의 NCCAOM Certificationin in Acupuncture(=Diplomate in Acupuncture)이고, 또 다른 하나는 한약을 다루는 한의사라고 해석되는 NCCAOM Certification in Chinese Herbology (=Diplomate of Chinese Herbology)이다. 즉 미국에서 인정하는 한의사 자격은 Diplomate of Chinese Herbology인데 이 자격을 가지고서는 침 시술을 할 수 없다. 다시 말하면 미국에서 침 시술을 하기 위해서는 반드시 Diplomate in

Acupuncture를 취득하여야 한다. 일본에서도 한방이라는 호칭은 한방약(탕제요법)을 가리키는 것으로 되어 있고, 침구사[鍼師·灸師]에 대한 자격제도를 별도로 두고 전문적으로 발전시켜 광범위하게 활용하고 있다. WTO 협약에서도 한의사와 침사를 구별하고 있다.

한국에서는 침술과 뜸술을 중심으로 하는 침뜸의학을 한약을 중심으로 하는 한의학과 뒤섞어 놓아 침뜸의학의 전문적인 발전이 퇴보에 퇴보를 거듭해온 터라 침뜸의학을 전문적으로 정립하는 것이 시급한 상황이다.

이 책을 『침뜸의학개론』이라 이름 붙인 두 번째 이유는 침뜸이 인류의 보편적인 의술로 널리 쓰이기를 바라기 때문이다.

동북아지역 전통의술의 하나로 계승·발전되어온 침과 뜸이 이제 전 세계로 퍼져 나가며 보편적인 의학으로 발전해나가고 있다. 침뜸술은 학문으로 정립될 당시부터 전문분야의 하나로 발전하여 왔고, 전 세계에서는 지금 어느 지역의 전통의술로서가 아니라 침(Acupuncture)뜸(Moxibustion)이라는 하나의 공통의학으로 인정되어가는 추세이다.

그런데 동북아지역에서는 전통의학에 대해 일본에서는 침·뜸·안마-마사지-지압을 중심으로 하여 동양의학(東洋醫學)이라 부르고, 중국에서는 중의학(中醫學)이라고 하며, 북한에서는 동의학(東醫學)으로 부르다가 현재는 고려의학(高麗醫學)이라 하고 있다. 이러한 용어는 특정 지역의 전통의술임을 주관적으로 강조할 때는 유용하지만, 세계적이고 보편적인 의학으로 객관화시켜 체계화하여 나아가는 데는 혼선을 초래할 수 있다.

동양의 전통의학에 대비되는 개념으로 현대의학을 서양의학이라고 하는 것도 문제가 있다. 왜냐하면 서양의학은 서양의 전통의학이라고 풀이하는 것이 더 적절한 대비가 되기 때문이다. 서양에도 히포크라테스 의학을 대표로 하는 긴 의학사를 가지고 있다. 현대의학의 역사는 현미경이 생기면서부터 시작해 겨우 250년 남짓밖에 안 되었고 우리나라에 들어온 것은 120년도 채 못되었다. 전통의학에 대비되는 개념으로는 현대의학이란 말이 더 적절하다고 할 수 있다. 북한에서는 현대의학을 신의학이라고 한다.

의학은 동서의 대립을 넘어서고 전통과 현대의 대립을 넘어서야 한다. 현대의술은 전통의술을 포함하고 있고, 전통의술에는 이미 현대의술의 씨앗이 있다. 북한과 중국과 일본을 포함해 세계 각국은 침뜸의학의 연구와 발전을 위하여 현대의술을 총동원하고 현대의술의 한계를 극복하기 위해 침뜸의학을 적극 배합하여 환자의 치료에 활용한다. 한국의 경우처럼 전통의술을 주로 다루는 의료인은 현대의술을 사용하지 못하고, 현대의학을 주로 공부한 의료인은 전통의술에 손도 대지 못하게 하는 의료제도는 전 세계 어느 나라에도 없는 불합리한 것이다. 이런 상태에서는 의술의 발전은 뒤처질 수밖에 없고, 우리나라 환자들은 다른 나라의 환자들에 비해 더욱 큰 고통을 겪게 된다.

의료의 목적은 환자의 고통을 덜어주는 것이다. 내 것은 옳고 너의 것은 옳지 않다고 하는 것은 잘못이다. 의술은 인간의 생명과 건강을 위해 존재한다. 그런 만큼 어느 의술을 특정 집단의 이해 때문에 배타적으로 독점하도록 하는 것은 불합리하다. 보편적인 생명사랑의 관점에서 특정 지역의 전통의술이 훌륭하다면 전 세계 인류의 생명과 건강을 위해 널리 쓰일 수 있도록 해야 한다.

이 책은 탁월한 우리의 전통민간의술인 침과 뜸을 살려 국민들에게 되돌려주고, 나아가 전 세계 인류가 침뜸으로 건강하게 살 수 있도록 노력하는 분들을 위하여 만들었다. 이 책으로 공부한 사람들은 침과 뜸을 연구·보급하며 문화유산을 전승하는 지킴이가 되고, 홍익인간의 정신을 오늘에 되새기며 인술을 베풀고, 침뜸의 계승·발전을 위한 제도를 마련하고, 마침내 건강한 삶, 온전한 세상을 만들어나가는 데 기여해주길 바란다.

2002년 6월
정통침뜸교육원 교재위원회
위원장 김남수

일러두기

1. 이 책은 침뜸기초 상권과 하권으로 구성되어 있습니다. 상권은 『침뜸의학개론』이고, 하권은 『경락경혈학』입니다.
2. 제3장 장상론(臟象論) 기항(奇恒)의 부에서 '부'에 대한 한자(漢字) 표기가 현재 많은 책들 속에서 '腑'와 '府'로 혼용되고 있는데, 이 책에서는 성보사(成輔社)에서 출판된 『東洋醫學大辭典』에 근거하여 '腑'로 표기하였습니다.
3. 고대 문헌은 『 』로 표기하였고, 음은 다르지만 의미가 같은 한자 표기는 [ ]를 사용하였습니다.
   예) 『황제내경』, 머리[頭]

침뜸의학개론   차례

서론

침뜸의학의 기본관점

균형을 조절하여 자연치유력을 회복하도록 한다.

침뜸의학에서는 우리의 몸을 소우주로 보고, 소우주인 우리 몸은 음양으로 되어 있다고 본다. 어머니의 음(陰)과 아버지의 양(陽)이 합해져서 하나의 몸이 된다. 몸 안에서 다시 음양으로 나뉘어지는데, 바로 이 음양의 균형이 깨질 때 병에 걸리는 것이다. '정상'은 음양이 균형을 이룬 상태이고, 이상이 없어 아무 것도 모르는 상태이다. 균형이 틀어졌을 때가 이상이고, 이것이 병이다. 침뜸으로 병을 고치는 원리는 바로 균형조절요법이다. 침뜸의학에서는 우리 인체에 경락과 경혈이 있다고 본다. 오장육부 중 어떤 것이 틀어졌느냐를 찾아 거기에 해당되는 경락과 경혈에 자극을 주어 균형조절을 한다. 침뜸의학은 죽이는 것이 아니라 살리는 것이다. 균형을 회복하여 몸을 살리고, 튼튼하게 하여 균이 밀려나게 만드는 것이다. 균형조절을 위해 침으로 찌르고 뜸을 떠서 보태고 빼고 한다.

이 우주 안에서 살아가는 생명은 다 자기 몸의 이상(異常)을 스스로 치유하는 능력을 가지고 있다. 이것을 전문적으로는 '자연치유력'(自然治癒力)이라고 한다. 침뜸의학에서는 자연치유력을 최대한 활용한다. 신체가 스스로 균형을 잡으려고 하는 움직임을 도와주는 것이다. 예를 들면 침(鍼)은 간(肝)의 기능이 조금 약해져 있으면 간의 활동을 활발하게 해준다. 그리하면 병원균에 의한 기능 저하일 때도 간은 때맞추어 자력으로써 병원균을 극복하려고 한다. 침은 신체 중에서 약해져 있는 부분을 도와 자연치유력을 활발하게 하는 것이다.

이와 같이 침뜸의학은 먼저 인간의 신체를 믿으며 거기서 생각을 넓혀간다. 병을 퇴치하려고 하는 의학이기보다는 병에서 인간을 '지키기' 위한 의학인 것이다. 실로 우리들은 현대의학의 여러 가지 덕을 보기도 한다. 예를 들면 출산보호로 사망률을 저하시키고, 전염성 질환을 예방하여 감염률을 현저하게 낮추고, 외과수술을 통해 응급상황에 능동적으로 대처하는 등 그 훌륭한 업적은 이미 우리 생활에 깊숙이 들어와 있다. 그러나 이러한 많은 업적을 쌓은 현대의학에도 약점은 있다. 침뜸의술과 현대의술을 대비해보면 대략 다음과 같은 특징이 있다.

침뜸의학과 현대의학의 다른 관점

침뜸의술은 자연 치료술이고, 현대의술은 인공 치료술이다. 침뜸의술은 자연치유력을 이끌고 북돋아 살아 있는 인체가 스스로의 힘으로 병을 이기도록 하고, 현대의술은 인공적으로 만들어낸 여러 수단을 써서 병을 없애려 한다.

침뜸의학은 종합적이고, 현대의학은 분석적이다. 현대의학은 눈에 보이는 물질적인 조직을 찾는 데 주력하고, 침뜸의학은 눈에는 보이지 않지만 생체 현상의 근원을 관찰하는 데 힘을 기울인다. 침뜸의학은 몸 전체를 대상으로 하고, 현대의학은 세포라는 기본단위로부터 시작한다. 현대의학은 해부학을 통해 기관, 조직, 세포를 차례로 발견하여 생명의 본질 소재를 세포에서 찾고, 침뜸의학은 몸 속에 있는 장부와 경락은 각각일 때는 의미가 없고 몸이라는 한 단위로 짜여질 때에야 비로소 의미가 있다고 본다.

현대의학은 단위 구조물에 이상이 없는지 어떤 성분이 넘치거나 모자라는지를 검사해서 원래대로 복원하려 하고, 침뜸의학은 장부와 경락에 이상이 왔을 때 상호관계의 평형과 조화를 이루려고 한다. 침뜸의술은 전체적이고, 현대의술은 국소적이다. 현대의술은 병난 곳에 직접 인공적인 치료를 하고, 침뜸의술은 전체적으로 체질과 생리의 변화를 관찰하고 종합하여 자연적인 방법으로 생리 변화를 조정하여 병을 없앤다. 전체 치료와 국소 치료는 둘 다 필요하다.

침뜸의학은 근본을 다스리는 본치(本治) 의학이고, 현대의학은 두드러진 곳을 다스리는 표치(標治) 의학이다. 그래서 침뜸의술은 내적인 생명력을 기르고 생리의 부조화를 균형 잡아 병에 대한 저항력을 강화하는 양생(養生) 의술로 근본 치료에 능하고, 몸 밖에서 침범하는 병원균들을 인공적으로 방지하는 방어(防禦) 의술로 응급 처치에 능하다.

<표> 침뜸의술과 현대의술의 비교

침뜸의술	현대의술
자연(自然)치유	인공(人工)치유
종합적(綜合的) ⇒ 양생의술	분석적(分析的) ⇒ 방어의술
체질예방(體質豫防)	세균예방(細菌豫防)
열린 의술(醫術)	닫힌 의술(醫術)
본치의학(本治醫學)	표치의학(標治醫學)
개별성(個別性)	획일성(劃一性)

침뜸의학은 개별성(個別性)에, 현대의학은 획일성(劃一性)에 가치를 더 둔다. 현대의학은 개인의 특성보다는 보편타당한 병리적 법칙의 틀 안에서 질병을 해석하려 하고, 침뜸의학은 무슨 병이든 한 가지 치료법만 고집하기보다는 같은 증상이라도 각자의 체질과 주위 환경을 고려하여 질병을 해석하려 한다.

최근 들어서 세계 각국은 현대의학에 동북아지역의 전통의술의 하나인 침뜸의술을 적극 수용하여 질병의 예방과 치료에 활용하고 있다. 이러한 추세로 침뜸의학을 더욱 전문적으로 발전시켜나간다면 세균처치나 수술을 중심으로 하는 의학과 더불어 침뜸의학이 새로운 의학의 한 축을 이룰 것이다.

열린 의술의 길

침뜸의술은 열린 의술이요, 현대의술은 닫힌 의술이다. 현대의술은 특성상 의료장비와 시술자의 능력에 의존하기 때문에 의사에게 독점되지 않을 수 없고 의료비를 많이 받지 않을 수 없어 누구에게나 널리 혜택을 주기 어려운 의술이나, 침뜸의술은 그 근본 이치를 깨우치면 누구나 할 수 있기 때문에 가난한 사람도 혜택을 받을 수 있는 모두의 의술이다.

침뜸의술의 치료법은 지극히 간단해서 누구든지 배우면 쉽게 고칠 수 있다. 그래서 물욕과 권위욕에 빠진 사람들이 간단한 것을 감추고 일부러 어려운 것처럼 꾸미는 일이 많다. 수많은 비법이나 비방은 모두 간단한 의술을 신비하게 여기도록 하기 위해 꾸며낸 것이다.

의도(醫道)는 몸을 이해하는 것으로 시작되고 또한 완성된다. 몸은 곧 우주(宇宙)요 대우주의 섭리가 담긴 소우주이니, 몸을 아는 것은 곧 우주를 아는 것이다. 하나의 몸은 우주를 이루고 있는 하나의 세포이다. 각각의 세포는 온몸과 한 단위를 이루고 있을 때 비로소 생명이 있는 것이다.

의도(醫道)란 병으로부터 몸을 구원하는 길이니, 전문가만이 가야 한다거나 갈 수 있는 길이 아니다. 자기(自己)를 구원할 수 있는 것은 바로 자신(自身)뿐이니, 의도는 병으로부터 몸을 구원하고자 하는 이들 모두의 길이다. 침뜸의술은 만인에게 그 이치를 알려서 만인을 구원하는 진정한 의술로 살아 움직일 때 진정한 가치가 있다.

제1장
침뜸의 역사

제1절 침뜸의 기원과 발전

1. 침뜸의 기원(起源)

『황제내경』 중 『소문(素問)』 「이법방의론(異法方宜論)」에 의하면 "동쪽 지역은 천지가 시작되는 곳으로써 생선과 소금이 생산되는 지역이며 바다를 끼고 있다. 그곳 사람들은 물고기를 주로 먹고 짠 것을 좋아하는데, 모두 그곳에 사는 것을 편안하게 여기고, 그곳에서 나는 음식물을 즐긴다. 물고기를 많이 먹으면 사람으로 하여금 중초(中焦)에 열사(熱邪)가 쌓이도록 하고, 소금은 혈을 손상시킨다. 그러므로 그곳 사람들은 모두 피부가 검고 주리(腠理)가 성글며, 그들에게 발생하는 병은 대부분 옹양(癰瘍)인데, 그것을 치료할 때는 폄석(砭石)을 사용해야 한다. 그러므로 폄석은 동방에서 전래되었다."[1]란 구절이 있다. 그리고 같은 책에서 "북방자는 …<중략>… 장이 차가워져 창만병(脹滿病)이 잘 발생하는데, 이를 치료하는 데는 쑥뜸이 마땅하다. 그러므로 쑥뜸 요법은 북방에서 전래되었다."[2]란 구절이 있다. 돌침, 즉 폄석으로 병을 치병하는 것은 중국의 동부 연해 일대에서 어업을 위주로 하는 민족에게서 유래되었고, 뜸법은 중국의 북부에서 목축을 위주로 하는 민족에게서 유래되었다는 것이다. 여기서 동방이란 중국 본토의 동방이니 한반도와 만주 등지를 지칭하고, 북방이란 만주의 서부지대로부터 몽고 일대까지를 지칭한 것이다. 이는 침뜸술이 중국 본

---

1) 東方地域, 天地之所始生也, 魚鹽之地, 海濱傍水. 其民食魚而嗜鹹, 皆安其處, 美其食. 魚者使人熱中, 鹽者勝血, 故其民皆黑色疎理, 其病皆爲癰瘍, 其治宜砭石. 故砭石者, 亦從東方來.
2) 北方者, … 〈中略〉 … 臟寒生滿病, 其治宜灸焫. 故灸焫者, 亦從北方來.

토보다는 동방과 북방지역에서 먼저 사용되었다는 것을 뜻하고, 문자로 기록되면서 중국 본토의학으로 발전되었다는 것을 의미한다.

1) 침의 기원

원시 자침도구로써 석기는 폄석, 즉 돌침이라고 한다. 『소문(素問)』 「보명전형론(寶命全形論)」에서는 "폄석은 크고 작은 것으로 만들었다."고 하고, 5~6세기 무렵의 전원기(全元起)의 주(註)에는 "폄석은 고대의 외과치료법인데, 그 이름에는 세 가지가 있다. 하나는 침석(鍼石)이고, 다른 이름은 폄석이고, 또 다른 이름은 참석(鑱石)이지만 사실은 같은 것이다. 예전에는 주철(鑄鐵)로 할 수 없었기 때문에 돌로 침을 만들었다."라고 했다.

폄석을 질병 치료에 응용한 것은 원시시대에 광범위하게 사용된 석기의 특징과 같다. 중국의 원시시대는 태고적부터 1만 년 전까지의 구석기시대와 1만 년 전에서 4천 년 전까지의 신석기시대로 나눌 수 있다. 구석기시대 사람들은 첨상석기(尖狀石器)와 괄삭석기(刮削石器) 등의 타제석기(打製石器)를 사용하여 옹양(癰瘍)을 찔러서 째고 농혈(膿血)을 빼냈다. 이 같은 경험이 축적됨에 따라서 석기로 찔러서 치료하는 응용범위도 점차 확대되어갔다. 신석기시대에 이르러서는 돌을 갈아서 정교한 석침을 만드는 기술을 터득하여 마침내 전문적인 의료기구인 폄석을 생산해냈고, 이후 폄석의 용도는 날로 늘어났다.

돌침에 대해서 중국의 고서 『산해경(山海經)』에는 "고씨(高氏)의 산에는 옥이 많고 그 아래에는 돌침이 많다."라는 기록이 있다. 여기서 고씨는 고주몽을 시조로 하는 고구려 사람들을 말한다. 이와 관련하여 폄석이 함경북도 경흥군 웅기면 송평동 패총에서 뼈침[骨鍼]과 함께 구석기시대 유물에서 발굴되었다. 또 산동성(山東省) 일조현(日照縣)에 있는 신석기시대 말기의 무덤 속에서도 폄석 두 자루가 발견되었다. 산동성 일조현에서 발굴된 폄석은 길이가 8.3cm인 것과 9.1cm인 것으로, 뾰족한 끝은 삼릉추형(三稜錐形)과 원추형(圓錐形)으로 나뉘어진다. 이것들은 피를 빼고 경기(經氣)를 조화시키는 데 상용되던 것이었다.

내몽고(內蒙古) 다륜현(多倫縣)에 있는 신석기시대의 유적지에서는 한 끝은 사릉추형(四稜錐形)으로 피를 빼는 데 사용할 수 있고, 다른 한 끝은 납작한 호형인(弧形刃)으로 농양(膿瘍)을 절개하는 데 사용할 수 있는 4.5cm 길이의 폄석 한 자루가 발견된 적이 있다. 폄석 실물의 발견은 자침의 기원이 원시시대라는 것을 밝혀주는 증거가 되고 있다.

2) 뜸의 기원

　　북부지역은 풍한(風寒)이 혹독하여 선사시대 사람들은 불을 가까이 하여 따뜻하게 할 수밖에 없었다. 더구나 그들은 벌판에서 살면서 유식생활(乳食生活)이 습관화되어 있어 복부한통(腹部寒痛)과 창만(脹滿) 등의 병에 잘 걸리게 되므로 열 치료는 매우 적합한 것이었다. 이로 인하여 뜸 치료법과 열 치료법이 발명될 수 있었다. 처음에는 불에 가열한 돌덩어리나 흙을 신체의 어떤 부위에다 붙여서 국부에 온기를 전하였고, 점차 나무껍질이나 건초를 연료로 국부에 고정적인 온열자극을 줌으로써 많은 질병을 치료하면서 뜸법을 형성시켰다. 쑥[艾]을 뜸 치료의 원료로 사용한 것은 그 후의 일이다. 쑥은 어느 땅에서나 잘 자라고, 마른 쑥잎은 불이 잘 붙으며, 가공하여 저장하기가 용이하다는 등의 장점이 있어 뜸 치료의 주요 원료로 쓰였다.

　　신석기시대부터 일찍이 성행했던 일종의 '골복'(骨卜)이란 쑥을 태워 동물의 뼈 위에 놓아서 형성되는 반점의 무늬가 어떤 조짐을 이루는지를 관찰하는 것이다. '골복'은 그 채용한 원료나 시행방법이 모두 뜸술과 아주 유사하다.

　　하남협현(河南陝縣) 영호국묘(岺號國墓)에서 출토된 춘추시대의 호형동기(弧形銅器)는 불을 취하는 데 쓰인 양수(陽燧)였다. 같은 묘에서 출토된 원반형의 동관(銅罐)은 애융(艾絨)으로 양수에 불을 붙이던 것이었다. 그것은 비교적 완전한 고대 뜸 치료에 전적으로 사용된 기구이며 또한 그것은 출토된 유물 중에서 뜸에 관한 최고의 실물인 것이다.

2. 침뜸의 발전

1) 침구(鍼具)의 변화와 발전

　　사회의 생산력이 발전하고 의료의 수요가 증대함에 따라 폄석(砭石)의 종류도 점차 다양해지고, 골침(骨鍼)도 의료에 응용되게 되었고, 이밖에 죽침(竹鍼)과 도침(陶鍼) 등도 의료에 응용되었을 것으로 추측된다.

금속제의 도구를 사용하게 된 청동기시대(靑銅器時代)에 이르러 금속침구(金屬鍼具)를 이용하게 되었다. 중국의 하(夏)·상(商)·주(周)시대에 이미 야금술(冶金術)이 발명되었다. 신석기시대에서 청동기시대로 들어서 금속침구를 제조할 수 있는 조건이 갖추어지게 되었고 그 후 야금술의 발달에 따라 철기(鐵器)가 보급되고 생산에 응용된 후 철침(鐵鍼)이 의료에 광범위하게 이용되었다. 전국시대(戰國時代 : B.C. 400~200)에는 제철기술이 발전하여 침구의 제작과 응용은 상당한 단계에 도달하였다. 『내경(內經)』에 기술된 「구침(九鍼)」은 철기시대에 이르러 발전·완성된 것으로 추측된다. 그 후 생산기술의 발전에 따라 금침(金鍼)·은침(銀鍼)·동침(銅鍼)·철침(鐵鍼) 등이 출현하였다. 현재 사용되고 있는 침구는 대부분 스테인리스 스틸(stainless steel)제(製)이다. 스테인리스 침은 강인하고 쉽게 녹슬지 않는다는 점에서 다른 금속제보다 우수하므로 오늘날 침뜸의 임상에 널리 이용되고 있다.

2) 뜸 재료(材料)의 변화와 발전

뜸에 쓰인 재료는 최초에 일반적으로 나뭇잎 등을 이용했을 것이다. 쑥이 뜸의 주요 재료로 이용되게 된 것은 춘추·전국시대부터이다.

『맹자(孟子)』「이루(離婁)」편에 "칠년지병 구삼년지애(七年之病 求三年之艾)"라는 말이 있고 『영추(靈樞)』「경수(經水)」편에 "기치이침애(其治以鍼艾)"라는 구절이 있다. 이를 보면 쑥이 뜸의 재료로써 그 당시부터 널리 이용되었음을 알 수 있다.

3. 침뜸의학의 특징

1) 이론과 실천

침뜸의술을 배우고자 하는 사람에게 침뜸이론을 올바르게 이해하고 몸에 익힌다는 것은 기술연마와 더불어 중요한 일이다. 이론과 기술은 수레 양쪽 바퀴와 같은 것으로서 서로 없어서는 안 될 밀접한 관계에 있다. 지금까지 침뜸이 걸어온 역사를 더듬어보면 침뜸의 기술발전이 새로운 이론을 만들어내고, 새로 만들어진 이론이 다시 새로운 기술을 발전시켜왔다. 침뜸이론을 경시하는 것은 수천 년이나 된 귀중한 의료경험의 올바른 승계를 불가능하게 하는 것이기도 하다.

2) 침뜸의학을 낳게 한 사상적 특징

정착농경을 주요 생활수단으로 해온 선인(先人)들에게는 사계절의 변화가 정상으로 운행되느냐 못 되느냐는 절실한 관심사였다. 비·바람 같은 천혜를 알맞게 향유할 수 있을지 어떨지가 문제였던 것이다. 이러한 사실을 『소문(素問)』 「사기조신대론(四氣調神大論)」편에는 사계의 계절적 특징을 생(生)[春]·장(長)[夏]·수(收)[秋]·장(藏)[冬]으로 해석하여 이러한 사계 각각의 계절의 특징적인 활동을 '사기(四氣)'라고 하고, 이에 따라 모든 생명활동이 영향 받는 것이라고 보았다.

중국에서는 이러한 '기사상(氣思想)'이 춘추시대 말기(기원전 5세기)부터 노자(老子)와 장자(莊子)에 의하여 주장되어 '천인합일사상(天人合一思想)'과 더불어 삼라만상(森羅萬象)을 이해하기 위한 기초적인 사상이 되었다. 이러한 생각은 더욱이 음양론(陰陽論)과 오행설(五行說)에 의하여 철학성을 깊게 하여 침뜸의학의 사상적 배경으로 발전하였다.

장자(莊子)는 "사람의 생(生)은 기(氣)의 모임[聚]이요, 죽음은 기(氣)의 흩어짐[散]이다. 모이면 생이 되고, 흩어지면 죽게 된다(人之生 氣之聚也 聚則爲生 散則爲死)."고 하여 '기(氣)의 사상'에 근거한 생명관을 확립하였다(知北遊篇). 침뜸의학의 이론 체계의 대부분은 이 '기의 사상'을 기반으로 하고 있다.

3) 사람과 자연에 대한 견해

사람은 살아가기 위하여 필요한 음식물과 공기를 모두 자연계에 의존하고 있다. 이것들은 모두 천(天)과 지(地)의 산물이다. 이러한 사실에서 인간의 생명활동의 원천은 천과 지로 이루어진 대우주(大宇宙)에 있다고 할 수 있다. 이러한 것을 『영추(靈樞)』 「사객(邪客)」편에는 "사람과 천지는 서로 응하고 있다."[3]라고 하였고, 또한 『소문(素問)』 「육절장상론(六節藏象論)」편에는 "하늘은 사람을 양육함에 오기(五氣)로써 하고, 땅은 사람을 양육함에 오미(五味)를 가지고 한다."[4]라고 하였다. 어느 것이나 '기(氣)의 사상'과 '천인합일사상(天人合一思想)', '천지인삼재사상(天地人三才思想)'에 근거하고 있다.

---

3) 人與天地相應者也.
4) 天食人以五氣, 地食人以五味.

4) 인체를 소우주(小宇宙)로 본다

　　사람의 생명체를 대우주의 일환으로 받아들이는 견해에 기초하여 침뜸의학에서는 인체 내부의 구조도 하나의 소우주(小宇宙)로 생각한다. 인체의 각 장기(臟器), 조직(組織) 및 기관(器官)은 모두 서로 다른 기능을 가지면서도 동시에 전체로서의 유기적인 연결을 지닌 하나의 자연과 같은 통일체를 이루고 있다고 본다. 인체의 통일성을 이루고 있는 중심은 오장(五臟)으로 여기에 육부(六腑)가 배치되어 경락계통이 역할을 다함으로써 전체로서 통일성을 유지시키고 있다.

5) 『황제내경』의 성립과 이론적 발전

　　중국에서는 춘추·전국시대에 산업의 진보와 더불어 경제, 사회, 정치, 문화 등이 크게 발전하였다. 학술사상도 이 같은 정세를 배경으로 급속히 발전하였다. 이러한 역사적 정세 속에서 침뜸의학의 최고이며, 체계적 의학서인 『황제내경(黃帝內經)』의 원형이 탄생되었다. 『황제내경』은 당시의 철학영역에서 침뜸[鍼灸]과 탕액(湯液), 도인(導引), 기공(氣功) 등에 공통되는 독자적인 이론체계를 확립하고 침뜸의학 발전의 기초를 완성시켰다. 또한 의학이론뿐만 아니라 음양(陰陽), 오행(五行), 기(氣), 천인관계(天人關係), 형신관계(形神關係) 등에 대하여도 보다 앞선 탐구가 이루어졌다.

　　『황제내경』 중에는 당시의 세계적인 의학수준을 대폭 넘어선 내용이 적지 않게 포함되어 있다. 예를 들면 형태학분야에서는 인체의 골격, 혈관의 길이, 내장기관의 대소와 용량 등이 기재되어 있다. 이는 현대의학의 수치와 거의 일치하고 있으며 현재의 해부학에 의한 것과 매우 비슷하다. 또한 맥박 중에 기와 혈의 변화를 해독함으로써 기의 통로를 경락으로서 인식하고 침뜸의학의 기초를 쌓았다는 사실은 매우 중요하다.

　　『황제내경』이 성립된 후 그 난해한 부분을 해설하는 입장에서 침에 의한 임상실천의 안내서로 작성된 것이 『난경(難經)』이다. 또한 후한(後漢) 말기의 저명한 의가(醫家)인 장중경(張仲景, 150~219)은 『내경』과 『난경』 등의 이론을 더욱 많은 임상체험과 결합하여 탕액분야로 발전시켜 『상한잡병론(傷寒雜病論)』(후세의 『상한론(傷寒論)』)과 『금궤요략(金匱要略)』을 펴냈다. 이 외에 역대의 의가는 이 『황제내경』과 『상한잡병론』을 기초로 여러 각도에서 침뜸과 탕액의 의학이론을 발전시켜왔다.

제2절 우리나라 침뜸의 역사

1. 삼국시대와 통일신라시대

우리나라는 폄석(砭石)을 중국에 전할 정도로 침술이 발전하였고, 또한 지리적 특성상 산야가 많아 다양한 약재가 광범위하게 분포되어 있어 약물에 대한 지식도 체계적으로 발전하여 다른 나라에서 의학을 배우러 오거나 외국에 의학사를 파견하여 우리 의술을 널리 보급하기도 하였다.

고구려 평원왕 원년(564. 중국 진무제 천가 5년)에 중국 강남의 오(吳)나라 사람 지총(知聰)이 『내외전(內外典)』, 『약서(藥書)』, 『침구명당도(鍼灸明堂圖)』 등을 가지고 입국하였다. 지총은 그 후 일본으로 갔다고 문헌으로 전해진다.

백제에 『백제신집(百濟新集)』이 있었는데, 일본 의학서인 『의심방(醫心方)』 권15 치폐옹방(治肺癰方) 제13에 『백제신집』의 내용을 인용한 기록이 유일한 단서일 뿐 이 책은 전해지지 않고 있다.

신라 문무왕 12년(672)에는 침뜸과 서적을 중국에 수출하였다는 기록이 있고, 신문왕 12년(692)에는 의학교를 설치하여 의사를 전문적으로 양성하였다고 한다. 일본 쪽의 문헌에 의하면 기기남마려(幾記男廐呂)가 신라에서 침술을 배운 후에 일본 황극천황(皇極天皇) 원년(신라 선덕여왕 11년)에 일본으로 돌아가서 침박사가 되었다고 전하고 있어 신라의 침뜸술이 어느 정도인지를 짐작하게 한다.

통일신라시대에 이르러 정식 교육과정에 침뜸의학이 포함되는 모습이 나타난다. 『삼국사기』「직관지(職官誌)」에는 효소왕 원년(692)에 처음으로 의학을 두고 박사 2인에게 학생을 양성하게 하였다. 이때 교본으로 『본초경』, 『갑을경』, 『소문』, 『침경』, 『맥경』, 『명당경』, 『난경』 등이 사용되었다고 기록되어 있어 침뜸학을 비중 있게 가르치고 있었음을 알 수 있게 한다.

2. 고려시대

고려는 신라의 전통의학과 민간의학을 기본으로 하여 통일신라의 의학을 계승하고, 발해의 대륙의학을 배합시켜 독특한 의학을 발전시켰다.

태조 왕건은 개국 12년(930)에 서경(西京. 현재의 평양)에서 서학박사(書學博士) 정악(廷鶚)에게 의사를 양성토록 하였으며 귀족계급을 위한 태의감(太醫鑑)과 서민계층을 위한 혜민국(惠民局)을 두어 의료사업을 활발하게 진행하였다. 태조 13년에는 서경에 행차하여 학교와 학원을 세우게 하였는데 후에 다시 학원에 의복(醫卜) 양과(兩科)를 특별히 설치하게 하였다.

제4대 광종 9년에 의업의 과거제도가 비로소 시행을 보게 되었으니 각 주현(州縣)에서 호정(戶正) 이상의 자제에게 응시토록 하였다.

제6대 성종 2년(983)에는 행정개혁을 단행하면서 의사양성과 인재양성을 전국적으로 확대하고, 중국의 송(宋)나라와도 학술교류를 통하여 의생들의 지식함양을 모색하였다. 성종은 주군현(州郡縣)의 자제를 경사(京師)에 모아 경(經)·의(醫)의 여러 업을 배우게 하다가 사정이 생겨 그 일부를 돌려보낸 일이 있었다. 돌아간 학생들을 가르치는 데 선생이 부족하여 12목(牧)에 경학(經學)박사와 의학박사 한 사람씩을 두어 가르치게 하였다. 그 중에서 경·의에 능통한 자가 있으면 이를 경사(京師)에 추천하였다. 성종 8년에는 시어의(侍御醫), 상약(尚藥), 직장(直長), 태의(太醫), 의정(醫正) 등의 직제를 두었다.

제7대 목종조에 이르러 대의감을 설치하였는데 여기에 대의감, 감, 소감, 승, 박사, 의정을 두었고 어약을 맡은 상약국을 별도로 설치하여 봉어, 시어의, 직장, 의좌 등의 관원을 두었다.

제11대 문종 13년·14년에는 각종 의서를 출간하였는데 그 중에 침뜸의학과 관련된 의서는 『팔십일난경(八十一難經)』이 있었다. 문종 3년에 과거제도는 의과(醫科)와 같이 두루 익혀 쓰도록 하는 업에 대하여는 각 주현의 호정 이상의 자제에 한정하지 않고 널리 서민들에게도 응시의 자격을 부여하였다. 또한 문종조에는 의료제도를 정비하였는데 중앙에는 대의감(大醫監), 상약국(尚藥局), 사선서(司膳署)를 설치하였다. 대의감에는 판사(判事), 감(監), 소감(小監), 박사(博士), 승(丞), 의정(醫正), 조교(助敎), 주업박사(呪業博士), 의침리(醫鍼吏) 등의 관직을 두었고, 상약국에도 전조(前朝)까지의 직제 외에 역시 의침리(醫鍼吏)를 두었으며 사선서에는 봉어(奉御), 직장(直長), 식의(食醫) 등을 두었다. 그 외에 동궁관(東宮官)으로 약장랑(藥藏郎), 약장승(藥藏丞)이 있었다. 다시 문종 28년에는 제사, 도감, 각색, 동서대비원, 제위보 등의 제도를 두어

각 관아에 의사를 배속하게 하였다.

고려시대에는 각종 의서가 출판되었는데 그 중에 하집(夏集)의 저서 『동인경험방(東人經驗力)』에는 풍지혈로 치병을 한다는 구절이 있다.

제17대 인종 15년에는 의업에 관한 과거제도를 확충했다. 시험과목에 『소문(素問)』, 『갑을경(甲乙經)』, 『명당경(明堂經)』, 『침경(鍼經)』, 『난경(難經)』, 『구경(灸經)』 등이 들어 있어 침뜸의 비중이 대단히 높았음을 보여준다. 이 과거제도는 의업식(醫業式)과 주업식(呪業式)의 2종으로 구분되어 있었다.

우리나라에서 세계 최초로 금속활자가 발명되면서 많은 의서들이 발간되었다. 대표적인 의서로는 『황령(黃領)』, 『구선활인심방(臞仙活人心力)』, 『제중입효방(濟衆立效力)』, 『어의촬요(御醫撮要)』, 『향약구급방(鄕藥救急力)』, 『진맥도결(診脈圖訣)』 등이 있다.

고려의 의학자

고려를 대표하는 의학자로는 이상로(李商老, 1123~1197)와 설경성(薛景成, 1237~1313) 등이 있다.

이상로는 고려 중서사인(中書舍人) 중부(仲孚)의 아들로 태어나 아버지 중부가 반승(反僧) 묘청(妙淸)과 친하다 하여 청주에서 귀향을 살 때 같이 청주에 기거하며 의술에 뛰어난 승려를 만나 의술을 배우게 되었고, 그 후 고려 의종의 다리 병을 침술로 고쳐 크게 명성을 떨친 침구사로 벼슬이 이부상서(吏部尙書)까지 올랐다.

설경성은 신라 설총의 후손으로 원나라에까지 이름이 알려졌다. 당시 원에는 『위생보감』을 저술한 나겸보(羅謙甫)라는 대의학자가 있었는데 그도 고치지 못한 세조 쿠빌라이의 병과 원나라 성종의 병을 설경성이 치료하여 찬성사(贊成事)에까지 올랐다.

3. 조선시대

고려시대부터 전문분과로 발전되어오던 침뜸의학은 조선시대에 들어서는 초기부터 침뜸전문의 제도가 생기는 등 본격적으로 전문적인 발전의 길을 걷는다.

태조 원년에 문(文)·무(武) 양반제를 정하고 의료기관으로써 전의감, 혜민국, 동서대비원을 동반(東班)에 두었다. 태조 2년에는 각 도에 의학교수 한 사람씩을 보내어 계수관(界首官)마다 의원 하나를 설치하게 했다. 동 6년에는 중앙에 제생원을 신설하였다. 또 교육기관인 육학(六學)에 의학을 두어 의학교육을 실시하여 의학자를 양성하였다. 태조 원년 8월에 입관보리법(入官補吏法)을 제정하였고, 여기에 문(文)·무(武)·역(譯)·리(吏)과와 함께 의과가 포함되어 있었다. 동 2년 7월에는 예조에서 의업에 정통한 자를 시험으로 선발했으며 동 7년 2월에는 조준, 정도전 등이 고시관이 되어 명의(明醫) 8인을 선발하였다.

태종 5년에는 전의감, 혜민국, 동서대비원, 제생원을 호조에 배속하게 하였으며 그 외에 의학과 종약색(種藥色)이 설치되었다. 그리고 각 도 학교에 의학을 두게 하였고, 동 6년에는 평양부의 관제를 개혁할 때 의학원(醫學院)으로 하여금 의학을 관장케 하였다.

이러한 관서에 배치되었던 관원 중 의무(醫務)에 관한 직원들은 약과 침을 함께 할 수 있는 자가 많았고, 지방의 의원들도 약과 침을 모두 다룰 줄 알았다. 이러한 사실은 태종 7년 3월에 의술에 능통하고 침술에 정묘한 교수관들을 제주도에 파견하여 채약진상(採藥進上)과 생도교훈을 함께 주관하게 하였다는 사실에서도 잘 나타난다.

의학고시 제도는 잡과의 과로서 시행되어왔으나 고시 시기가 일정하지 않아서 불편이 많았는데, 세종 12년 3월에 고시 시기를 사맹월(四孟月) 즉 정월, 사월, 칠월, 시월의 연 4회로 정하면서 정례화되었다. 교과서로는 상정소(詳定所)에서 『직지맥』, 『찬도맥』, 『직지방』, 『화제방』, 『상한류요』, 『화제지남』, 『의방대성』, 『어약원방』, 『제생방』, 『제생발췌방』, 『쌍종처사활인서』, 『연의본초』, 『향약집성방』, 『성제총록』, 『부인대전』, 『백일선방』, 『천금익방』, 그리고 『침구경』, 『보주동인경』, 『난경』, 『소문』 등 침뜸에 관한 서적을 지정하였다.

지방은 각 도에 심약(審藥)[5]을 배치하였다. 경기·황해·강원에는 각 1인, 충청·평안에 각 2인, 경상·전라·함경에 각 3인을 두었으며 함흥부에 의학승, 경원부에 사의국승, 영북진에 장의국승, 평양부에 의학원부사 및 직장, 경성부에 의학원록사(醫學院錄事)를 두고 각 군현에는 의생을 두게 했다.

---

5) 심약(審藥). 조선시대에 각 도에 파견하여 약을 검증하던 관리로 전의감, 혜민서 의원으로 구성되었고 나라에 바치는 약을 감사하였다.

1) 침뜸의 전문화와 의료제도의 정비

세종은 실학을 장려하고 다방면에 걸쳐서 두루 체계적인 발전을 도모하였는데 의학 또한 예외가 아니었다. 세종조에 이르러는 모든 제도가 정비되고 문운이 강성함에 따라서 침뜸전문화를 포함한 의학과 의료제도에 큰 발전을 보았다.

세종 20년(1438) 3월에 침뜸전문생을 매년 3인씩 채용하여 전의감(典醫監)·혜민국(惠民局)·제생원(濟生院)의 삼의사(三醫司)에 각 1인씩 배정하였다. 이 삼의사에 분속된 전문생들은 의례히 직을 받아야 하나 직을 받지 못한 자는 6월 도목(都目)에 대신 배치하였다. 이것이 침구전문의로서 독립 분과된 처음이다. 이는 약과 침뜸의 특이성을 인정하여 의술의 전문화를 도모한 것으로 전통의학 발전에 큰 전환점이 되었다. 세종 24년(1442)에는 매년 의사취재시험에 삼의사, 의관들에게도 모두 침구경(鍼灸經)을 필수로 하여 시험을 보게 하였는데 이것은 다른 의료지식과 함께 침뜸술의 중요성을 인식한 때문이다.

제6대 단종 원년 5월에 임원준(任元濬)이 『의학편의(醫學便宜)』를 조진(條陳)하는 중에 침뜸전문의 법을 세워 침과 약을 병용케 하였으므로 일반 의원들에게 침뜸술의 지식을 갖도록 함과 동시에 침구의들에게도 일반의학에 관한 방서(方書)들을 권장해 온 것으로 볼 수 있다.

제9대 성종 3년 3월 의학권장(醫學勸獎) 10조를 정하는 중에 침뜸전문의를 따로 설치할 것을 주장하였다. 그리하여 성종 16년 『경국대전(經國大典)』의 의과취재에도 다른 의원들과 분리하여 침뜸의 전문강서만으로 침구의가 될 수 있는 제도를 반포하게 되어서 침구전문의가 되기 위해서는 다른 의방서(醫方書)의 지식을 갖지 않아도 가능하게 되었다. 그 강서의 방법에 『찬도맥』, 『화제지남』, 『동인경』을 암송케 하고 『직지맥』, 『침경지남』, 『자오유주』, 『옥룡가』, 『자생경』, 『외과정요』, 『십사경발휘』, 『침경적요』 등을 임문(臨文)케 한다고 규정되어 있다.

2) 의녀(醫女)제도의 활성화

태종 4년(1404)에는 한성 천도를 단행하면서 체계적인 관제개혁(官制改革)을 하여 학문의 발전에 힘썼고 배불숭유(俳佛崇儒)정책과 유교사상의 왕권임에도 태종 6년(1406)에는 여자 의사를 전문적으로 양성해서 제생원에 처음으로 배속시켰다. 의녀제도는 의료사업을 위하여 창설된 것으로서 당시 남녀의 자유로운 접촉이 금지되어 있었던 사회제도와 전통적인 풍습으로 부녀자의 진료는 의녀로 하여금 취급케 하려는 의도로 창설된 것이다. 이렇게 양성된 여의사로 하여금 각 지방의 부녀자 치료를 담당하게 하였다.

의녀는 직업적으로 남성과 접촉할 기회를 갖지 않을 수 없었다. 그래서 당시의 양반계급은 물론이고 중서계급의 자녀들도 의녀가 되기를 꺼려했기 때문에 불가불 하류천배였던 노비들 속에서 선발할 수밖에 없었다. 창설 당시에 창고궁사의 동녀(童女) 수십 인을 선택하여 『맥경』과 침뜸법을 가르쳤다. 그 수요가 늘어남에 따라서 태종 18년 6월에는 각 사(司) 노비 자녀 중 13세 이하의 동녀 10인을 늘려 선발하였고, 세종 16년 12월에는 30세 이하 12세 이상의 각 사 노비 출생과 여기(女妓) 출생, 중앙 및 지방의 노비 자녀 중에서 선택하게 하였다.

세종 때에는 의녀를 가르치고 지도하는 교도관을 두었고, 지방 관비 중 동녀를 중앙에 보내면 침뜸술·약빙법(藥聘法) 등을 가르쳐 다시 그 지방으로 송환하기도 하였다. 세종 12년 12월부터는 『산서(産書)』를 함께 강의하도록 하였고 세조 5년에는 제생원을 혜민국으로 합속시킴과 동시에 의녀의 교육도 혜민국으로 소속하게 되었다. 제9대 성종 9년 2월에는 의녀의 교과를 『직지맥』, 『동인경』, 『가감십삼방』, 『화제부인문』, 『산서』로 확장하였다.

연산군조에 이르러서는 이 제도의 본질이 변질되어 의녀를 기녀(妓女)와 같이 취급하여 의기(醫妓)라 불리며 의료와 기락(妓樂)을 겸하는 수모를 겪기도 하였지만 의녀들이 의료에서 담당한 역할은 특기할 만하다.

3) 의학의 발전

고구려시대에 침뜸술에 관한 서적이 유입된 이후에 천여 년 동안 의가(醫家)는 전부 중국인의 저술로 종전(宗典)을 삼았다. 중국에서는 허다한 저서가 계출(繼出)하였으나 우리나라에서는 별로 이렇다 할 만한 저작이 없었다. 그런데 조선시대에 이르러서 점차 우리나라 사람들의 손으로 침뜸에 관한 저술이 나타나게 되었다.

즉 세종대에 전순의는 『침뜸택일편집』을 저술하였고 임언국의 『치종비방』 및 『치종지남』, 유성룡의 『침구요결』, 사암도인의 『사암침구요결』 등이 저술되었다. 세종 13년에 편찬된 『향약집성방』은 어명에 의하여 집현전 직제학 유효통, 전의감정 노중례, 동부지 박구덕 등이 편찬한 것으로써 각 편에 침뜸치법이 편입되어 있고 첫째

권(卷)에 『자생경』에서 인용한 침혈의 경혈명이 열기(列記)되어 있다. 동 27년에 편찬 된 『의방유취』는 집현전 부교리 김예몽, 저작랑 유성원, 사직 민보화, 집현전 직제학 김문·신석조, 부교리 이예, 승문원 교리 김수온, 의관 전순의·최윤·김유지 등이 찬술 한 것으로써 각 편마다 역시 침뜸방이 수록되어 있다. 이 책을 저술하는 데 인용한 침뜸에 관한 서적은 『황제내경』의 『소문』·『영추』, 『명당구경』, 『침경』, 『침구경』, 『난경본의』, 『자생경』, 『자오유주』, 『침경지남』, 『옥룡가』 등이라고 밝히고 있다.

제9대 성종대에는 『의방유취』, 『향약집성방』을 비롯하여 허다한 의적(醫籍)이 간 행되었는데 그 중에 침뜸 관계로는 명유근의 저서 『신응경』과 『자생경』, 『십사경발 휘』 등이 들어 있었다.

제11대 중종대에는 의서 출판이 성행하였는데 침뜸 관계로는 정부에서 『영추』와 『난경』이 간행되었고 지방에서는 전라도에서 『소문』·『화제방』의 합본이 출간되었 으며 진주에서는 『신응경』, 충주에서는 『소문』, 청주에서는 『찬도맥』과 『구급방』의 합본이 간행되었다.

4) 조선시대의 의학자

노중례(盧重禮) 세종 때의 의학자로 세종 13년에 유효통(兪孝通), 박윤덕(朴允德)과 같이 최초로 한글로 정리한 『향약채취월령(鄕藥採取月令)』을 저술하였으며 명나라에 왕래하면서 명나라 약재와 조선 약재의 차이점을 연구하여 『향약집성방(鄕藥集成方)』을 1433년 에 편찬하였으며, 벼슬은 검지중추원사(儉知中樞院事)를 역임하였다.

임언국(任彦國) 중종 때의 침의(鍼醫)로 모친의 종창(腫瘡)을 치료하고 묘리를 터득하여 명종 14년 (1559)에 외과전문서인 『치종비방(治腫秘方)』을 간행하였으나 현재 우리나라에는 전 하여지지 않고 일본에 약탈되어 일본 도서요(圖書寮)에 소장되어 있다.

허준(許浚) 선조 때의 명의로 의학에 밝고 인술을 펼친 조선의 의성(醫聖)이다. 선조 29년 (1596) 왕의 명을 받아 『동의보감(東醫寶鑑)』의 저술에 착수하여 집필한 지 16년 만 인 광해군 2년에 완성하였다. 이 외에도 『구급방(救急方)』, 『언해두창집요(諺解痘瘡 集要)』, 『언해태산집요(諺解胎産集要)』 등의 의학서를 한글로 발간하였다. 벼슬은 선 조 34년에 어의(御醫)로서 정현대부 지중추부사에 제수되었으며 선조 37년에 호성공 신 3등에 책록되어 양평군 정1품에 피봉되었으며 광해군 원년에 수석어의(首席御醫) 가 되었고 광해군 7년(1615)에 사망하였다.

사암(舍岩)   사암[6]은 호(號)이며 누구인지 알려지지 않고 있다. 단지 그가 승려였다는 설(說)과 사명당(四溟堂)의 제자라는 설이 유력하게 구전되어왔을 뿐이다. 사암침법이 1644~1742년 사이에 형성된 것으로 보아 사암은 17세기 초엽 즉 조선 중기의 사람으로 보인다. 『사암침구요결(舍岩鍼灸要訣)』은 사암도인이 개발한 침구보사법을 수록한 침구서이다. 450년 전에 음양오행침법을 개발하여 체질과 증후에 맞게 보사치료하는 이론과 염괄침법을 창안하였다.

허임(許任)   허임은 하양인(河陽人)으로 선조, 광해군, 인조에 걸쳐 명성을 떨친 조선 제1의 침의(鍼醫)이다. 선조 31년부터 동 39년까지 침의로서 입시(入侍)하여 왕의 병환을 치료하였다. 후세에 폭주로 알려진 광해군도 침뜸의 지지자로서 자신의 치료를 침뜸에 의존하였고 허임과 같은 당대 명침을 측근에 두고 애호하였다. 광해군 4년 8월에 광해군이 해주에 주류할 때부터 서울로 돌아오기까지 시종 배행하여 삼등공신에 서(敍)하였고 동 8년 정월에는 특지(特旨)로 영평현령, 동 9년에는 양주목사로 다시 부평부사를 역임하고 광해군이 미령(未寧)하자 입시 시침하였다. 동 14년에 입시 시침의 공으로 남양부사에 특제(特除)되었다.

허임은 인조 때에도 입시 시침하였으며 인조 22년에 평소에 경험한 침뜸술을 종합하여 『침구경험방』 1권을 저술하였다. 또한 허임은 『사의경험방(四醫經驗方)』의 1인으로서 다른 명의 3인 이석간·채득기·박렴과 함께 그의 경험방이 합질·출판되었다. 그리고 『동의문견방(東醫聞見方)』도 있다.

『침구경험방』은 상술한 바와 같이 허임의 경험과 관찰을 토대로 이루어진 저서로서 특기할 점은 보사법에 있다고 할 것이다. 보사법이 종래부터 전해 내려오는 것이 없었던 것은 아니었으나 허임은 그 방법에 있어서 독자적인 분야를 개척하였던 것이다.

이제마(李濟馬) 고종 때의 명의로 경서백가(經書百家), 의약(醫藥), 복술(卜術)에 능통하였으며 고

---

6) 『사암도인침구요결』(1959년 7월 20일 행림서원 발행)의 역주자이면서 발행인인 이태호씨의 서문에 의하면, "본서의 원저자 사암 선생은 그의 존성대명(尊姓大名)을 밝힌 바 없고 그저 도호(道號) 사암이라 하였을 뿐인데 석굴 속에서 득도했기 때문이라 하며 승려 본질이 속성 발표를 꺼리는 것이 통칙이고 보니 추고할 필요성을 느끼지 않으나 최근 이 책 출판의 소식을 접하고 상경(上京)한 강원도 어떤 노의(老醫)가 전하는 바에 의하면 사암은 즉 별인(別人)이 아니라 거금(距今) 사백 십 수 년 전인 임란 당시에 승병을 지휘하여 많은 전공을 세우고 군사로 일본에 건너가 여러 가지 이적을 나타내어 왜인의 간담을 서늘하게 한 저 유명한 사명당 송운대사의 수제자라 한다." 하여 사암이 임진왜란 당시의 사람이라 하였다. 명종대에 임언국이 영은사의 노승으로부터 침술의 묘법을 전수하였다 하는 사실과 결부하여 혹 영은사의 노승이 사암이 아니었을까도 생각된다.

종 31년(1894)에 『동의수세보원(東醫壽世保元)』을 상·하 2권으로 저술하였고 다음해인 고종 32년에 스스로 관직을 사직하고 고향인 함흥으로 돌아가 보원국(保元局)을 열어 의술을 펼쳤다. 사람은 각기 다른 체질을 가지고 있어 치료처방이 다르다는 사상의설을 창안하였으나 완성을 못하고 광무 4년(1900)에 세상을 떠났다.

4. 일제강점기

고대 일본의 침뜸의학 또는 침뜸술은 우리나라를 통하여 전수되기도 하고, 당나라 시대부터 우리나라를 거치지 않고 직접 중국과 문물의 교류가 시작되어 전해지기도 했다. 일본에서도 침뜸술은 시술의 간편성, 치효의 정확성, 치료비의 저렴성 등의 이점으로 말미암아 널리 보급되었다. 어느 면에서는 본원지인 중국은 물론 우리나라의 학과 술보다 더 발전했다고 볼 수 있다.

일본이 우리나라를 지배하게 되자 조선에도 침뜸의학과 침뜸의술이 크게 보급되어 있다는 사실을 확인하게 되었고 또 일본에서 건너온 침뜸 의가(醫家)가 점차 늘어남에 따라서 어떠한 방법으로든지 이를 제도화하지 않을 수 없었다. 그래서 나타난 것이 안마술·침술·구술의 면허제도인 것이다. 1914년 10월 조선총독부 경령(警令) 제10호로 안마술·침술·구술 영업자의 자격, 업무양성, 규제감독 등에 관한 규정을 제정·공포하여 법적으로 제도화하였으나, 그 권위는 일개 기능사로서 전락하게 되었다. 그리고 이 제도가 1922년 10월에 개정되면서 접골술업자도 이에 준용하기로 한다는 요지의 조항이 삽입되면서 접골술도 침술과 법규에서 운명을 같이하게 되었다.

이러한 면허제도가 생김에 따라 1921년에는 경성침구안마술업자조합이 발족되었고, 일본인 근본개장(根本介藏)을 초대 조합장에 선정했다. 1941년 3월에는 서울에서 전조선침구·안마술업자대회를 개최하여 조선침구·안마사연합회가 결성되었다. 이때 침구술업자란 명칭을 폐기하고 침사·구사·안마사로 개칭할 것을 결의하고 이를 위정당국에 건의키로 결의했다. 이에 따라 이들의 명칭은 1944년에는 안마술·침술·구술 영업자에서 침사(鍼士)·구사(灸士)·안마사(按摩士) 등으로 고쳐졌다.

5. 해방 이후

농업사회였던 우리나라는 8·15 해방 전후까지만 하더라도 의원이라 부르는 지역 의사가 있었다. 의원은 소불알처럼 큰 주머니를 허리띠 앞쪽에 매달아 그 주머니 속에 여러 가지 침들을 넣어 두고, 왕진을 요청하면 밤낮없이 산과 강, 논두렁, 밭두렁을 가리지 않고 환자가 있는 곳으로 가서 진료했다. 이러한 의원에게 동네사람들은 보리 추수 때는 보리, 벼 추수 때는 벼를 형편이 닿는 대로 모아서 사례했다. 그런 형편도 안 되는 가난한 사람은 그 집안일을 도와주어 품으로 보답했다. 이는 일종의 의료보험제도 같은 것으로 백성들 사이에서 널리 운용되어왔다.

의원은 침과 뜸으로 치료하고 또 약이 필요한 사람에게는 처방을 해주었다. 환자는 이 처방에 따라 약을 구하게 되는데, 약방에서는 그 의원의 화제[處方]에 의하여 약을 지어주었다. 민간에서는 나름대로의 의약분업이 이루어져 있었던 것이다.

이렇게 정착되어가던 농경사회 의료제도는 현대의술의 범람과 산업화, 그리고 의료제도의 변동으로 무너지기 시작했다. 대한민국 제1공화국은 1951년 9월 국민의료법을 제정하면서 "종래에 규정된 접골술, 침술, 구술, 안마술업자 등 의료유사업자제도는 주무부령으로 정한다."라고 규정하여 침구사제도를 존속시켰다. 하지만 행정부는 침구계의 진정과 건의가 끊이지 않았음에도 불구하고 주무부령의 제정을 지연시켰다. 이 무렵 대한침구의회와 대한안마사회, 대한접골사협회 등이 궐기하여 부령의 제정을 촉구하기에 이르렀고 급기야는 실력투쟁의 단계에까지 돌입하게 되었다.

주무부령인 의료유사업자령과 접골사·침사·구사·안마사 자격시험규정의 제정은 1960년에 들어서 이루어졌다. 그리하여 1951년도 국민의료법의 제정을 보고 설립되기 시작한 11개의 관인 침구학원에서 침뜸을 공부한 5천여 명은 시험준비를 서둘렀다. 하지만 5·16군사정부의 최고회의에 의하여 종래의 국민의료법이 철폐되고 새로이 의료법이 반포되었는데, 그 법에는 침구사 등에 대한 법적 근거인 국민의료법 제59조의 해당조항은 삭제되어 있었다. 이에 따라 의료유사자의 자격규정과 시험제도를 규정한 보사부령 제56호는 그 근거법이 없어 자동적으로 폐지되고 효력을 상실하게 되었다.

이와 대조적으로, 한방(약제)의료에 종사하는 자를 위하여는 「의사·치과의사·한의사 국가시험령」(1951.1.15. 대통령령 제588호)과 「의사·치과의사·한의사 국가시험응시자격시험규정」(1952.1.30. 보건부령 제12호)을 일찍부터 마련하고, 단기양성기관 출신자나 무학력의 한의업 종사자들을 구제하기 위한 검정시험을 1952년부터 매년 실시하여 그들에게 한의사가 될 수 있는 기회를 부여하였다. 그 검정시험제도는 1962년 3월 20일의 의료법 개정 후에도 존치되어(부칙 제2항) 1963년 10월 8일 공고에 의한 시험까지 그들의 구제를 위한 검정시험이 실시되었다. 즉 국민의료법 제13조는 문교부장관이 인가한 한의학전공의 대학졸업자 외에 주무부장관이 시행하는 검정시험에 의하여 위 학력이 있다고 인정된 자에게 한의사국가시험에 응시할 수 있는 자격을 부여한 것이다. 이 검정시험규정은 6개월 내지 1년 과정의 단기양성기관 (각종 관인학원) 출신자는 물론 무학력으로 한의업(한약전업의 약방 등)에서 10년 이상 종사한 사람(양자를 합쳐 약 3,000명으로 추산됨)에 대하여도 5년간은 한의사국가시험 응시자격 검정시험에 응시할 수 있는 자격을 주어, 검정시험과 한의사국가시험을 거쳐 한의사가 될 수 있도록 하였다. 1952년부터 1963년 10월 8일 공고에 의한 시험까지 모두 14회에 걸쳐 시행된 위 검정시험에 합격하고 그후 한의사국가시험까지 합격하여 한의사가 된 사람의 수는 당시 전국 한의사수의 2/3 가량인 2,000명 정도로 추산된다.

이와 같이 한의사 양성기관 출신자와 무학력의 한의업종사자에 대하여는 충분한 구제의 기회를 부여하면서도 유독 침구사 양성기관 출신자 등에 대하여는 단 한 차례도, 단 한 사람에게도 구제의 기회를 주지 않은 채 새로 침구사가 될 수 있는 길을 영영 막아버린 것이다. 더구나 의료법 제정 당시의 한의사는 한약에 관한 자격시험을 거쳤을 뿐, 침뜸 시술의 능력 구비여부에 대한 검정은 전혀 거치지 않았고 실제로도 침뜸 시술능력이 없는 사람들이 대부분이었다. 그런데도 이들에게 침뜸 등 모든 민간의술을 할 수 있도록 독점적으로 허용했다. 한의사국가시험에서 침뜸의학이 시험과목으로 추가된 것은 1962년 1월 19일 공고에 의한 시험 때부터였다. 이에 반해 침뜸에 관한 지식과 능력을 갖추고 수년 동안 시험실시를 기다리며 준비해온 수많은 침뜸 전문가들에 대하여 그 의술을 활용할 기회를 막아버린 것은 실로 민족 전통의술 수천 년의 역사를 단절하고 왜곡시키는 것이라 할 수 있다.

그 후 의료법 제25조에 규정된 '한방의료'의 개념을 둘러싸고 논란이 무성하였다. 이는 종래에 침·뜸·접골·안마 등에 대하여는 별도의 자격제도가 있었고 한의사 시험과목에는 이들 과목이 들어 있지 않아 한의사가 이러한 의료행위를 할 수 없는 것으로 되어 있었기 때문이다.[7] 새로 제정된 의료법에 규정된 한방의료의 개념에 과연 침·뜸 등이 포함되는 것인지, 만약 포함되지 않는다면 침·뜸의 시술권은 누구에게든지 개방되는 것으로 해석할 수 있는가 하는 것이 의문이었다.

그런데 그 후의 판례(判例)는, 국민의료법에 있던 침구사 등의 제도가 의료법에서는 없어지면서 부칙에서 기존 자격취득자만 보호하는 규정을 둔 것으로 보아 한의사에게 침뜸 시술행위를 할 수 있도록 한 취지로 볼 수 있다는 이유로, 한방의료의 개념에 침술 등이 포함되므로 한의사가 아니면 시술할 수 없다고 판시하였다.[8] 그 의료법은 1973년 2월 16일 다시 전면 개정되어 제24조(무면허 의료행위 등 금지) 제1항에서 "의료인이 아니면 누구든지 의료행위를 할 수 없으며 의료인도 면허된 이외의 의료행위를 할 수 없다"고 규정하고, 제66조에서 이에 위반하는 자에 대한 처벌규정을 두었는데, 제24조는 다시 1975년 12월 31일 의료법 개정시에 제25조로 바뀌어 오늘에 이르렀다.

지난 50여 년 동안 우리나라에서는 합법적인 침구사 양성의 길이 단절되어 있었다. 침뜸의학에 있어서 세계를 선도해야 할 종주국의 일원인 우리나라가 침체를 벗어나지 못한 채 당시 자격을 갖고 있던 고령(高齡)의 침구사들과 민간단체가 우리 조상들이 물려준 소중한 정통 침뜸의 맥을 잇기 위해 고군분투하고 있는 실정이다.

한편 1972년 닉슨 미국 대통령의 중국방문을 계기로 침술이 국제사회에서 재조명되기 시작한 이후 1977년 세계보건기구(WHO)는 "인류 전체 질병의 75%는 침요법을 활용한 1차 보건진료만으로 예방과 치료가 가능하다"고 평가했다. 나아가 회원국에

---

7) 대법원 1961.10.19. 선고 4292行上122 판결은, 한의사는 침사·구사의 면허 없이는 침술(鍼術), 구술(灸術)을 시술할 수 없다고 판시하였다.

8) 대법원 1977. 10. 11. 선고 77도2010 판결, 1986. 10. 28. 선고 86도1842 판결, 1993. 1. 15. 선고 92도2548 판결, 1994. 12. 27. 선고 94도78 판결 등. 그런데 이 판결들이 근거로 든 것은 오로지 부칙에서 기득권자 보호규정을 두고 있다는 것뿐이다. 그러나 국민의료법 하에서는 침뜸 등을 의료업이 아니라 의료유사사업으로 규정하고 있었고 한의사가 침뜸과 무관하였으며 역사적으로 침뜸이 부작용 없는 민간의술로 널리 활용되어 왔다는 등의 실질적인 면을 통찰하였더라면, 부칙 한 구절에 얽매여 실질에 맞지 않는 이런 형식적인 판결을 할 수 없었을 것이다. 그 판결들에 대하여는, 침뜸 등 전통적 민간의술의 시술권을 일반 민중에게 되돌려줌으로써 침뜸술 등의 민간의술을 회생시켜 민족의료문화를 부흥시키고, 질병이 창궐하는 작금과 이후의 사태에 임하여 이 나라를 의료강국으로 만들고, 오늘의 의료갈등을 사전에 제거할 수 있는 절호의 기회를 놓친 아쉬움이 없지 않다. 「의료법 제25조의 위헌성과 의료행위 개념의 합리적 해석」, 부산지방법원 황종국 부장판사 논문(2002년 2월) 가운데 발췌.

게 현대의료에 침뜸을 병용하도록 권장하고, 오랜 기간의 과학적 검증을 거쳐 1998
년 1월 27일에는 300여 종의 질병을 침뜸술로 치료할 수 있다고 확인 발표하기에 이
르렀다. 중국·일본은 물론 서양의학의 첨단을 걷는 미국, 영국, 프랑스, 이탈리아, 독
일, 캐나다 등 선진국에서조차 침뜸의학이 현대의학의 한계를 극복할 수 있는 대체
의학이라는 것을 인정하여 침뜸의 연구에 막대한 투자를 하고 있으며, 침구사 양성
을 위한 전문학교와 대학을 설립하고 침구사 자격을 수여하여 자국민의 건강증진에
기여토록 하고 있다.

제2장
음양오행설

　음양오행설(陰陽五行說)은 고대 동양의 철학사상이다. 고대 중국의 음양오행가들은 자연계의 모든 현상을 음양오행에 의하여 해석하였으며 의학영역에도 깊은 영향을 미쳐왔다. 음양론(陰陽論)은 자연계의 모든 사물의 성질은 음(陰)과 양(陽) 두 종류로 나눌 수 있고, 어떠한 사물의 내부에도 음과 양의 양면을 포함하고 있으며 음과 양 사이에는 상호대립(相互對立)·상호의존(相互依存)·상호소장(相互消長)·상호전화(相互轉化)하는 관계가 있다고 한다. 오행설(五行說)은 우주의 모든 사물이 목(木)·화(火)·토(土)·금(金)·수(水)의 다섯 가지 운동·변화로 구성된다고 본다. 이 다섯 가지 물질은 상호자생(相互資生)과 상호제약(相互制約)의 관계를 가지고 있을 뿐만 아니라 끊임없이 운동·변화하기 때문에 이를 오행(五行)이라고 하는 것이다.

　지금은 음양오행이라 지칭하지만 본래는 음양론과 오행설은 별개의 이론이었다. 그러던 것이 어떤 시기에 합체되어서 음양오행설로 되었다. 음양론과 오행설이 합쳐진 뒤에야 음양오행설은 철학적 체계를 갖추고 발전하게 되었고 의학영역에도 지대한 영향을 미치면서 음양오행설은 침뜸의학의 기초원리가 되었다. 현대의학이 근대 합리주의사상에 의하여 육성되어온 것과 같이 침뜸이론은 음양오행사상에 의하여 육성·발전되어 왔다.

제1절 음양론(陰陽論)

1. 음양의 기본 개념

　자연계의 모든 사물과 현상은 대립되는 두 개의 측면 또는 상대적인 속성을 가진

두 개의 측면이 있다. 이것은 일반적인 현상으로서 대립되는 또는 상대적인 속성을 가진 양면에 대하여 그 한 측면을 음(陰)이라 불렀고 다른 한 측면을 양(陽)이라 불렀다. 음양(陰陽)은 두 개의 서로 대립되는 사물을 대표할 뿐만 아니라 동일한 사물의 내부에 존재하는 서로 대립되는 양면을 대표하기도 한다.

『소문(素問)』「음양응상대론(陰陽應象大論)」에서는 "음양(陰陽)은 자연계의 규율이고, 만물의 강령(綱領)이며, 변화의 근원이고 생사의 근본으로서, 신명(神明)9)이 모여 있는 곳이다. 따라서 병을 치료할 때는 반드시 근본에서 찾아야 한다."10)라고 하였다.

자연계의 사물과 현상 중에는 활동적인 것과 안정적인 것, 밝은 것과 어두운 것, 흥분하는 것과 억제되는 것, 온열(溫熱)한 것과 한랭(寒冷)한 것, 무형(無形)의 것과 유형(有形)의 것, 상위적(上位的)인 것과 하위적(下位的)인 것 및 외재적(外在的)인 것과 내재적(內在的)인 것 등 일체의 상대적인 속성(屬性)을 분별하여 음양으로 나눌 수 있다. 일반적으로 적극적으로 움직이는 것, 외향적·상승적·온열적·명료한 것 등은 모두 양(陽)에 속하며, 상대적으로 정지한 것, 내향적·하강적·한랭적 또는 어두운 것들은 모두 음(陰)에 속한다. 물과 불의 관계에서 말하면 물은 한(寒)이고 윤하(潤下)하므로 음에 속하고, 불의 성질은 열(熱)하여 염상(炎上)하므로 양에 속한다. 동(動)과 정(靜)에서 '정한 것은 음, 동한 것은 양'으로 하며 상대적으로 정지한 사물은 음에 속하고 양은 움직이는 것을 주관하므로 적극적인 운동은 양에 속한다.

『소문』「음양응상대론」에서는 "천지(天地)는 만물(萬物)의 상하(上下)이고, 음양(陰陽)은 기혈(氣血)의 음양 속성을 대표하며, 좌우(左右)는 음양이 운행되는 통로이고, 수화(水火)는 음양의 징조이며, 음양은 만물의 시초라고 한다. 그러므로 음(陰)은 안에 있으면서 양(陽)의 보호를 받고, 양은 밖에 있으면서 음의 부림을 받는다."11)라고 하였다.

사물의 음양 속성은 절대적인 것이 아니고 상대적인 것이다. 이와 같은 상대성은 일정한 조건에서 상호 전화(轉化)한다. 즉 음은 전화하여 대립물의 양이 될 수도 있고 양 또한 전화하여 음이 될 수도 있다.

---

9) 만물이 발생·운동·변화하는 역량.
10) 陰陽者, 天地之道也, 萬物之綱紀, 變化之父母, 生殺之本始, 神明之府也, 治病必求於本.
11) 天地者, 萬物之上下也 ; 陰陽者, 血氣之男女也 ; 左右者, 陰陽之道路也 ; 水火者, 陰陽之徵兆也 ; 陰陽者, 萬物 之能始也. 故曰陰在內, 陽之守也, 陽在外, 陰之使也.

사물은 음양의 양 측면으로 무한(無限)으로 나눌 수 있다. 예를 들면 낮은 양이고 밤은 음이지만, 오전과 오후로 나누어 말하면 오전은 양 중의 양이고 오후는 양 중의 음이다. 또한 밤중의 전반과 후반에서 말하면 전반은 음 중의 음이고, 후반은 음 중의 양이다. 이같이 본다면 우주의 어떠한 것도 모두 음과 양의 둘로 분류할 수가 있다. 또한 어떠한 사물의 내부도 음과 양으로 나눌 수가 있다. 이처럼 사물들이 서로 대립할 뿐만 아니라 서로 관련되는 현상은 자연계에 무궁무진하게 존재하고 있다.

2. 음양의 기본 변화

1) 음양의 상호대립

음양론에서는 모든 사물이 대립적인 음과 양의 양면이 있다고 본다. 예를 들면, 하늘은 양 땅은 음, 낮은 양 밤은 음, 인체의 체표(體表)와 그 기능은 양에 속하고 내장(內臟)과 물질은 음에 속하며, 기(氣)는 양 혈(血)은 음, 동(動)은 양 정(靜)은 음에 속하는 등 무수히 많다. 또한 모든 사물은 하나가 둘로 나누어지는데 음에 속하거나 양에 속하는 어떠한 사물도 다시 음과 양으로 나누어질 수 있다. 결국 음양이란 대립적이며 또한 통일적인 관계이다. 대립은 양자 사이의 상반되는 일면이며 통일은 양자 사이의 서로 제약하면서도 동시에 또한 서로 보완해가는 관계이다. 대립이 없으면 통일은 없고, 반목하는 것이 없으면 제약하여 서로 보완하는 일도 없다.

인체가 정상적인 생명활동을 이어 갈 수 있는 것은 음과 양의 상호대립(相互對立)과 상호소장(相互消長)에 의하여 생겨난 통일의 결과[動態平衡]이다. 결국 음과 양 사이의 상호대립·상호소장이 있으므로 비로소 사물은 변화·발전할 수 있으며 자연계는 일각도 쉴 사이 없이 운동을 지속할 수 있는 것이다.

음과 양의 관계는 '음의 기(氣)가 많은 사물이나 측면'과 '양의 기가 많은 사물이나 측면'이라고 정의하는 편이 이해하기 쉬울 것이다.

2) 음양의 상호의존

음양이 대립하여 통일되고 있다는 것은 양자가 상호 대립하면서 상호 의존하고 있다는 것이다. 한 쪽만 단독으로 의존하는 것은 있을 수 없다. 상(上)은 양, 하(下)는 음이라고 하지만 상이 없으면 하가 없고, 하가 없으면 상도 존재하지 않는다. 항시 일방은 상대하는 다른 일방이 존재하는 것에 의하여 자기의 존재가 조건지워지게 되어 있다.

<표 1> 음양(陰陽)의 구분

자연계

양(陽)	낮[晝] 아침[朝]	여름[夏] 봄[春]	남(南) 동(東)	열(熱) 온(溫)	화(火)	명(明)
음(陰)	밤[夜] 저녁[夕]	겨울[冬] 가을[秋]	북(北) 서(西)	한(寒) 량(凉)	수(水)	암(暗)

방향성

양(陽)	상(上)	좌(左)	외(外)	말단 (末端)	출(出)	승(昇)	부(浮)	철(凸)
음(陰)	하(下)	우(右)	내(內)	중심 (中心)	입(入)	강(降)	침(沈)	요(凹)

인간, 인체

양(陽)	남(男)	유(幼)	외측 (外側)	척배 (脊背)	상부 (上部)	육부 (六腑)	위(衛)	기(氣)
음(陰)	여(女)	노(老)	내측 (內側)	흉복 (胸腹)	하부 (下部)	오장 (五臟)	영(營)	혈(血)

병기(病機)

양(陽)	동(動)	강성 (强盛)	온열 (溫熱)	건조 (乾燥)	항진 (亢進)	급성 (急性)
음(陰)	정(靜)	쇠약 (衰弱)	한랭 (寒冷)	습윤 (濕潤)	감퇴 (減退)	만성 (慢性)

음양 사이의 상호의존 관계는 인체를 구성하고 생명활동을 유지하고 있는 원천이다. '기(氣)와 혈(血)'의 관계도 그러하다. "기(氣)는 양(陽)에 속하고, 혈(血)은 음(陰)에 속하고 있다."는 것은 "기는 혈을 거느리고, 혈은 기가 머무는 곳이다."라는 의미이다. 이는 또한 물질과 기능 사이의 상호의존 관계도 나타내고 있다. 물질은 음에 속

하고, 기능은 양에 속하고 있다. 기능은 물질운동의 결과이며 운동이 없는 물질은 존재하지 않는다. 이 음양의 상호의존이론은 인체의 물질과 물질 사이, 기능과 기능 사이, 기능과 물질 사이의 상호의존 관계에 있어서도 적용시킬 수가 있다.

3) 음양의 상호소장

음양의 상호대립과 상호의존은 정지된 불변의 상태가 아니고 항시 부단한 운동·변화 속에서 이루어진다. 이것을 '소장평형(消長平衡)'이라고 한다. 소장평형이란 음과 양의 평형이 정지적·절대적인 것이 아니고 '음소양장(陰消陽長)'과 '양소음장(陽消陰長)' 속에서 상대적인 평형을 유지하고 있다는 것이다. 음양의 소장평형은 "사물의 운동(運動)은 절대적이며 정지(停止)는 상대적이고, 소장(消長)은 절대적이고 평형(平衡)은 상대적이다."고 하는 법칙성과 일치하고 있다. 다시 말하면 절대적 운동 속에는 상대적 정지가 내포되어 있고 상대적 정지 속에는 절대적 운동이 포함되어 있다. 사물은 절대적 운동과 상대적 정지, 절대적 소장과 상대적 평형 속에서 쉬지 않고 발생과 발전을 이룩하고 있다.

예를 들면 사계의 기후 변화에 대해 말한다면 겨울에서 봄, 봄에서 여름으로 옮겨감에 따라 기후는 한랭에서 더위로 향하게 된다. 이것은 음소양장의 과정이다. 여름에서 가을, 가을에서 겨울로 옮아감에 따라 기후는 점점 더위에서 한랭으로 변하여 간다. 이것은 양소음장의 과정이다. 그러나 일 년을 통틀어 본다면 기후는 상대적으로 더위와 추위가 평형을 이루고 있다.

4) 음양의 상호전화

음양의 전화(轉化)는 상호의 소장에 의하여 일어나는 느슨한 변화만이 아니다. 일정한 조건에서 각각 정반대 방향으로 전화하는 일도 있다. 음이 전화하여 양이 되고, 양이 전화하여 음이 된다. 음양의 상호전화(相互轉化)는 일반적으로는 사물전화(事物轉化)의 '극(極)'단계, 다시 말하면 "물극(物極)하면 반드시 반(反)한다."는 것이다. 앞에서 말한 바와 같이 음양소장은 양(量)적인 변화과정의 이론이다. 이에 대하여 음양전화는 양(量)적인 변화 결과에 따른 질(質)적인 변화를 말한다.

대립하고 있는 쌍방은 언제나 대립하는 상대측으로 전화할 요소를 내포하고 있다. 새로운 사물이 탄생할 때에는 동시에 소멸할 요소를 내포하고 있으며 사물이 소멸할 때에는 새로운 사물이 탄생할 요소를 잉태하고 있다.

변화란 무엇인가에 대하여 『소문(素問)』「천원기대론(天元紀大論)」편에서는 "만물(萬物)이 생장하는 것을 화(化)라 하며 만물의 발전이 극(極)에 달한 것을 변(變)이라 한다."[12]고 하였다. 즉 사물의 질(質)이 변하지 않고 발전하는 것을 '변(變)'이라 하고, 질이 전혀 다른 새로운 사물로 다시 태어나는 것을 '화(化)'라고 하였다.

음양의 전화에는 일정한 조건이 필요하다. 『영추(靈樞)』「논질진척(論疾診尺)」편에서는 "사시(四時)의 변화는 추위와 더위가 번갈아 승(勝)하며, 음이 거듭되면 반드시 양이 되고, 양이 거듭되면 반드시 음이 된다. 그러므로 음은 한(寒)을 주관하고 양은 열(熱)을 주관하며, 한이 극에 달하면 열이 되고 열이 극에 달하면 한이 된다. 그러므로 한이 열을 생성하고, 열이 한을 생성한다고 한다. 이것은 음양의 변화이다."[13]라고 하였고, 『소문(素問)』「음양응상대론(陰陽應象大論)」편에서는 "추위가 극심하면 열이 생기게 하고 열이 몹시 심하면 추위가 생긴다."[14]라고 말하고 있다. 여기서 말하는 중(重)이나 극(極)이라고 하는 것은 전화를 촉진(促進)하는 조건이다. 음에 중(重)이란 조건이 생기면 전화하여 양이 되고 양에 중(重)이란 조건이 있으면 전화하여 음이 된다. 사계의 변화를 들어 말하면 다음과 같다. 봄의 따뜻함은 여름의 더위를 극점(極點)으로 한랭으로 전화되고, 가을의 선선함은 겨울의 추위를 극점으로 따뜻함으로 전화된다. 기타 주야(晝夜)의 교체, 구름·비의 변화 등도 같은 것이다.

인체의 생리 면에서도 같다. 흥분과 억제의 상호전화는 그 하나의 예이다. 질병의 발전과정에서 양이 전(轉)하여 음이 되고, 음이 전하여 양이 되는 것은 흔히 볼 수 있는 것이다. 예를 들면 위독성 폐렴 환자가 고열에 얼굴이 붉고 가슴이 답답하고 맥은 빠르면서 힘이 있으면 실열증(實熱症)에 속하지만, 병세가 아주 심한 단계에 이르면 사지(四肢)와 손발이 싸늘해지고 안색(顔色)이 창백해지며 맥은 가늘고 약하게 된다. 이는 실열증이 허한증(虛寒症)으로 전화한 것이다. 그러나 적시에 치료하고 알맞게 처리하면, 사지는 따뜻해지고 안색과 맥은 화평(和平)해지며 양기(陽氣)는 회복되므로 병세가 호전되어 편안하게 된다. 이것은 음에서 양으로 전화되는 것이다.

---

12) 物生謂之化, 物極謂之變.
13) 四時地變, 寒暑之勝, 重陰必陽, 重陽必陰, 故陰主寒, 陽主熱, 故寒甚則熱, 熱甚則寒, 故曰寒生熱, 熱生寒, 此陰陽之變也.
14) 重寒則熱, 重熱則寒.

3. 음양론의 의학적 응용

침뜸의학은 그 기초부문인 생리학·병리학에서 진단·치료에 이르기까지 음양의 관점으로 일관되어 있다. 예를 들면 진단에서 음양을 틀리지 않고 음양에 합당한 침 기법을 바르게 시술하면 그 치료는 틀림없이 효과가 있다. 언뜻 보기에 추상적으로 보이는 음양론은 깊이 임상의 실천에 연결되어 있으므로 경시해서는 안 된다.

1) 인체의 조직구성

음양의 대립과 통일의 관점에서는 인체를 유기적인 통일체로 본다. 인체 내부는 음양의 대립과 통일관계로 이루어져 있다.

『소문(素問)』「보명전형론(寶命全形論)」편에서 "사람이 태어나 형태 있음은 음양을 떠나지 않음이다."[15]라 하였고, 『소문(素問)』「금궤진언론(金匱眞言論)」편에서 "대저 사람의 음양을 말하면, 밖은 양이고 안은 음이 된다. 사람 몸의 음양을 말하면, 등은 양이 되고 배는 음이 된다. 사람 몸의 장부 중에 음양(陰陽)을 말하면, 장(臟)은 음이 되고 부(腑)는 양이 된다. 간(肝)·심(心)·비(脾)·폐(肺)·신(腎)의 오장은 음이 되고, 담(膽)·소장(小腸)·위(胃)·대장(大腸)·방광(膀胱)·삼초(三焦)의 육부는 모두 양이 된다."[16]고 하였다.

2) 생리기능의 음양

인체의 생리기능은 모두 음양의 대립과 통일이란 협조관계를 가짐으로써 유지되고 있다. 인체의 생리활동은 물질이 기초이고 물질 없이는 생리기능은 생기지 않는다. 그러나 생리활동의 결과는 또한 끊임없이 물질의 신진대사를 촉진하고 있다. 기(氣)사상 쪽에서 보면 인체 기능의 모든 운영은 기의 활동에 따르고 있다. 기의 원천은 공기와 음식이다. 예를 들어, 음식물이 소화되어 만들어져 나오는 기[水穀精氣]에는 맥 밖으로 흐르는 위기(衛氣)와 맥 중으로 흐르는 영기(營氣)가 있다. 여기에도 음양이 있어 위기는 양기이며 외부에서 침습하는 것들에 대해 방어하고, 영기(營氣)는

---

15) 人生有形, 不離陰陽.
16) 夫言人之陰陽, 則外爲陽, 內爲陰, 言人身之陰陽, 則背爲陽, 腹爲陰, 言人身之臟腑中陰陽, 則臟者爲陰, 腑者爲陽 : 肝·心·脾·肺·腎五臟皆爲陰, 膽·胃·大腸·小腸·膀胱·三焦六腑皆爲陽.

음기(陰氣)로서 몸의 영양과 실질적인 운동에너지가 된다.

3) 병리변화의 음양

인체가 정상으로 기능을 유지하는 것은 몸의 물질과 물질, 기능과 기능, 기능과 물질 사이의 상대적인 음양 협조관계가 정상으로 유지되고 있기 때문이다. 즉 몸의 내외(內外), 표리(表裏), 상하(上下), 장부(臟腑) 등의 음양이 평형을 유지하고 있을 때는 건강하며, 질병 발생이나 그 병리과정은 어떤 종류의 원인에 의하여 음양이 협조를 잃었다는 것을 뜻하는 것이다.

음양은 상호의존하며 또한 서로 소장(消長)하고 제약(制約)한다. 이러한 사실에서 음양 실조란 음양의 편성(偏盛)과 편쇠(偏衰)라고 할 수 있다.

편성(偏盛)　음양의 편성에는 음편성(陰偏盛)과 양편성(陽偏盛)이 있다. 이것은 음양 어느 한 쪽이 정상적 수준보다 높아져 있는 병리 변화이다. 『소문(素問)』「음양응상대론(陰陽應象大論)」편에서는 "양기(陽氣)가 지나치게 성하면 음기(陰氣)가 손상되어 병들고, 음기가 지나치게 성하면 양기가 손상되어 병든다. 양기가 지나치게 성하면 열상(熱象)이 나타나고, 음기가 지나치게 성하면 한상(寒象)이 나타난다."[17]고 되어 있다.

편쇠(偏衰)　음양의 편쇠란 음허(陰虛)이거나 양허(陽虛)로써 음양의 어느 한 쪽이 너무 지나치게 소모된 병리 변화이다. 질병의 발병과정에서 인체의 음액(陰液)이 소모되어 부족하면 음허가 되고 양기가 손상을 받아 부족하면 양허가 생기게 된다.

『소문(素問)』「조경론(調經論)」편에는 "양이 허하면 외한(外寒)이 발생하고 음이 허하면 내열(內熱)이 발생한다. 양이 성(盛)하면 외열(外熱)이 발생하고, 음이 성(盛)하면 내한(內寒)이 발생한다."[18]라고 하였다. 이것은 음양평형이론에서 음 또는 양 어떤 쪽이 부족하면 필연적으로 다른 쪽이 항성(亢盛)을 일으킨다는 것을 말하고 있다.

이 외에 음양전화라든가 이반(離反)과 같은 변화도 있다. 전화란 일정한 조건하에서 음이 양으로 양이 음으로 변하는 것을 말한다. 이반이란 언뜻 보기에 양증이면서도 내부가 냉하거나 상부가 열하고 하부는 냉해 있거나 하는 증상이다. 더욱이 음양이 완전히 떨어져버리거나 음이나 양 어느 한 쪽을 완전히 잃어버리게 되면 생명에 위험이 다가오고 있다는 것을 뜻하는 것이다.

---

17) 陰勝則陽病, 陽勝則陰病. 陽勝則熱, 陰勝則寒.
18) 陽虛則外寒, 陰虛則內熱, 陽盛則外熱, 陰盛則內寒.

4) 진단과 치료에서의 음양

진단에서는 병의 원인부터 발생과 발전과정의 모든 것을 음양의 실조(失調)란 관점에서 볼 수 있다.

『사기(史記)』「편작창공열전(扁鵲倉公列傳)」에서는 "병의 반응은 체표(體表)에 나타난다."라고 하였다. 이것은 질병에 의한 음양의 실조는 색염(色艶), 소리, 호흡, 맥상(脈狀) 등의 체표면에 나타나는 변화로 알 수 있다는 것이다. 또한 『소문(素問)』「음양응상대론(陰陽應象大論)」편에서는 "진단을 잘하는 자는 안색을 관찰하고 맥상을 짚어서 먼저 음양 속성을 분별한다."[19]고 말하고 있다.

질병의 발생과 발전의 원인이 음양의 실조이므로 치료의 원칙 또한 음양을 조정하는 것, 즉 부족한 것은 보(補)하고 남는 것은 사(瀉)하여 음양의 평형을 회복시키는 것이 기본원칙이다.

음양편성의 치료원칙에서 "양승(陽勝) 즉 음병(陰病), 양승 즉 열(熱)"[陽勝則陰病, 陽勝則熱]이라고 한 것에서 양의 열이 왕성할 때에는 음액(陰液)이 손상되기 쉽다는 것과 또한 "음승(陰勝) 즉 양병(陽病), 음승 즉 한(寒)"[陰勝則陽病, 陰勝則寒]이라고 한 것에서 음한(陰寒)이 왕성할 때에는 양기가 손상하기 쉽다는 점에 유의하지 않으면 안 된다. 진단과 치료에 즈음하여서는 양과 음의 편쇠 정황을 잘 살펴 주의하지 않으면 안 된다.

음양편쇠의 치료원칙에서는 음 혹은 양의 허손(虛損)으로 음허가 양을 제약할 수 없어서 양을 항진(亢進)시키는 음허열증(陰虛熱證)이 있다. 또한 양허가 음을 제약할 수 없어서 음성(陰盛)을 일으켜 양허한증(陽虛寒證)이 되는 경우가 있으므로 이것을 정확히 분별하는 것이 중요하다. 임상에 임해서는 현상에 구애되지 말고, 어느 단계에서 음과 양 어느 쪽이 먼저 문제를 일으켰는지를 분명히 하여 이에 대응한 치료를 행하는 것이 중요하다.

---

19) 善診者, 察色接脈, 先別陰陽.

제2절 오행설(五行說)

1. 오행의 개념

선인들은 자연계를 구성하고 있는 여러 가지 물질을 종합 분석하여, 자연계는 오행(五行)이라고 하는 다섯 가지의 기본물질로 구성되어 있다고 생각하였다. 오행에서 오(五)는 목(木)·화(火)·토(土)·금(金)·수(水)의 다섯 물질을 가리키며, 행(行)은 고정불변한 것이 아니라 운동한다는 것을 의미한다.

오행의 다섯 가지 물질은 각각 다른 속성을 가지고 있는데, 그 내용은 다음과 같다.

목(木)의 속성 목은 곡직(曲直)을 말하고, 신맛이 작용한다. 곡직이란 수목이 성장하는 형태이며 가지가 곡직하면서 위와 밖을 향하여 신전(伸展)하여 가는 모습을 나타내고 있다. 여기에서 성장·승발(昇發)작용과 성질을 갖추고 있는 사상은 모두 목에 귀속한다.

화(火)의 속성 화는 염상(炎上)을 말하고, 쓴맛이 작용한다. 염상이란 화의 온열·상승의 특성을 갖추고 있는 것을 말한다. 온열·상승작용을 갖는 사상은 모두 화에 귀속한다.

토(土)의 속성 토는 가색(稼穡)하고, 단맛이 작용한다. 토는 조화시키려 하니 가색이다. 심고 거두는 과정이 조화의 연속이다. 가색이란 토가 파종(播種)과 수확(收穫)이란 농작물에 대한 작용을 말한다. 생화(生化), 계승(繼承), 수납(受納) 등의 작용의 사상은 모두 토에 귀속한다. '토는 사행(四行)을 가꾼다', '만물은 토 가운데서 없어진다'라든가 '토를 만물의 어머니로 삼는다'라고 하는 것은 이 때문이다.

금(金)의 속성 금은 종혁(從革)이라 하고, 매운 맛이 작용한다. 종혁(從革)이란 변혁(變革)을 의미한다. 그러므로 청결(淸潔), 숙강(肅降), 수렴(收斂) 등의 작용이 있는 사상은 모두 금에 귀속한다.

수(水)의 속성 수는 윤하(潤下)라고 하며, 짠맛이 작용한다. 수가 가지는 자윤(滋潤)과 하향성을 가리키고 있다. 이 때문에 한랭(寒冷), 자윤(滋潤), 아래로 사물을 나르는 작용을 모두 수에 귀속시키고 있다.

오행을 이루는 이들 다섯 가지 요소 사이에는 서로 조장(助長)하고 협력(協力)하는 상생(相生)의 관계, 서로 억제(抑制)하고 저지(沮止)하는 상극(相剋)의 관계가 이루어진다. 오행의 상생과 상극은 자연계에 나타나는 모든 현상의 기본 법칙으로, 사물 상호간에 상생과 상극관계가 있음으로 해서 자연계는 생태를 유지할 수 있고 인체도 생리적인 평형을 유지할 수 있는 것이며, 상생과 상극의 관계가 넘치거나 모자라 조화되지 않으면 평형이 깨져 이상현상이 나타나게 된다.

2. 오행의 생극(生剋)과 승모(乘侮)

1) 오행의 상생관계

상생관계란 오행의 하나가 특정한 상대를 생(生)[20]하는 관계이며 순환을 되풀이하는 것이다.

오행상생(五行相生)의 순서

목생화(木生火), 화생토(火生土), 토생금(土生金), 금생수(金生水), 수생목(水生木)

상생관계는 일상의 경험으로 해석할 수 있다. 예를 들면 목은 일반적인 연료이고 화를 생(生)하므로 목생화(木生火)가 된다. 화가 타기 때문에 토가 생기게 되므로 화생토(火生土)가 되며 토 중에서 금속류가 산출되므로 토생금(土生金)이 된다. "동쟁반을 달밤에 내놓고 성수를 얻는다."고 하였듯 공기 중의 금기(金氣) 변화를 통해 수분을 얻게 되므로 금생수(金生水)가 된다. 또한 수가 식물생성에 빼놓을 수 없는 것이므로 수생목(水生木)이라 할 수 있다.

2) 오행의 상극관계

상극관계란 오행의 하나가 특정한 상대를 극(剋)[21]하는 관계로 순환을 되풀이하는 것이다.

오행상극(五行相剋)의 순서

목극토(木剋土), 토극수(土剋水), 수극화(水剋火), 화극금(火剋金), 금극목(金剋木)

상극관계도 일상 경험에서 설명할 수 있다. 예를 들면 고대의 농기구의 대다수는 목재였고 이것으로 땅을 경작하였다. 또한 나무는 단단한 흙 속에 뿌리를 뻗고 나오므로 '목은 토를 극한다.'가 된다. 강물의 범람 등 치수공사의 주역은 흙이다.

---

20) 육성하고 보호하고 원조하는 등의 활동.
21) 이긴다, 누른다, 지배한다 등의 활동.

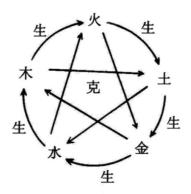

<그림 1> 오행 상생상극(相生相剋) 관계

따라서 '토는 수를 극한다'가 된다. 불을 끄는 주역은 물이므로 '수는 화를 극한다'는 당연하다. 단단한 금속도 가공하려면 불로 연하게 하거나 녹이거나 하므로 '화는 금을 극한다'가 된다. 수목을 자유롭게 가공하려면 금속의 날붙이가 가장 적당하므로 '금은 목을 극한다'가 된다.

한편, 『회남자(淮南子)』에는 "금은 목에 승(勝)하나 일인(一刃)으로 숲을 베어 넘기는 것은 아니다."라든가 "토는 수에 승하나 흙 한 덩이로 시냇물을 막는다는 것은 아니다."라는 표현이 있다. 이러한 표현은 그대로 오행설의 기계적인 운용에 대한 교훈이 되고 있다. '승(勝)하다'라든가 '극(剋)하다'라고 하나 부동의 법칙은 아니고 현실에 비추어서 운용해야 한다는 것을 가리키고 있다.

오행간의 상생과 상극관계는 오행간의 어떤 일행(一行)에서 본다면 '생아(生我. 我를 生하다)', '아생(我生. 我가 生한다)'과 '극아(剋我. 我를 剋하다)', '아극(我剋. 我가 剋한다)'이라는 네 개의 관계이다.

『난경(難經)』에서는 생아(生我)와 아생(我生)에 관하여 모(母)와 자(子) 관계에 비유하고 있다. "생아(生我)는 모(母)이고, 아생(我生)은 자(子)이다." 이같은 이치에서 상생관계를 모자관계라고 한다. 화를 예로 들면 목생화(木生火)에서 생아는 목이며 화생토(火生土)로 말하면 아생은 토이다. 목은 화의 모(母)이며, 토는 화의 자(子)이다. 결국 목과 화는 모자이며, 화와 토도 또한 모자이다.

『내경(內經)』에서 극아(剋我)와 아극(我剋)은 '소불승(所不勝)'과 '승소(勝所)'라고도 한다. 화(火)를 예로 들어보면 화극금(火剋金)이므로 아극은 금이고, 수극화(水剋火)이므로 극아는 수이다.

이상의 관계를 요약하면 상생과 상극의 관계가 오행간에 서로 작용하는 것에 따라 어떠한 사상도 통일체로서의 조절기능이 작용하며 그 지나침이나 부족함을 방지하여 상대적인 평형을 유지한다.

3) 오행의 승모관계

오행간의 상승(相乘)과 상모(相侮)를 말하는 것으로 상극관계의 비정상적인 상태이다. 승모관계(乘侮關係)는 비정상적인 변화이며 인체에서는 질병의 전변을 관찰할 수 있고 자연계의 규율이 깨어져 이상현상이 일어나는 것을 표현하는 것이다.

상승의 '승(乘)'이란 강하게 능욕(凌辱)한다는 뜻이다. 어떤 일행(一行)이 극(剋) 당하는 일행에 대하여 지나치게 극하는 것으로 이에 따라 일련의 이상한 상극(相剋)반응이 일어나는 것을 말한다. 여기에는 두 가지 측면이 있다. 첫째는 극을 하는 것이 힘이 강하여 상극하는 상대를 지나치게 억제하여 일어나는 현상을 말한다. 예를 들면 목이 지나치게 강하여 토를 극하면 토의 생성이 부족하게 된다. 이를 '목승토(木乘土)'라 한다. 두 번째는 한 쪽이 허약하여 상극을 받는 과정에서 이 억제과정을 이기지 못하는 것이다. 예를 들면 토 자신이 약하기 때문에 목극토(木剋土)의 힘이 상대적으로 강해져 토가 더욱 약해진다. 이를 '토허목승(土虛木乘)'이라 한다.

상모(相侮)의 '모(侮)'란 깔보는 것을 말한다. 오행 중 어떤 일행이 지나치게 강하여서 본래의 극아하는 일행을 역으로 깔보게 되는 것이다. 이것을 반극(反剋)이라고도 한다. 예를 들면 목은 원래 금에게 극(剋)되게 되어 있으나 목이 지나치게 강하면 금의 극제(剋制)를 받지 않을 뿐만 아니라 역으로 금을 모한다. 이를 '목모금(木侮金)'이라 한다. 또 다른 한 가지는 금 자신이 약하여 목을 극제하지 못하고 역으로 목의 수모를 받게 된다. 이를 '금허목모(金虛木侮)'라고 한다.

승복(勝復)관계란 자(子)로 하여 아(我)를 극(剋)하는 것을 극(剋)시키는 관계를 말한다. 예를 들면 목이 금에게 극 당해서 약화되었을 때 목의 자인 화에게 힘을 주어서 금을 극시키고 금의 힘을 약화시켜 평형을 유지하려는 관계를 말한다.

3. 오행설의 의학적 응용

오행학설은 당초 자연관이라든가 정치적 이론으로 발달하였다. 오행설이 의학에 적용되게 된 것은 단순한 경험에 지나지 않았던 의학 체험을 좀더 이론적으로 체계화된 의학으로 만들려는 요구가 사회적으로 높아졌기 때문일 것이다.

1) 오장(五臟)의 생리기능 설명

의학·의료를 체계화할 때 우선 문제되는 것은 체강 내의 장기들을 어떻게 자리매김할 것인가 하는 것이다. 중심부에 있고 다른 것과 비교하면 다소 대형인 충실한 오장(五臟)을 생명의 중심으로 생각한 것은 당시로서는 당연하였다. 간(肝), 심(心), 비(脾), 폐(肺), 신(腎)은 각각의 형상, 색깔, 각기 위치에 따라 목(木), 화(火), 토(土), 금(金), 수(水)의 기(氣)를 가지고 있다고 하였다. 더욱이 관련 있는 다른 기관과 기능 또는 생리·병리에 오행을 배치하여서 장상학설(臟象學說)을 완성시켜가게 되었다.

목의 성질은 곡직(曲直)으로, 지엽(枝葉)을 보면 쭉쭉 뻗어나가는 특징이 있다. 간(肝)은 근도(筋道)가 통하는 것을 좋아하고 억울(抑鬱)을 싫어하고 소설(疏泄) 기능이 있다. 이런 것으로 보아 간은 목에 속한다.

화의 성질은 온열이고, 염상하는 성질이 있다. 그러므로 심(心)은 화에 속한다.

토의 성질은 두텁고 만물을 생하고 변화시키는 특성이 있다. 비(脾)는 수곡(水穀)을 나르고 변화시켜 정미(精微)한 것을 수송하여 오장육부, 사지백해(四肢百骸)를 영양하는 활동을 하고 기혈을 만드는 원천이다. 그러므로 비는 토에 속한다.

금의 성질은 청숙(淸肅)과 수렴(收斂)하는 것이다. 폐(肺)는 청숙한 성질을 구비하고 폐기(肺氣)는 숙강(肅降)하므로 폐는 금에 속한다.

수의 성질은 윤(潤)하고 아래로 흐르고 차갑고, 폐장(閉藏)한다. 신(腎)은 정(精)을 저장하고 수를 주관하므로 수에 속한다.

이상과 같이 인체의 가장 기본이 되는 오장의 성질을 오행에 배속된 것에 따라 필연적으로 인체 밖에 있는 모든 외부환경과의 관련이 자리매김이 되었고 자연계의 오방(五方), 오시(五時), 오기(五氣), 오색(五色), 오미(五味) 등과의 연계가 생기고 인체의 생리·병리와 자연환경을 통일적으로 파악하는 것이 가능하게 되었다. 이에 따라 침뜸의학의 이론적인 기초가 이루어지게 된 것이다.

<표 2> 자연계와 인체의 오행분류

오행(五行)		목(木)	화(火)	토(土)	금(金)	수(水)
자연계	오계(五季)	봄[春]	여름[夏]	장마[長夏]	가을[秋]	겨울[冬]
	오화(五化)	생(生)	장(長)	화(化)	수(收)	장(藏)
	오기(五氣)[1]	풍(風)	열(熱)	습(濕)	조(燥)	한(寒)
	오색(五色)	청(靑)	적(赤)	황(黃)	백(白)	흑(黑)
	오미(五味)	신맛[酸]	쓴맛[苦]	단맛[甘]	매운맛[辛]	짠맛[鹹]
	오방(五方)	동(東)	남(南)	중앙(中央)	서(西)	북(北)
	시간(時間)	평단(平旦)	일중(日中)	일서(日西)	일입(日入)	야반(夜半)
	오음(五音)	각(角)	치(徵)	궁(宮)	상(商)	우(羽)
인체	오장(五臟)	간(肝)	심(心)	비(脾)	폐(肺)	신(腎)
	오부(五腑)	담(膽)	소장(小腸)	위(胃)	대장(大腸)	방광(膀胱)
	오규(五竅)[2]	눈[目,眼]	혀[舌]	입[口]	코[鼻]	귀[耳]
	오주(五主)	힘줄[筋]	혈맥(血脈)	기육(肌肉)	피모(皮毛)	골수(骨髓)
	오지(五志)	노(怒)	희(喜)	사(思)	우(憂),비(悲)	공(恐)
	오성(五聲)	부름[呼]	웃음[笑]	노래[歌]	곡(哭)	신음[呻]
	오화(五華)	손발톱[爪甲]	얼굴[面]	입술[脣]	모(毛)	발[髮]
	오로(五勞)	걷기[行]	보기[視]	앉기[坐]	눕기[臥]	서기[立]
	오액(五液)	눈물[淚]	땀[汗]	군침[涎]	콧물[涕]	침[唾]
	오변(五變)	악(握)	우(憂)	얼(噦)	해(咳)	율(慄)
	오향(五香)	누린내[臊]	탄내[焦]	화한내[香]	비린내[腥]	썩은내[腐]
	오장(五藏)	혼(魂)	신(神)	의(意)	백(魄)	지(志)

주 1) 오기(五氣)는 오오(五惡)라고도 하며 계절의 기후 특징을 말함.
　　2) 오규(五竅)는 오근(五根) 또는 오관(五官)이라고도 함.

2) 오장의 상호관계 설명

　　오장의 기능과 활동은 고립된 것이 아니라 상호 관련을 가지고 있다. 오장(五臟)이 오행(五行)에 귀속된다는 것은 오장의 기능적 특징을 설명할 뿐만 아니라 오행간의 상생·상극이론을 운용하게 됨에 따라 오장간의 상호 원조관계와 상호 제약관계를 설명하는 것이 가능하게 되었다는 것을 뜻하고 있다.

오장의 상호 원조관계에서 보면 '간생심(肝生心)'이란 목생화(木生火)이며 간(肝)이 혈(血)을 저장하여 심(心)을 돕는 것이다. '심생비(心生脾)'는 화생토(火生土)이며 심(心)의 양기(陽氣)가 비(脾)를 따뜻하게 하는 것이다.

『소문(素問)』「오장생성(五臟生成)」편에서 오장의 상호 제약관계에 대해서 다음과 같이 이야기한다. "심(心), 그 주(主)는 신(腎)이다. 폐(肺), 그 주(主)는 심(心)이다. 비(脾), 그 주(主)는 간(肝)이다. 신(腎), 그 주(主)는 비(脾)이다."[22] 여기서의 주(主)란 제약을 가리키고 있다. 결국 상극(相剋)이다. 심화(心火)는 신(腎)의 수(水)에게 제약되고 있으므로 신(腎)은 심(心)의 생화(生化)의 주이다. 폐(肺)는 금(金)에 속하므로 심(心)의 화(火)에 제약되고 심(心)은 폐(肺)의 주이다.

이같이 오행의 상극관계에서 오장 상호간의 제약관계가 규명되었다.

3) 질병의 전변 설명

상생관계에 따른 질병 전변(轉變), 예를 들어 신(腎)에 관련된 질병은 때때로 간(肝)에 질병을 일으킨다. 이는 수생목(水生木)이라는 상호관계에 의한 질병 전변이다. 이에 대하여 심(心)의 질병이 간(肝)에 미치는 수가 있으나 이것은 목생화(木生火)에서 말한다면 화(火)가 목(木)을 과도하게 부려먹은 결과, 목(木)의 기(氣)가 손상되어 간(肝)에 영향이 미치게 된 것이다.

상극관계에 의한 전변에는 상승(相乘)과 상모(相侮)가 있다. 상승은 상극(相剋) 과잉에 의한 질병이므로 예를 들어 목극토(木剋土)로 설명하면 간(肝)이 너무 강하여 비(脾)가 지나친 극(剋)을 당한 경우와 비(脾) 자신이 약하여 간(肝)에게 극 당해버리는 경우가 있다. 어느 쪽이나 목승토(木乘土)인 것이다. 상모도 상극관계의 과잉이다. 목(木)과 토(土)의 관계에서 보면 토가 지나치게 강하여서 목이 이를 극할 수가 없어 목이 업신여김[侮]을 당하는 경우와 목이 너무 약하기 때문에 토에게 업신여김을 당하는 경우가 있다.

4) 진단과 치료에 응용

(1) 진단　　　오장에 병이 있으면 그것은 반드시 색염(色艶), 음성(音聲), 형태(形態), 맥상(脈狀)

---

22) 心, 其主腎也. 肺, 其主心也. 肝, 其主肺也. 脾, 其主肝也. 腎, 其主脾也.

같은 체표(體表)에 반영된다. 오장과 오색(五色), 오음(五音), 오미(五味), 오취(五臭) 같은 것은 모두 오행에 귀속되어 있으므로 이들 체표부에서의 변화로써 이를 오행상 정리하여 오장의 병변으로 받아들일 수가 있다.

(2) 치료

질병의 전변(轉變)을 억제할 수 있다. 전술한 바와 같이 질병의 전변은 오행의 상생과 상극에 따라 예측할 수 있다. 그러므로 사전에 어떤 질병이 다음 질병을 일으키지 않도록 오행이론으로 치료하여 병을 예방할 수 있다. 『난경(難經)』「칠십칠난(七十七難)」에서는 "미병(未病)을 치료한다는 것은, 예를 들어 간(肝)에 병변이 발생하면 비(脾)로 전변되는 병리를 알고 먼저 그 비기(脾氣)를 충실하게 한다."[23]라고 설명하고 있다.

또한 치료원칙과 방법을 확정할 수 있다. 오행을 치료에 응용하려면 상생과 상극 관계를 사용한다. 상생관계를 치료에 응용할 때에는 『난경(難經)』「육십구난(六十九難)」의 "허(虛)할 때는 그 모(母)를 보(補)하고 실(實)할 때는 그 자(子)를 사(瀉)한다."[24]는 것이 원칙이다. 보모(補母)란 주로 모자관계의 허증(虛症)에 쓰인다. 예를 들면 신기(腎氣)가 부족하여 간기(肝氣)를 자양할 수 없을 때 신(腎)은 간(肝)의 모(母)이므로 신수생간목(腎水生肝木)의 관계로 신수(腎水)를 보(補)하면 간목(肝木)을 강화할 수 있다. 침뜸의 경우에는 허증인 경우는 그것이 소속한 모경(母經)이나 또는 모혈(母穴)을 보하면 된다. 예를 들면 간허증에는 신경의 합수혈(合水穴)인 음곡(陰谷) 혹은 본경[肝經]의 합수혈(合水穴)인 곡천(曲泉)을 써서 치료한다.

사자(瀉子)란 주로 모자관계의 실증에 쓰인다. 예를 들면 간기(肝氣)가 지나치게 왕성하여 너무 상기하였을 때에는 간실증이 나타나게 되나 이 경우에는 간목(肝木)의 자(子)인 심화(心火)를 사(瀉)하는 방법을 사용한다. 침뜸요법에서는 대개 실증에 속하는 것은 그것이 소속한 자경(子經)이나 혹은 자혈(子穴)을 사하면 된다. 예를 들어 간실증일 때에는 심경의 형화혈(滎火穴)의 소부(少府)나 또는 본경[肝經]의 형화혈(滎火穴)인 행간(行間)을 써서 치료하면 된다.

---

23) 所謂治未病者, 見肝之病, 則知肝當傳之與脾, 故先實其脾氣.
24) 虛者補其母, 實者瀉其子.

제3장
장상론(臟象論)

장(臟)은 '장(藏)'과 같은 뜻으로 내부에 감추어져 있는 물건 즉 인체의 장기(臟器)를 가리키며, 상(象)은 상징(象徵) 또는 형상(形象)의 뜻으로 장부(臟腑)의 생리활동(生理活動)과 병리(病理) 변화가 외적인 상징으로 반영되는 것을 장상(臟象)이라 한다. 장상론(臟象論)은 밖에 나타나는 상징을 통하여 장부의 생리기능·병리변화 및 상호관계를 연구하는 학설(學說)이다.

장상론은 장부(臟腑)를 기초로 한다. 장부란 인체에 있는 내장(內臟)의 총칭으로 생리기능의 상이한 특징을 근거로 하여 장(臟)·부(腑)·기항지부(奇恒之腑)로 나눌 수 있다.

제1절 오장육부(五臟六腑)

장(臟)에는 생명이 있는 한 잠시도 쉬지 않고 일하는 심(心), 폐(肺), 비(脾), 간(肝), 신(腎)의 오장(五臟)이 있다. 이에 심포(心包)를 더하여 육장(六臟)이라고도 한다. 장은 속이 채워져 있어 음(陰)이다.

부(腑)에는 필요에 따라 일하는 소장(小腸), 대장(大腸), 위(胃), 방광(膀胱), 담(膽), 삼초(三焦)의 육부(六腑)가 있다. 부는 속이 비어 있어 양(陽)이다.

오장의 공통적인 생리기능 특징은 정기(精氣)를 화생(化生)하고 저장하는 것이며, 육부의 공통적인 생리기능 특징은 수곡(水穀)을 수납하고 전화(傳化)하는 것이다. 『소문(素問)』 「오장별론(五臟別論)」에서는 오장 육부의 생리기능을 "오장(五臟)이란 정기(精氣)를 저장하되 배출하지는 않는 까닭에 충만한 상태를 유지하되 가득 차는 것은 아니다. 육부(六腑)는 음식물을 소화·운송하지만 저장하지는 않으므로 가득 차지만 충만하지는 않다."[25]고 설명하고 있다.

침뜸의학의 장부(臟腑)는 시체 해부에 바탕을 둔 것이 아니라 살아 있는 몸의 생리현상과 증후를 기초한 인식체계이다.

1. 오장(五臟)

1) 심(心)

심은 혈맥(血脈)을 주관한다.

혈의 통로인 혈맥을 통해 혈액을 운행하고 순환시켜 전신의 기능활동을 정상으로 유지한다. 심이 정상이면 심장의 박동도 정상이고 맥도 순조롭고 힘이 있으며 얼굴색도 붉고 광택이 있다. 심기(心氣)가 부족하고 혈액이 모자라고 맥이 순조롭지 못하면 혈액이 제대로 운행되지 못하고 혈맥이 허해져 얼굴색에 광택이 없고 맥이 아주 약하고 힘이 없어지며, 기혈(氣血)이 어체(瘀滯)되어 혈맥이 지체되면 얼굴색이 어두워지고 입술과 혀가 청자색을 띠게 되고 가슴이 답답하게 아프거나 바늘로 찌르는 것처럼 아프다.

심은 정신(精神)작용을 주관한다.

외부의 자극과 사물에 대한 의식(意識) 및 사유(思惟)활동과 인체의 모든 생명활동을 주재하는 정신(精神)작용은 심의 주도하에 이루어진다. 심의 정신을 주관하는 생리기능에 이상이 생기면 잠이 안 오고 꿈이 많고 마음이 진정되지 못하고 헛소리를 하거나, 반응이 무디고 정기(精氣)가 없고 혼미하여 인사불성이 되는 정신·의식·사유활동에 이상이 생기며, 다른 장부의 기능에도 영향을 주어 생명까지 위급하게 될 수도 있다. 감정의 변화에 의한 생리적인 변동을 느끼는 부위는 가슴 즉 심이다. 기쁨이 예감되면 가슴이 울렁거리고, 비통한 일을 당하면 가슴이 아프고, 공포를 느낄 때는 가슴이 선뜻하고, 절망하면 가슴이 무너져 내리는 느낌이 온다.

심의 기능은 얼굴에 나타난다.

얼굴은 혈맥이 풍부하고 전신의 기혈이 올라오므로 심기(心氣)와 심혈(心血)의 상태를 읽을 수 있다. 심의 기능이 정상이라 혈액이 충만되고 순환이 좋으면 얼굴색이

---

25) 五臟者, 藏精氣而不瀉也, 故滿而不能實. 六腑者, 傳化物而不藏, 故實而不能滿也.

붉고 윤기가 있어 광택이 나나, 심기와 심혈이 부족하면 얼굴색이 희고 윤기가 없다. 심맥이 순통하지 못하면 자색이 나타난다.

심은 혀[舌]에 영향을 준다.

심의 기와 혈은 혀에 이르러 혀의 기능을 유지하게 한다. 심의 기능이 정상이면 혀는 붉고 윤기가 있으며 미각과 언어의 기능을 충실하게 한다. 그러나 심혈이 부족하면 혀가 희어지고, 심화가 성해지면 혀끝이 붉어지고, 심맥이 순통하지 못하면 혀는 암자색이 되며, 의식상태를 주관하는 심의 기능에 이상이 생기면 혀가 굳고 꼬부라져 말을 똑바로 하지 못하게 된다.

심의 액(液)은 땀[汗]이다.

땀은 양기(陽氣)의 증발 때문에 생기는 것이다. 양기는 심의 화기(火氣)와 밀접한 관계에 있다. 땀을 많이 흘리면 양기의 증발과 함께 음혈이 많이 소모되니 심의 기와 혈이 손상되는데, 너무 지나치게 땀을 많이 흘려 인체의 양기가 극도로 손실되면 생명이 위급해지기도 한다. 심의 기(氣)가 허해지면 계속 양기가 밖으로 흩어지므로 자한(自汗)이 나고, 심의 혈(血)이 허해지면 양기가 붙어 있지 못하고 흩어지므로 도한(盜汗)이 생긴다.

2) 폐(肺)

폐는 기(氣)를 주관한다.

인체는 폐를 통해 자연계의 청기(淸氣)를 흡수하고 체내의 탁기(濁氣)를 배출하는 기체 교환작용을 하여 인체 내부의 신진대사가 정상이 되도록 한다. 폐의 호흡을 주관하는 기능이 정상이면 기도(氣道)가 순통하고 호흡이 고르지만, 폐에 병사(病邪)가 침범하면 호흡이 순조롭지 못한 증상이 나타난다. 가슴이 답답하고 기침이 나며 발한 조절 및 체온조절에 이상이 온다.

한편, 폐는 인체의 모든 기를 주관하고 조절한다. 폐는 자연계로부터 받아들인 청기와 비위(脾胃)가 음식물을 소화해 만들어 폐로 보낸 수곡정기(水穀精氣)를 결합시켜 종기(宗氣)를 생성한다. 종기는 폐의 호흡운동을 촉진하며 심맥으로 들어가 혈기(血氣)를 운행시켜 온 몸으로 퍼져나가 모든 인체 조직의 기능활동을 정상으로 유지하는 작용을 한다.

동시에 폐는 인체 내에서 기가 오르내리고 들고나는[昇降出入] 기의 순행을 조절한다. 따라서 폐가 온 몸의 기를 주관하는 기능이 정상이면 각 장부 조직의 기가 왕성하게 된다. 그러나 기능이 비정상이면 종기의 생성과 기의 순행이 고르지 못해 제대로 숨을 쉬지 못하고 말소리도 낮고 사지가 나른하고 맥이 없는 기허(氣虛)의 증상이 나타난다. 폐의 호흡이 고르게 되어야 종기의 생성과 기의 순행이 순조로워진다. 폐의 호흡기능이 실조되면 종기의 부족과 기의 운동이 원활하지 못해 혈액의 운행과 진액의 수송·배설 등의 기능이 실조되고, 그것이 다시 폐의 호흡운동에 영향을 주어 호흡이 비정상 상태로 된다.

폐는 선발(宣發)과 숙강(肅降) 기능을 주관한다.

폐는 기(氣)를 위로 올리고 흩트리는 선발(宣發) 기능을 통해 체내에 생성된 탁기를 배출하고, 비(脾)로부터 수송되어온 진액과 수곡정기를 온 몸의 피모(皮毛)까지 나누어 퍼뜨리고, 위기(衛氣)를 발산시켜 피부의 땀구멍을 열고 닫아 신진대사로 땀을 밖으로 배출한다. 그래서 폐의 선발 기능이 실조되면 호흡이 순조롭지 못하고 가슴이 답답하며 기침과 천식이 나고 땀이 나지 않는 증상이 나타난다. 또한 폐는 기를 아래로 내리는 숙강(肅降) 기능을 통해 흡수한 자연계의 청기를 신(腎)으로 내려 보내 호흡을 깊고 평온하게 유지하고, 수곡정기를 아래로 나누어 퍼뜨리고, 폐와 기도(氣道)의 이물질을 깨끗이 쓸어내어 청결을 유지한다. 그래서 폐의 숙강 기능이 실조되면 호흡이 짧고 기침이 생기고 가래와 각혈 등의 증상이 나타난다. 폐의 선발과 숙강 기능은 양과 음으로 서로 대립하고 조화된다. 선발 기능이 정상일 때 숙강 기능도 정상이 된다.

폐는 수도(水道)를 소통시키고 조절한다.

수도(水道)는 수액(水液)을 운행시키고 배설시키는 통로인데, 폐는 선발 기능을 통해 체내에 넘쳐나는 수액을 땀으로 배출시키고, 숙강 기능을 통해 체내의 수액을 아래로 수송시켜 요액(尿液)을 생성하는 원천이 되게 한다. 그래서 폐의 수도를 소통·조절하는 기능이 실조되면 수액이 체내에 멎거나 담(痰)과 음(飮)이 생기며 심하면 수(水)가 넘쳐 부종(浮腫) 증상이 나타난다.

폐는 백맥(百脈)을 모아들이고 심(心)을 도와 혈을 운행시킨다.

폐는 기를 주관하고 심은 혈을 주관하며 온 몸의 혈과 맥은 심에 속한다. 혈액 운행의 원동력은 심장의 박동이고 기의 힘으로 추진력을 얻는데 기의 승강 운동에 의해 온 몸에 운행된다. 폐는 온 몸의 기를 주관하고 백맥(百脈)을 연결하고 기의 운행을 조절하므로 심을 도와 혈액의 순환을 맡는다. 폐의 기가 허하여 심을 도와 혈액을 운행시키지 못하면 심이 혈맥을 주관하는 기능에 영향을 주어 혈의 순환장애가 생기므로 가슴이 답답하고 두근거리고 입술이 파래지는 증상이 나타난다.

폐는 피부를 자양(滋養)하고 그 기능은 털[毛]에 나타난다.

폐는 정기를 보내 피부를 윤택하게 하고 땀을 흘리고 호흡을 조절하고 외사(外邪)를 막게 한다. 폐의 기능이 정상이면 피부가 치밀해져 외부의 침입을 막는 힘이 강해지나, 폐기가 허해지면 피부가 말라 깔깔해지고 외사가 침입해 감기에 쉽게 걸린다. 피부는 땀구멍을 열고 닫아 체온을 조절하고 호흡하므로 폐가 허해지면 피부가 치밀하지 못해 기가 흩어져 자한(自汗)이 나고 호흡이 미약해져 숨이 찬 증상이 나타난다. 폐의 기능이 허해져 피부가 약해지면 잔털이 많이 돋아 외사의 침입을 막으려 한다. 잔털이 많이 돋는 것은 폐가 허해져 피부가 약해진 증거이다.

폐는 코[鼻]에 영향을 주고 그 액은 콧물이다.

코는 호흡의 통로로써 폐의 호흡과 연결된다. 코의 호흡통로 기능과 후각 기능은 폐의 기가 작용하니, 폐의 기가 허하면 코의 기능에 이상이 온다. 코는 폐의 문이니 콧물은 폐에서 만들어진다. 폐의 기능이 정상이면 콧물이 콧구멍을 습윤하게 하고 밖으로 흘러나오지 않으나, 폐가 한하면 코에서 맑은 콧물이 흐르고, 폐가 열하면 끈끈하고 탁한 콧물이 흐르고, 폐가 조(燥)하면 코가 마른다.

3) 비(脾)

비는 운화(運化) 기능을 주관한다.

운화(運化)는 음식물을 소화하여 영양물질과 에너지로 변화시키는 기능이다. 비는 위(胃)와 소장(小腸)에서 소화·흡수된 영양분을 변화시켜 만든 수곡정기(水穀精氣)를 폐로 보낸다. 그리고 폐로부터 심맥(心脈)으로 들어가 혈맥을 통해 온 몸에 퍼진 영양물질을 오장·육부와 모든 조직에 필요한 에너지로 변화시키는 작용도 주관한다. 비의 운화 기능이 정상이어야 소화·흡수 기능이 원활하고 기·혈·진액의 생성에 필요한 영양이 공급되며 온 몸의 장부와 조직에 필요한 에너지도 충분히 제공된다. 그렇지 못하면 소화·흡수 기능이 떨어져 배가 부르고 설사하며 식욕이 떨어지고 몸이 피로하여 여위는 등 기혈 부족으로 인한 증상이 나타난다.

비는 혈액의 통섭(統攝)을 주관한다.

비는 혈액이 혈맥 속을 운행하고 맥 밖으로 넘쳐나지 않게 통제한다. 비는 기혈을 생성하는 원천이며 기는 혈을 거느리고 혈은 기를 따라 운행한다. 비의 운화 기능이 왕성하면 기혈이 충만되고 기가 혈을 거느릴 수 있어 혈액이 맥 밖으로 넘쳐 나오지 못하게 하므로 출혈 현상이 나타나지 않는다. 그러나 비의 운화 기능이 약해지면 기혈이 허약해지고 기허(氣虛)로 혈액을 통제하는 능력이 없어져 혈은 맥을 떠나 출혈되는 현상이 나타난다. 피하출혈, 변혈, 뇨혈, 월경과다 등 신체 하부의 출혈이 많이 나타난다.

비는 상승(上昇)시키는 기능을 주관한다.

비는 수곡정기를 상승시켜 폐로 올리고, 심과 폐로 하여금 수곡정기와 청기로 기혈을 생성하게 하고 온 몸을 영양하게 한다. 비의 기가 허하면 상승 기능이 떨어져 수곡정기가 오르지 못하므로 전신에 맥이 없고 어지럽고 배가 부르고 설사하는 등의 증상이 나타난다. 또한 비는 인체의 내장 조직 기관이 복강(腹腔)내에서 정상적인 자리를 차지하고 내려앉지 않도록 한다. 비가 허해 상승 기능이 떨어지면 내장의 하수(下垂)가 나타나 위하수, 신하수, 자궁탈, 설사에 의한 탈항 등의 증상이 나타난다.

비는 기육(肌肉)을 담당한다.

비는 영기(營氣)를 신체 구석구석까지 돌린다. 특히 기육(肌肉)에 널리 퍼지게 해서 살결에 생기(生氣)를 준다. 그렇지 못하면 살집 없이 마르고, 사지(四肢)가 무력하게 된다.

비는 입에 개규(開竅)하고, 그 상태를 입술에 반영한다.

입과 입술은 음식물을 받아들이는 곳이며, 비위(脾胃)와 밀접한 관계가 있는 기관이다. 입술의 후박(厚薄)은 그 사람의 비의 강약을 나타낸다.

비의 액은 군침[涎]이다.

비는 입과 통하고 있다. 입에서 나오는 액은 군침이다. 비의 활동이 순조로우면 군침으로 입안을 축여주고, 수곡(水穀)을 입에 넣었을 때 군침이 적당하게 입안에 흘러 위의 소화를 돕는다. 비의 활동이 나빠지면 군침이 흐르지 않고 입안이 건조하거나 혹은 지나치게 흘러 입안에 넘치게 된다.

4) 간(肝)

간은 소설(疏泄) 기능을 주관한다.

간의 소설(疏泄) 기능은 기를 소통시키고 혈액과 진액의 운행을 조절하는 생리기능이다. 정서(情緒)의 변화는 심이 주관하는 정신작용에 의한 것이지만 간도 깊은 관계가 있다. 간의 소설 기능이 정상으로 기의 소통이 순조로워야 기혈이 화평(和平)하여 마음이 편안하게 된다. 소설 기능이 모자라면 정서가 우울하여 가슴이 답답하고 한숨을 쉬고 양 옆구리가 붓는 것처럼 아픈 증상이 나타난다. 소설 기능이 지나치면 간의 기가 위로 몰려 성질이 조급해지고 성을 잘 내고 얼굴과 눈이 충혈되고 머리와 눈이 부어오른 듯이 아픈 증상이 나타난다. 반대로 크게 성내거나 지나치게 우울하면 간의 소설 기능이 떨어져 간의 기가 울결(鬱結)되는 증상이 나타난다.

소화의 주요 기관은 비와 위인데, 간도 깊은 관계가 있다. 위의 기는 음식물을 소장(小腸)으로 하강시키고, 비의 기는 흡수한 수곡정기를 폐(肺)로 상승시킨다. 이러한 비의 상승 기능과 위의 하강 기능은 간의 소설 기능에 의해서만이 정상으로 유지될 수 있다. 그리고 간에 붙어 있는 담낭은 간의 소설 기능에 의해 담즙을 분비하여 비와 위의 소화·흡수 기능을 돕는다. 간의 소설 기능이 떨어지면 비와 위의 승강 기능도 떨어져 간과 비가 조화되지 못하므로 간기(肝氣)의 울결, 트림이 나고 메스껍고 토하거나 배가 팽팽하고 설사가 나는 증상이 나타난다.

한편, 혈액의 순행은 기의 승강출입(昇降出入) 운동에 의하므로, 간의 소설 기능이 정상이어야 기의 운행이 순조로워 혈액이 순행한다. 간의 소설 기능이 떨어지면 기가 울결되어 혈액 순환에 장애가 일어나 어혈(瘀血)이 생긴다. 그래서 옆구리가 찌르는 듯이 아프고 종괴(腫塊)가 생기고 여성은 월경이 고르지 않거나 통경(痛經), 폐경(閉經) 등의 증상이 나타난다.

수액(水液)의 신진대사는 폐·비·신 등의 장부가 함께 이루는 것인데, 간은 소설 기능으로 기의 운행을 조절하여 삼초(三焦)를 조절시켜 수도(水道)를 소통시키므로 수액 대사의 평형을 유지한다. 간의 소설 기능이 떨어지면 기의 운행이 순조롭지 못해 수도의 소통과 조절이 되지 않으므로 수액의 수송과 대사에 장애가 일어나 담(痰), 수종(水腫), 복수(腹水) 등의 증상이 나타난다.

간은 혈(血)의 저장을 주관한다.

혈액은 비에서 운화한 수곡정기를 근원으로 생성되고 간에 저장된다. 간에 저장된 혈액은 간 자체를 영양할 뿐만 아니라 간의 양기(陽氣)가 너무 지나치게 항진(亢進)하는 것을 억제하여 간의 소설 기능을 유지시키고 출혈을 방지한다. 간이 혈을 저장하지 못하면 간혈이 부족하고 양기가 항진되고, 혈액이 제멋대로 순행하여 출혈을 일으키기도 한다.

간에 저장된 혈은 격렬한 활동을 할 때 인체의 각 부분에 필요한 혈액량을 채워주고, 인체의 활동량이 줄어들어 남는 혈액은 다시 간에 저장된다.

간은 근(筋)을 주관한다.

간은 혈을 적절하게 근(筋)으로 배분함으로써 근의 운동을 지배한다. 『소문』「선명오기(宣明五氣)」편에는 "간은 근을 주관한다."라고 되어 있다. 여기서의 근이란, 해부학적으로 어떤 특정한 몸의 부분을 가리키는 것이라기보다 근의 운동과 지지기능(支持機能)을 가리키는 것이다. "간이 근을 생(生)한다."라든가 "근을 주관한다."라는 것은, 간의 활동이 정상적이면 근의 운동기능이 잘 발휘된다는 뜻이다.

간의 상태는 손발톱[爪甲]에 반영된다.

손발톱은 근의 나머지 성분이라 근과 더불어 간의 상태를 잘 반영한다. 간의 활동이 정상적이면 손발톱에 탄력이 있고 윤기가 나며 홍조(紅潮)를 띠고 있다. 정상적이지 못하면 손발톱의 색과 윤기가 나빠지거나, 심할 경우에는 변형되기도 한다.

간은 눈에 개규(開竅)한다.

간은 눈을 통하여 외계(外界)와 교류하고 있다. 그래서 간의 상태는 눈이 사물을 보는 기능에 반영된다. 간의 활동이 정상적이면 눈은 사물을 판별(判別)하고, 간의 활동이 떨어지면 눈이 피로하기 쉽다. 또한 반대로 눈을 혹사하면 간의 기능을 손상시키는 원인이 된다.

간의 액은 눈물이다.

간은 눈과 통하고 있다. 눈에서 흐르는 액은 눈물이다. 간의 활동이 건실(健實)하게 되어 있으면 눈물은 알맞게 눈을 적셔준다. 간의 활동이 나빠지면 눈이 마르거나 눈물이 지나치게 흐르게 된다.

5) 신(腎)

신은 정(精)을 저장하고 생장·발육·생식을 주관한다.

정기(精氣)는 인체를 구성하고 생장·발육과 모든 활동에 필요한 원동력이다. 신이 저장하는 정(精)은 부모로부터 물려받은 선천의 정으로 후대를 번식하는 기능을 하며, 출생 후 음식으로부터 얻는 후천의 정은 생명활동을 유지하는 영양분이다. 선천의 정은 후천의 정으로부터 끊임없이 보충되어야 생리기능을 충분히 발휘할 수 있고, 후천의 정은 선천의 정이 활약하고 도와야 생성된다.

신에 저장된 정은 후대를 배태(胚胎)시키고 발육하는 근원이고 생식기능의 성숙을 촉진시킨다. 출생 후 선천의 정과 후천의 정이 서로 자양(滋養)하여 성 기능이 성숙되면 생식능력을 가지게 된다. 중년이나 노년이 되면 신정(腎精)은 쇠퇴하여 생식능력이 떨어진다. 신이 정을 저장하는 기능이 떨어지면 성 기능이 비정상이 되고 생식능력이 떨어진다.

신정(腎精)은 출생 후 차츰 충만되어 이를 갈고 머리카락이 나게 되고 청년기에 극히 왕성하여 신체가 튼튼해지고 근골도 강해진다. 노년기에 들어 신정이 쇠퇴하면 신체도 쇠약해지고 근골의 운동이 원활치 못하고 이가 흔들리고 머리카락이 빠지는 노화현상이 나타난다. 신정이 허해지면 인체의 생장과 발육에 장애가 생기고 노년기도 안 되어 쇠약해지는 증상이 나타난다.

신의 정기는 신음(腎陰)과 신양(腎陽) 두 가지이다. 신음은 원음(元陰) 또는 진음(眞陰), 신양은 원양(元陽) 또는 진양(眞陽)이라고도 하는데, 모든 생리기능에 중요한 작용을 하고 장부(臟腑)의 음양을 이루는 근본이다. 신음과 신양이 조화를 이루면 장부의 음양이 평형을 유지하지만, 신음이 허하면 열이 나고 어지럽고 귀에서 소리가 나고 허리와 무릎이 시큰하고 나른해지며 가슴이 답답하고 꿈이 많은 증상이 나타나고, 신양이 허하면 피곤하고 맥이 없고 춥고 사지가 싸늘하고 허리와 무릎이 아프며 소변이 맑고 긴 증상이 나타난다.

신은 수액(水液)을 주관한다.

신의 기화(氣化) 기능은 체내의 진액을 수송하고 배설하며 진액 대사의 평형을 유지하는 데 중요한 작용을 한다. 진액의 대사는 위의 섭취, 비의 운화, 폐의 선발과 숙강, 신의 기화 기능에 의하여 삼초(三焦)를 통해 온 몸에 수송되고 대사를 마친 진액은 땀과 오줌으로 배출된다. 폐와 비의 기화 기능은 신의 기화 기능에 의존하며 오줌은 신의 기화 기능에 직접 관계가 있다.

신은 기(氣)를 받아들이는 기능을 주관한다.

신은 폐에서 호흡해 들여온 기를 받아들여 호흡을 조절한다. 인체의 호흡운동은 폐가 주관하지만 흡수된 기는 신이 받아들여야 호흡이 순조롭게 된다. 정상적인 호흡운동은 폐와 신의 협조로 이루어진다. 신이 기를 받아들이는 기능이 약해지면 폐에서 호흡해들인 기가 신으로 받아들여지지 못하므로 호흡할 때 숨을 들여 쉬기가 곤란하고 움직이면 숨이 찬 증상이 나타난다.

신은 골(骨)을 주관하고, 그 상태는 발(髮)에 반영된다.

신정은 수(髓)를 생육한다. 수는 골(骨) 속에 있고, 골에 영양(營養)을 주고 있다. 신이 정상이면, 정(精)이 충분히 있고 수가 충실하므로, 골도 치아도 튼튼하다. 또한 발(髮)도 새까맣고 윤기가 나며 잘 자란다. 신정이 부족하거나 노화에 따라 쇠하게 되면 발육불량과 노화에 따른 치아이상(齒牙異常), 골(骨)이 물러지고, 허리가 구부러지며 백발(白髮), 탈모(脫毛) 같은 증상이 나타난다.

신은 귀(耳)와 이음(二陰)에 개규한다.

신은 귀를 통하여 외계와 교류하고 있다. 신정이 튼튼하면 귀는 음성(音聲)을 잘 분간하여 판단할 수 있다. 노화 등에 의하여 신이 쇠약해지면 난청(難聽), 이명(耳鳴) 같은 증상이 나타난다. 신은 또한 수분을 조절하고, 그 결과가 대소변(大小便)으로 체외로 배설된다. 대소변구(大小便口)가 이음(二陰)[26]이다. 대소변의 이상(異常)은 신의 이상이기도 하다.

신의 액은 타액[唾]이다.

신은 치아를 지배하고 있다. 치아가 나있는 곳에서 새어나는 액은 타액이다.

2. 장(臟)과 장(臟)의 관계

1) 심(心)과 폐(肺)

심은 혈의 순행을 주관하고 폐는 호흡을 주관하므로 심과 폐는 기(氣)와 혈(血)의 관계이다. 심은 혈맥을 주관하고 모든 혈맥은 폐에 모이며, 폐는 종기(宗氣)를 주관하고 심맥과 통하므로 심과 폐는 혈을 정상으로 운행시켜 모든 장부 조직의 신진대사를 유지한다. 기와 혈을 주관하는 심과 폐는 서로 의존한다. 폐의 기가 허하거나

---

26) 이음(二陰). 전음(前陰)과 후음(後陰)을 가리킨다. 전음(前陰)=소변구(小便口), 후음(後陰)=대변구(大便口).

폐의 숙강(肅降) 기능이 약해지면 혈액 운행에 이상이 생겨 혈액이 어체(瘀滯)되어 가슴이 뛰며 답답하고 입술이 파랗고 혀가 자색으로 되는 증상이 나타난다. 심의 기 즉 심양(心陽)이 부족하면 혈액이 순통치 못해 폐의 선발(宣發)과 숙강(肅降) 기능에 영향을 주므로 폐기가 위로 몰려 기침이 나고 숨이 차는 증상이 나타난다.

2) 심(心)과 비(脾)

심은 혈을 주관하고 혈을 운행시키며 비는 혈을 생성하고 혈을 통제한다. 비는 수곡정기로 혈액을 생성시킨다. 비의 기가 왕성하면 혈의 생성이 활발해 혈액이 충만되어 심의 기능도 정상이 되는데, 심의 화기(火氣)는 비의 토기(土氣)를 도와 비의 혈액 생성 기능을 원활하게 한다. 지나치게 생각이 많으면 심의 혈이 소모되어 비의 기능이 약해진다. 비의 기가 허하면 혈의 생성이 부족해 혈허(血虛)가 되어 심양(心陽)이 쇠약해진다. 심의 기능이 부족하면 양기가 감퇴되어 심양의 도움을 못 받으므로 비의 기도 쇠약해진다. 마침내 심과 비가 모두 허해져 가슴이 뛰고 잠이 오지 않고 꿈이 많고 식사량이 적어지고 피로해지는 증상이 나타난다. 한편, 심의 기는 혈액을 순행시키고 비의 기는 혈액이 맥관 밖으로 흘러나가지 않게 통솔한다. 그래서 심과 비에 이상이 생기면 혈액이 맥관 밖으로 넘쳐나 변혈, 뇨혈, 피하출혈, 자궁출혈[붕루(崩漏)] 등의 증상이 나타난다.

3) 심(心)과 간(肝)

심은 혈을 주관하고 신(神)을 저장하고 간은 혈을 저장하고 소설(疏泄) 기능을 주관하고 정서 상태를 조절한다. 심의 기능으로 혈액 운행이 정상이면 간은 혈액을 받아들여 저장하고 혈량을 조절하는 기능을 발휘한다. 심 자체도 혈에 의해 영양(營養)되므로 심과 간에 혈액이 충족되면 간이 저장하는 음혈(陰血)은 간을 돕고 간양(肝陽)을 억제하여 간의 소설 기능이 활발해지므로 기혈이 순통하고 혈액이 어체되지 않아 심이 혈맥을 주관하는 기능도 정상이 된다. 심의 혈이 부족하면 간이 저장할 수 있는 혈이 줄어들고 간이 혈을 저장하지 못하면 심은 혈로부터 영양을 받지 못하므로 혈액의 운행도 이상이 생긴다. 정신(精神)·의식(意識)·사유(思惟) 활동은 심에 속하나 간의 소설 기능도 관계가 깊다. 심의 혈이 충족되고 간이 저장할 수 있는 혈이 충족되어야 간의 원활한 소설 기능으로 기혈의 운행이 순조로워 정신상태가 화평하다. 마찬가지로 간의 혈이 왕성하고 간양이 억제되어 정상적인 소설 기능으로 기혈의 운행이 순조로워 심의 혈이 충족되고 심이 혈로부터 영양을 받아야 정신상태가 화평하다. 정신 자극이 지나치면 체내에 화(火)가 생성되어 음혈을 손상시키므로 심과 간이 음허가 되거나 심과 간의 화(火)가 왕성하여 신체에 이상 증상이 나타난다.

4) 심(心)과 신(腎)

심은 양(陽)의 장(臟)으로 화(火)에 속하고, 신은 음(陰)의 장(臟)으로 수(水)에 속한다. 신의 수기(水氣)는 오르고 심의 화기(火氣)는 내리어 수승화강(水昇火降)을 이루면 신수(腎水)는 올라가 심양(心陽)이 항진(亢進)되는 것을 막고 심화(心火)는 내려가 신음(腎陰)을 돕는다. 심은 혈을 주관하고 신은 정(精)을 저장하는데, 생명활동에 필수적인 혈과 정은 서로 전화되어 혈은 정이 되고 정은 혈이 된다. 한편, 심은 신(神)을 저장하고 신은 정(精)을 저장하는데, 신의 정은 수(髓)를 생성하고 수는 뇌에 모여 신(神)의 기능을 돕는다. 정(精)은 신(神)이 들어 있는 곳이고, 신(神)은 정(精)의 표현이다. 정신활동은 심이 주관하지만 신과도 깊은 관계가 있다.

신음(腎陰)이 부족하게 되면 심음(心陰)이 허해져 심양(心陽)을 억제하지 못해 심양이 항진되는 심신불교(心腎不交)로 가슴이 두근거리고 잠이 오지 않으며 꿈이 많고 허리와 하지가 나른하고 시큰거리며, 정액(精液)이 절로 나오는 유정(遺精) 증상이 나타난다. 신의 양(陽)이 허해 체내에 수습(水濕)이 넘치면 심으로 습(濕)이 침입하여 가슴이 두근거리고 수종(水腫)이 생기고 숨이 차는 증상이 나타난다.

5) 폐(肺)와 비(脾)

폐는 기(氣)를 주관하고 호흡을 관리하여 청기(淸氣)를 흡수하며, 비는 영양분을 분해하고 변화시키는 운화(運化)를 주관하여 수곡정기를 생성시키고, 폐에 수송하여 청기와 결합하여 종기(宗氣)를 생성하게 한다. 비가 생성한 수곡정기는 폐의 기가 오르고 내리는 선발·숙강 작용에 의해 온 몸으로 퍼질 수 있다. 동시에 폐의 생리활동에 필요한 정기(精氣)는 비의 수곡정기에 의해 얻어진다.

폐기(肺氣)의 성쇠(盛衰)는 비기(脾氣)의 강약(强弱)에 의해 결정된다. 비의 기가 허하면 폐의 기가 부족하여 기침이 나고 숨이 찬 증상이 나타나며, 폐의 병이 오래가면 비의 기가 손상되어 소화가 되지 않고 배가 붓고 설사가 나는 비기허(脾氣虛)의 증상이 나타난다.

폐는 선발과 숙강 기능으로 수도(水道)를 조절시키고 비는 수습(水濕)을 운화시키므로, 폐와 비는 수액(水液)의 대사(代謝)에 중요하다.

진액(津液)은 비로부터 폐에 수송되고 폐의 선발·숙강 기능으로 온 몸에 고루 퍼지고 방광(膀胱)으로 수송된다. 비의 운화 기능이 실조되어 수액이 운화되지 못해 습이 몰려 담(痰) 또는 음(飮)이 생기면 폐의 선발기능에 영향을 주어 기침이 난다. 폐병이 오래 가면 비가 수습을 운화하는 기능이 실조되어 대변이 묽거나 수종 등의 증상이 나타난다.

6) 폐(肺)와 간(肝)

간의 기는 왼쪽으로 상승되고 폐의 기는 오른쪽으로 하강하여 기의 운행이 순조로워 기혈이 순행하면 장부의 기능이 정상을 유지한다. 간은 혈을 저장하고 온 몸의 혈량을 조절하며, 폐는 기를 주관하고 온 몸의 기를 다스리고 조절한다. 폐가 기를 조절하는 기능은 혈의 도움이 있어야 하고 간이 혈을 조절하는 기능은 기의 도움을 받아야 한다.

간과 폐 사이의 생리기능이 실조되면 기의 승강 운동과 기혈의 운행이 순조롭지 못하게 된다. 간의 기가 지나치게 상승하거나 폐의 기가 충분히 하강하지 못하면 기(氣)와 화(火)가 위로 밀려올라 기침이 나고 숨이 차거나 각혈 등의 증상이 나타난다. 폐의 숙강 기능이 실조되고 조열(燥熱)이 극성하면 간의 기능이 감퇴되어 기침이 나는 동시에 옆구리가 붓는 것처럼 아프고 어지럽고 머리가 아프며 얼굴과 눈이 붉어지는 증상이 나타난다.

7) 폐(肺)와 신(腎)

폐는 호흡을 주관하고 신은 기를 받아들이므로 폐의 호흡기능은 신이 기를 받아들이는 기능의 도움을 받아야 한다. 폐가 자연계에서 흡수한 청기(淸氣)는 폐의 숙강 기능으로 신으로 내려와야 인체에 쓸모가 있다. 신의 정기(精氣)가 부족하거나 폐의 기가 허해 신이 손상되면 기를 받아들이지 못해 숨이 찬 증상이 나타난다.

신은 맑은 것을 상승시키고 흐린 것을 하강시키는 작용으로 수액대사(水液代謝)

의 정상을 유지한다. 폐는 상초(上焦)의 수액을 신으로 수송하여 요액(尿液)으로 변화시켜 배출한다. 폐의 선발·숙강 기능이 실조되면 신에 병이 생겨 소변이 적거나 수종(水腫)이 생긴다. 신의 기화(氣化) 기능이 실조되면 수액이 체내에 넘쳐 폐를 침범하므로 폐에 이상이 생겨 수종, 기침, 천식, 숨이 차서 눕지 못하는 증상이 나타난다.

폐는 금(金)에 속하고 신은 수(水)에 속한다. 금생수(金生水)라 폐의 음(陰)이 충족되면 신의 음(陰)도 충족되어 신의 기능이 왕성하게 된다. 수(水)는 금(金)을 습윤시키고 신음(腎陰)은 음액(陰液)의 근원이므로 신음이 충족되어 경맥을 통해 폐를 습윤시켜야 폐의 숙강 기능이 정상이 된다. 폐음(肺陰)이 허하면 늘 신음(腎陰)이 부족하고, 신음이 허해도 폐음을 습윤시키지 못하므로 폐와 신의 음허(陰虛)가 나타난다. 양쪽 뺨이 붉고 도한(盜汗)이 생기며 마른기침이 나고 가래에 피가 섞이고 유정(遺精), 월경불순 증상이 나타난다.

8) 간(肝)과 비(脾)

비의 운화(運化) 기능은 간의 소설 기능에 의해 조절된다. 간의 기능이 정상이어야 비의 기능도 정상이 되어 소화가 잘 된다. 비가 생성한 수곡정기(水穀精氣)로 간이 영양을 얻어야 정상 기능을 하게 된다. 간의 소설 기능이 실조되어 비의 운화 기능이 감퇴되면 우울하고 옆구리가 결리고 배가 붓고 식사량이 적어지고 대변이 고르지 못한 증상이 나타난다. 비의 운화 기능이 실조되면 수습(水濕)이 체내에 머무르고 열(熱)을 일으켜 습열(濕熱)이 간과 담의 소설기능에 이상을 일으켜 황달(黃疸)이 생긴다.

간은 혈을 저장하고 비는 혈을 생성하고 통제하므로 혈액의 순행은 심이 주관하나 간과 비와도 깊은 관계가 있다. 비의 기가 왕성하면 혈액이 충족되고 혈의 통제기능이 활발하게 되고, 간이 혈을 얻으면 온몸의 혈액을 조절할 수 있다. 비허(脾虛)로 혈을 생성하지 못하거나 혈을 통제하지 못하면 출혈이 많아져 간의 혈이 부족하게 된다.

9) 간(肝)과 신(腎)

간은 목(木)에 속하고 신은 수(水)에 속한다. 수생목(水生木)이라 신음(腎陰)은 간음

(肝陰)을 자양(滋養)하여 간양(肝陽)이 지나치게 항진(亢進)하는 것을 막는다. 신음이 부족하면 간음의 부족을 일으켜 음(陰)이 양(陽)을 억제하지 못하므로 간양(肝陽)이 항진해 머리가 어지럽고 눈앞이 아찔한 증상이 나타난다. 간음도 신음을 돕는데, 간음이 부족하면 신음도 허해진다. 간화(肝火)가 지나치게 왕성하면 신수(腎水)가 소모되어 신음(腎陰) 부족이 된다. 간은 혈(血)을 저장하고 신은 정(精)을 저장하는데, 간혈(肝血)은 신정(腎精)의 자양을 받고 신정은 간혈의 보충을 받는다. 신정이 허해지면 간혈의 부족이 일어나고, 간혈이 부족하면 신정이 허해진다.

10) 비(脾)와 신(腎)

비는 수곡정기(水穀精氣)를 생성하는 후천의 근본이고 신은 정(精)을 저장하므로 선천의 근본이다. 비의 운화(運化) 기능은 신양(腎陽)의 도움을 받아야 하고, 신정(腎精)은 비가 생성한 수곡정기의 보충을 받아야 한다. 신양(腎陽)이 부족하면 비양(脾陽)이 쇠퇴해 복부가 차고 아프며 대변이 묽은 증상이 나타난다. 비양이 오랫동안 허하면 신양을 손상시켜 비와 신이 모두 허해지므로 추워하고 사지가 차고 얼굴색이 희고 허리가 시큰하고 아랫배가 차고 아프며 소화되지 못한 대변을 보거나 새벽에 설사하는 증상이 나타난다.

비의 운화 기능과 신의 기화(氣化) 기능이 조화되어야 수액대사(水液代謝)가 정상으로 유지된다. 비의 병이 신에 영향을 주거나 신의 병이 비에 영향을 주면 수액의 수송과 배설에 이상이 생기므로 소변이 적고 수종 증상이 나타난다.

3. 육부(六腑)

1) 담(膽)

담은 담즙을 저장하고 배설하며, 결단력(決斷力)을 주관한다. 담즙은 간장에서 흘러내리며 간의 정기가 변화되어 만들어진 것으로 담낭에 모이고 간의 소설 기능에 의해 소장(小腸)으로 흘러 내려가 소화를 촉진한다. 간과 담의 기능에 이상이 있으면 담즙의 형성과 배설에 장애가 생겨 비의 소화기능에 영향을 주어 먹기 싫고 배가 부르고 설사가 나는 등 소화불량 증상이 나타난다. 간과 담에 습열(濕熱)이 몰리면 소설 기능을 잃어 담즙이 밖으로 흘러나와 피부에 침습되므로 황달(黃疸)이 생겨 몸·눈·소변이 노랗게 된다. 담즙은 하강(下降)해야 정상인데 하강하지 못하면 담즙이 위로 밀려올라 입이 쓰고 황녹색의 쓴 물을 토하게 된다.

담은 사물을 판단하고 결정하는 기능을 가지고 있어, 담의 기(氣)가 왕성하면 강한 정신자극을 받아도 영향을 크게 받지 않는다. 담의 기가 허하면 조그만 정신 자극으로도 무서워하고 놀라고 잠을 못 자고 꿈을 많이 꾸는 증상이 나타난다.

2) 위(胃)

음식물은 입으로부터 식도를 지나 위(胃)로 들어오므로 위를 수곡(水穀)의 바다[海]라고도 부른다. 인체에 필요한 기혈진액(氣血津液)은 모두 음식물로부터 얻어지므로 위를 수곡기혈(水穀氣血)의 바다라고도 부른다. 위는 수곡을 잘게 부수어 부숙(腐熟)시키고, 비(脾)의 운화(運化) 기능은 수곡정기로 변화시켜 기혈(氣血)을 생성한다. 그래서 비와 위를 함께 후천의 근본이라 하며, 그 기능과 특성을 위기(胃氣)라 부른다. 위기는 인체의 근본이다. 위기가 강하면 오장(五臟)이 왕성하고 약하면 오장이 쇠약해지며, 중병(重病)을 앓을 때 위기가 있으면 살고 없으면 죽는다고 판단한다. 위기의 성쇠(盛衰)는 인체의 생명활동에 매우 중요하므로 병을 치료할 때는 위기(胃氣)를 보(補)하고 충족시키는 것이 근본이다.

위의 기는 탁한 것을 아래로 내려 통하게 하는 강탁(降濁) 기능을 주관한다. 비(脾)의 기(氣)는 맑은 것을 위로 올리는 승청(昇淸) 기능으로 위(胃)와 소장(小腸)에서 소화된 정미(精微)를 흡수하고, 위의 기는 탁한 것을 하행(下行)시키므로 소화되고 남은 찌꺼기를 소장을 거쳐 대장(大腸)으로 내려보내 대변으로 배출되게 한다. 위의 강탁 기능이 실조되면 음식물과 찌꺼기가 하행하지 못해 위장(胃腸)에 몰려 식욕을 떨어뜨리고, 탁한 기가 거꾸로 위로 올라 음식을 먹지 못하고 위 부위가 답답하고 배가 붓고 아프며 변비 등의 증상이 나타난다. 위의 기가 하강하지 못하고 위로 몰리면 메스껍고 토하고 트림하는 증상이 나타난다.

3) 소장(小腸)

소장은 위에서 소화된 음식물을 받아들여 소화하고 흡수한다. 소장의 기능이 약해지면 복부가 더부룩하고 아프고, 소화·흡수 기능이 떨어지면 배가 붓고 설사가 나는 증상이 나타난다. 한편 소장은 소화·흡수와 동시에 맑은 것과 탁한 것을 가려내는 기능을 가지고 있다. 음식물에서 영양분 같은 맑은 것을 가려 흡수하면 비(脾)의 승청(昇淸) 기능으로 심과 폐로 수송되고 온 몸에 공급되며, 음식물의 찌꺼기 같은 탁한 것은 대장으로 보내면 대변으로 배출되고 수분은 신(腎)의 기화(氣化) 기능을 통해 방광으로 보내져 오줌으로 배출된다. 소장의 기능이 실조되면 맑은 것과 탁한 것을 가려내지 못해 수액(水液)은 찌꺼기와 함께 배설되므로 대변이 묽어지고 소변량이 적어진다. 그래서 설사를 치료할 때 이뇨(利尿)시키는 방법이 쓰인다.

4) 대장(大腸)

대장은 찌꺼기를 수송하고 대변을 배설하는 기능을 한다. 소장으로부터 내려온 찌꺼기를 받아들여 그 속에 포함된 수분을 흡수하고 대변을 만들어 배출시킨다. 대장이 허하고 한(寒)하면 수분을 흡수하지 못하므로 소화되지 않은 대변을 보며 배에서 소리가 나고 복통과 설사가 나타난다. 대장에 열(熱)이 있을 때는 수분을 소모시키므로 대장의 내부가 습윤(濕潤)되지 못해 건조해지므로 변비가 생긴다. 습열(濕熱)이 대장으로 몰리면 기의 운행이 순조롭지 못해 복통이 생기고 뒤가 무직하고 참지 못하며 대변에 피고름이 섞이는 증상이 나타난다.

대장에 병이 있으면 뱃속에 사기가 있어 뱃속이 끓고 끊어지는 것같이 아프면서 꾸르륵 소리가 난다. 여기에 찬 기운에 상하기까지 하면 바로 설사가 나고 배꼽 부위가 아프며 오랫동안 서 있지 못하게 된다. 대장에 찬 기운이 있으면 대변이 그냥 나오고, 열이 있으면 고약 같은 대변이 나온다.

5) 방광(膀胱)

수액(水液)은 폐·비·신의 기능으로 온 몸에 공급되어 인체를 습윤시킨다. 그런 뒤에 수액은 신으로 모이며 신의 기화 작용으로 요액(尿液)으로 바뀌어 방광(膀胱)에 수송되어 저장되었다가 일정한 양에 이르면 배출된다. 요액은 진액(津液)으로부터 변화되어 생긴 것이므로 진액이 모자라면 소변이 적어지고 소변이 너무 많으면 진액을 손실시킨다. 방광의 기능에 이상이 생기면 소변이 잦고 아프고 오줌을 참지 못하며 유뇨(遺尿)와 요실금(尿失禁) 등의 증상이 나타난다.

6) 삼초(三焦)

생명활동의 원동력이 되는 원기(元氣 또는 原氣)는 삼초를 통해 오장 육부에 수송되고 온 몸에 충만되어 모든 조직 기관의 기능을 정상으로 유지시킨다. 삼초는 기가 승강출입(昇降出入)하는 통로이고 기화(氣化)하고 운행되는 곳이므로 온 몸의 기를 주관하고 기의 운행과 기화 기능을 조절한다.

삼초의 기능에 이상이 생겨 인체의 기 운행이 실조되어 기화 기능에 이상이 오면 음식물을 소화·흡수·수송·배설할 수 없게 되므로 식사량이 줄어들거나 식체(食滯)가 생기는 등 소화계통의 이상 증상이 나타난다. 수액의 대사(代謝) 과정도 폐, 비, 위, 대장, 신, 방광 등 여러 장부가 협조해야 되지만 반드시 삼초를 통해야만 정상적인 승강출입이 이루어질 수 있기 때문에 삼초의 기능이 정상이어야 신진대사가 정상으로 이루어질 수 있다. 삼초의 기능이 약하면 기의 운행이 실조되어 폐·비·신이 수액을 조절하는 기능에 이상이 생겨 진액대사(津液代謝)가 원활하지 못해 체내에 수액이 넘쳐 수종(水腫)이 나타나게 된다.

삼초는 횡격막 이상의 부위인 상초(上焦), 횡격막 이하로부터 배꼽까지의 중초(中焦), 배꼽 이하에서 이음(二陰)에 이르는 하초(下焦)로 구분한다.[27] 『영추(靈樞)』「영위생회(營衛生會)」편에서는 이것을 상징적으로 "상초는 안개와 같다. 중초는 거품과 같다. 하초는 도랑과 같다."[28]고 하였다.

'상초는 안개[霧]와 같다.' 함은, 상초는 중초의 비와 위로부터 수곡정기(水穀精氣)를 받아들여 심과 폐의 선발과 수송 기능을 통해 온 몸으로 퍼뜨려 인체를 영양하고 습윤하기 때문이다. 그리고 '중초는 거품[漚]과 같다.' 함은, 비와 위가 수곡을 부숙(腐熟)할 때 물질에 거품이 일고 떠다니는 상태와 비슷하기 때문이며, '하초는 도랑[瀆]과 같다' 함은 신, 방광, 소장, 대장 등의 장부가 맑은 부분과 탁한 부분을 가려내고 찌꺼기를 배설하는 생리과정이 모두 아래로 흐르고 밖으로 배설하는 성질을 가졌기 때문이다.

---

27) 삼초는 다른 장부와 달리 뚜렷한 구조를 가진 기관이 아니므로 그 위치에 대해 여러 의견이 있다. 머리에서 명치끝까지 상초, 명치끝에서 배꼽까지를 중초, 배꼽에서 발끝까지를 하초라 하기도 한다.
28) 上焦如霧, 中焦如漚, 下焦如瀆.

4. 오장(五臟)과 육부(六腑)의 관계

1) 심(心)과 소장(小腸)

심과 소장은 오행으로 화(火)에 속하며 수소음심경(手少陰心經)과 수태양소장경(手太陽小腸經)을 통하여 표리(表裏)관계를 이루고 있다. 심은 혈맥을 주관하고 혈액 순환의 동력이다. 소장은 위에서 내려온 음식물을 받아들여 소화하고 영양을 흡수한다. 심양(心陽)이 소장을 따뜻하게 해야 음식물을 받아들일 수 있고 맑은 부분과 탁한 부분을 가려내는 기능을 할 수 있다.

심에 화(火)가 있으면 경맥을 통해 소장으로 영향이 가므로 오줌이 적어지고 붉고 아픈 증상이 나타난다. 소장에 열이 있으면 역시 경맥을 통해 심에 영향을 주므로 가슴이 답답하고 혀가 붉고 입과 혀가 허는 증상이 나타난다.

2) 폐(肺)와 대장(大腸)

폐와 대장은 오행으로 금(金)에 속하며 수태음폐경(手太陰肺經)과 수양명대장경(手陽明大腸經)을 통하여 표리관계를 이루고 있다. 맑은 것을 아래로 내리는 폐기(肺氣)의 숙강(肅降) 기능에 의해 대장의 수송 기능이 발휘되어 대변이 배출된다. 대장의 수송 기능은 폐가 수도(水道)를 소통하고 조절하는 기능과 관계가 깊다. 폐의 소통·조절 기능과 대장의 진액(津液) 수송 기능이 정상이어야 대변이 정상적으로 배설될 수 있다. 폐의 숙강 기능이 실조되면 진액이 아래로 내려 대장을 습윤(濕潤)시키지 못하거나, 대장의 수송기능에 이상이 있으면 변비 증상이 나타난다.

폐는 호흡을 관리하고 기를 하강시키고 대장도 기를 하강시키는 기능을 가지고 있다. 폐와 대장의 기는 서로 통해 대장이 순조롭게 소통되면 폐의 기도 순조롭게 선발(宣發)되어 호흡이 고르게 된다. 대장에 열이 몰리면 기가 순통하지 못하므로 폐가 숙강 기능을 잃어 흉부가 답답하고 숨이 찬 증상이 나타난다.

3) 비(脾)와 위(胃)

비와 위는 오행으로 토(土)에 속하며 족태음비경(足太陰脾經)과 족양명위경(足陽明胃經)을 통해 표리관계를 이룬다. 위는 음식물을 받아들이고 소화해 비가 수곡정기를 생성하게 하고, 비가 생성한 수곡정기는 위의 활동에 필요한 에너지로 공급된다. 비는 기를 상승시키고 위는 기를 하강시킨다. 비의 기가 위로 올라가야 수곡정기가 온 몸으로 퍼질 수 있고, 위의 기가 내려가야 음식물과 찌꺼기가 수송될 수 있다. 비는 음(陰)의 장(臟)으로 양(陽)의 기를 필요로 하므로 건조한 것을 좋아하고 습한 것을 싫어한다. 위는 양(陽)의 부(腑)로 음(陰)의 기를 필요로 하므로 습윤한 것을 좋아하고 건조한 것을 싫어한다.

4) 간(肝)과 담(膽)

간과 담은 오행으로 목(木)이며 족궐음간경(足厥陰肝經)과 족소양담경(足少陽膽經)을 통해 표리관계를 이룬다. 간은 소설(疏泄) 기능을 주관하고 담즙을 분비하며 담낭은 담즙을 저장하고 배설한다. 간과 담은 협조하여 담즙을 소장으로 보내 비와 위의 소화 작용을 촉진시킨다.

간과 담에 화(火)가 왕성하면 낯이 붉고 눈이 붉고 입이 쓰며 목이 마르고 답답하며 성을 잘 내는 증상이 나타난다. 간과 담에 습열(濕熱)이 있으면 옆구리가 붓는 것처럼 아프고 입이 쓰고 식욕이 없어지고 또는 황달 증상이 나타난다. 간은 꾀[謀慮]를 주관하고 담은 결단(決斷)을 주관한다. 간과 담이 허약하면 겁이 많고 잘 놀래며 꿈이 많게 된다.

5) 신(腎)과 방광(膀胱)

신과 방광은 오행으로 수(水)에 속하며 족소음신경(足少陰腎經)과 족태양방광경(足太陽膀胱經)을 통해 표리관계를 이룬다. 방광이 오줌을 저장하고 배설하는 기능은 신의 기화(氣化) 기능에 의해서 발휘된다. 신의 기가 충족되어야 방광의 수액대사 기능을 정상으로 유지할 수 있다. 신의 기가 부족하면 기화(氣化) 작용이 약하므로 방광의 기능이 떨어져 소변이 자주 마렵고 많아지거나 실금(失禁)의 증상이 나타난다.

제2절 기항(奇恒)의 부(腑)

기항(奇恒)의 '기(奇)'는 기이하고 다르다, '항(恒)'은 항상의 뜻으로 장부와 다르다는 말이다. 기항의 부는 뇌(腦), 수(髓), 골(骨), 맥(脈), 담(膽), 여자포(女子胞)이다. 정기(精氣)를 저장하는 기능을 하므로 장(臟)과 비슷하나, 모양은 대부분 속이 빈 관강(管腔)기관이므로 부(腑)와 비슷해 장도 아니고 부도 아니다. 인체의 비교적 깊은 곳에 있고 다른 장부와 배합되지 않으며 탁한 물질을 저장하지 않는다. 특히 담은 맑고 깨끗한 담즙을 저장하므로 기항의 부에도 속한다.

1) 뇌(腦)

뇌는 정신(精神)·사유(思惟)활동을 주관한다. 뇌의 기능이 정상이면 정신과 의식이 분명하고 사유가 밝고 기억력이 강하고 언어와 정서가 정상이다. 뇌의 기능이 지나치게 실(實)하면 정신 상태가 혼란되고 진정되지 못하고 행동이 이상하고 헛소리를 하며, 옷을 벗어던지고 욕지거리를 하는 증상이 나타난다. 뇌의 기능이 허(虛)하면 정신상태와 사유가 희미하고 어지럽고 귀에서 소리가 나며 사지가 나른하고 다리가 시큰하며 기억력 감퇴 증상이 나타난다. 또한 뇌는 감각운동을 주관한다. 뇌의 기능이 정상이어야 시각, 청각, 미각, 후각 등 모든 감각이 정상이 된다.

뇌는 심·간·신과 특별히 가까운데 심은 정신이 소장된 곳이며, 간은 소설(疏泄)을 주관하고, 신은 정(精)을 저장하며, 정은 수(髓)를 만들고 수(髓)는 뇌에 모이므로 뇌를 수해(髓海)라고 한다.

오장 육부를 총괄하는 심은 신명(神明)이 생기는 곳이고 정신이 들어가는 곳으로 정신·의식·사유활동이 심에 속한다. 신(神)은 혼(魂), 신(神), 의(意), 백(魄), 지(志) 다섯으로 나누어져 오장에 배속된다. 즉 간은 혼(魂)을 저장하고 성내는 것을 주관하며, 심은 신(神)을 저장하고 기쁨을 주관하며, 비는 의(意)를 저장하고 생각하는 것을 주관하며, 폐는 백(魄)을 저장하고 슬퍼하는 것을 주관하며, 신은 지(志)를 저장하고 무서움을 주관한다.

2) 수(髓)

수(髓)는 골강(骨腔) 속의 기름과 같은 물질을 말하는데, 보통의 뼈 속에 있는 골수

(骨髓), 척추관(脊椎管) 안에 들어 있는 척수(脊髓), 두개골(頭蓋骨)에 있는 뇌수(腦髓)로 구분한다. 척수와 뇌수는 위아래로 오르내리며 서로 통하므로 합해서 뇌척수라 부른다. 정(精)으로부터 생성된 수는 위로 올라가 뇌수(腦髓)를 충만시켜 뇌의 생리기능을 정상으로 유지하게 한다.

수는 뼈 속에 자리잡고 뼈를 보양(保養)한다. 신정(腎精)이 충족되면 골수(骨髓)도 충족되므로 골격(骨格)을 튼튼하게 하고 생장과 발육을 촉진시키며 뼈의 기능을 정상으로 유지할 수 있다. 신정이 모자라면 골수도 적어져 골격을 보양하지 못해 신체가 허약해지고 발육이 늦어진다.

골수는 피를 만드는 조혈(造血)기관이다. 그래서 정(精)과 수(髓)는 피를 생성하는 원천이므로 혈허(血虛)하면 신(腎)을 보(補)하여 정(精)을 충만시켜야 한다.

3) 골(骨)

뼈는 겉이 딱딱하고 속은 연하거나 비어 있어 골수(骨髓)를 담고 있다. 골수는 뼈를 보양하여 단단함을 유지하게 한다. 뼈는 골격을 이루어 몸의 형체를 유지하고 장부와 다른 기관 조직을 보호한다. 정(精)과 수(髓)가 부족하여 뼈가 보양되지 못하면 오래 서 있지 못하고 몸이 흔들려 바로 걷지 못하는 증상이 나타난다. 힘줄은 골격에 붙어 근육과 힘줄의 신축(伸縮) 작용으로 골격을 움직여 신체가 운동하게 된다. 인체의 운동은 골격의 작용으로 가능하다. 뇌(腦)·수(髓)·골(骨)의 기능은 신(腎)과 관계된다. 신이 정(精)을 저장하고 정이 수를 생성하여 뇌를 보충하고 뼈를 보양(保養)한다.

4) 맥(脈)

맥은 맥관(脈管)으로 심과 통하는 강관(腔管)이며 기혈(氣血)을 운행시키는 통로이다. 맥은 기혈을 일정한 궤도와 방향으로 순행하게 한다. 혈맥 속을 순행하는 기혈의 양이 적어지면 영양이 모자라게 되고, 기혈의 순행 속도가 늦으면 어혈(瘀血)이 생기고 빠르면 혈액이 제멋대로 순행하여 출혈이 된다. 맥은 기혈의 통로이며 장부(臟腑) 조직과 긴밀히 연결되어 있어, 기혈의 많고 적음이 장부 기능의 성쇠로 반영된다.

5) 여자포(女子胞)

여자포(女子胞)는 자궁을 말하며 여성이 성숙된 뒤에 나타나는 월경을 주관한다. 여성은 14살 전후가 되면 신기가 왕성하고 자궁이 완전히 발육되어 충맥이 왕성하고 임맥이 통하여 월경이 시작되며 임신할 수 있게 된다. 49살 전후가 되면 신기가 쇠퇴하여 충맥·임맥이 부족하여 폐경이 된다.

자궁의 생리기능은 신, 충맥, 임맥 외에도 심·간·비와도 깊은 관련이 있다. 간이 혈을 저장하는 기능과 비가 혈을 통제하는 기능이 감퇴되면 월경의 양이 많아지고 주기가 짧아지며, 월경기간이 연장되거나 심하면 붕루가 나타난다. 비가 기혈을 생성하는 기능이 감퇴되면 월경의 원천이 부족하여 월경의 양이 감소하고 주기가 연장되며 심하면 폐경이 된다. 정서의 자극으로 심의 신(神)이 손상되거나 간의 소설 기능에 이상이 오면 월경실조가 나타난다.

6) 담(膽)

담(膽)의 생리기능 가운데 중요한 것은 담즙을 저장하고 분비하는 것이다. 담즙이 음식물의 소화를 직접 도우므로 담은 육부 중의 하나이나, 담이 저장하는 '정즙(精汁)'이 직접 수곡과 접하지 않고 음식물을 소화·흡수·전송하는 작용이 없으므로, 위나 대소장(大小腸) 등의 부(腑)와는 구별되어 기항지부(奇恒之腑)에도 속한다.

제3절 정(精)·신(神)·기(氣)·혈(血)·진액(津液)

『영추(靈樞)』「본장(本臟)」에는 "사람의 혈기(血氣)와 정신(精神)은 생명을 봉양하기 위한 것으로 생명 속에 두루 퍼져 있는 것이다."[29]라고 서술되어 있다. 정(精)은 무겁고 탁한 물질로 아래의 신(腎)에 들어 있고, 신(神)은 가볍고 맑으며 형체가 없고 위의 심(心)에 들어 있다. 기(氣)와 혈(血)은 정(精)을 기르는 수(水)와 신(神)의 작용인 화(火)가 오르내릴 수 있게 해 심화(心火)가 치오르거나 신수(腎水)가 끊이지 않게 한다.

---

29) 人之血氣精神者, 所以奉生而周于性命者也.

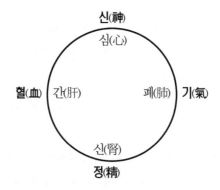

<그림 2> 정·신·기·혈

1. 정(精)

정(精)은 생명의 뿌리로 생식활동과 생명활동을 가능하게 하는 기본 물질로써, 몸을 구성하고 윤택하게 하며 생명력의 원천으로 몸체를 유지하고 생명을 승계시킨다. 정이 몸보다 먼저 생기며, 오곡을 먹어 생긴 영양분이 정을 만든다. 정은 뼛속에 스며들어 골수와 뇌수의 생성을 돕고 아래의 음부로 흘러든다. 정(精)은 미(米)와 청(靑)의 형성자로 쌀과 녹청색 채소를 가리킨다.

음양이 제대로 화합하지 못하면 정액이 아래로 흘러내리게 되고 지나치면 몸이 허해져 허리와 잔등이 아프며 다리가 시큰거리게 된다. 뼈와 뇌 속에 차있는 수액(髓液)이 부족하게 되면 머리가 핑 돌고 귀에서 소리가 나며 다리가 시큰거리고 정신이 아득해진다.

1) 정의 생성

선천(先天)의 정(精)

부(父)의 정액(精液)과 모(母)의 정혈(精血)이 합하여 하나로 뭉쳐진 정(精)이다.

후천(後天)의 정(精)

수곡(水穀)과 청기(淸氣)로부터 장부(臟腑)가 생성하여 쓰고 난 뒤에 남아 신(腎)에 저장되는 정(精)이다.

2) 정의 기능

생식(生殖)의 기능

부(父)의 정액(精液)과 모(母)의 정혈(精血)이 결합하여 태(胎)를 이루고 발육시킨다.

생장(生長)과 발육(發育)기능

사람이 처음 태어남에 먼저 정(精)을 이룬다. 정이 이루어지면 뇌수(腦髓)가 생기며, 기둥이 되는 뼈, 운영하는 길인 맥(脈), 굳게 묶어주는 근(筋), 두터운 담인 육(肉)이 갖추어지고 피부(皮膚)가 단단해지며 모발(毛髮)이 길어진다.

정신(精神) 기능의 기초

정(精)이 뇌수를 생하여 지력의 발달, 언어와 감각 능력의 발달 등 정신의 성장에 관계한다. 선천의 정이 허약하면 소아(小兒)에게 오지(五遲)－입(立), 행(行), 발(髮), 치(齒), 어(語)－와, 오연(五軟)－두(頭), 항(項), 구(口), 수족(手足), 기육(肌肉)－등의 성장 부진과 형성(形成) 부전을 일으킨다.

인체의 운동과 기능 활동의 바탕

정(精)은 장부(臟腑)와 사지(四肢), 근골(筋骨), 오관(五官), 구규(九竅)를 자양한다.

외부 자극이나 병사(病邪)에 대한 방어 기능

병사가 들어오는 곳은 반드시 기(氣)가 허(虛)하게 되어 있는데, 허는 정기(精氣)가 빠져나가서 생긴 것이다. 신(腎)은 장부(臟腑)에서 쓰고 남은 정(精)을 갈무리한다. 그러므로 정이 자연히 넘쳐서 병이 되는 경우는 없고 대개 부족해서 온다. 아니면 습(濕), 열(熱), 화(火) 등의 사기(邪氣)로 정이 변질되거나 넘쳐 병이 된다.

신(腎)과 관련된 기능

정은 신에 저장되어 있으므로 주로 신 기능 계통과 관련되어 드러난다. 정이 부족하면 두발(頭髮)이 윤택하지 못하고 잘 빠지며 백발(白髮)이 된다(腎의 華는 髮). 또한 신정(腎精)이 부족하면 이롱(耳聾), 이명(耳鳴), 청력(聽力) 감퇴 등이 생긴다(신의 竅는 耳). 정(精)이 상하면 뼈가 시리고 저리고(신은 뼈를 주관), 신정(腎精)이 부족하면 허리와 무릎에 힘이 없고 아프고 움직이기 힘들 뿐만 아니라(신의 腑는 腰) 동자(瞳子)도 탁하게 된다(동자는 뼈의 精).

침뜸의학에서 정(精)은 태어날 때부터 이미 각자 타고나는 양(量)이 정해져 있다고 보고, 금욕을 통해 정을 보호해야 하는 것으로 인식된다. 반대로 현대의학에서 정액은 계속 만들어지는 것이므로 적절히 배출하는 것이 바람직하다고 본다. 현대의학에서는 정액의 유출에 대해 회수하는 데서 얻을 수 있는 이익이 별로 없다고 생각하는 것이 정설이다. 그러나 침뜸의학에서 정(精)은 단순히 분자식으로 환원되는 물질이 아니라 생명력을 지닌 생명의 기본물질이다. 즉, 정을 간직하면 생명력이 충만해지고 정을 소모하면 생명력이 고갈되어진다고 인식한다.

2. 신(神)

1) 신의 개념

신(神)은 인체의 생명활동 현상과 외부로의 표현 작용을 가능하게 하는 원리이다.『소문(素問)』「이정변기론(移精變氣論)」편에서 "신(神)을 얻은 사람은 살고 신(神)을 잃은 사람은 죽는다."[30]고 하였다. 신은 생명활동 자체를 표현하는 것이므로 생명의 존재 여부를 가름하는 관건이 된다. 또한 신은 정신 기능의 활동과 초월적인 인식능력이나 지각작용으로 인지(認知), 감정(感情), 의지(意志), 언어(言語), 사고(思考), 지능(知能), 기억(記憶), 초감각적 지각(知覺) 등이 이에 포함된다.

2) 신의 생성

선천의 신(神)

태(胎)의 결성(結成)과 동시에 부모로부터 물려받는다. 『영추(靈樞)』「본신(本神)」에서는 "생명의 근원은 정(精)이라 하고 양정(兩精 : 부모의 정)이 서로 결합하여 형성된 생명력을 신(神)이라 한다."고 하였다.[31] 신(神)은 생장의 원리를 주고 태아에게 인식·지각 능력을 갖게 하며 혼백을 갖추어 완전한 사람이 되게 한다.

후천의 신(神)

수곡정기(水穀精氣)의 흡수로 기혈진액(氣血津液)이 충양(充養)되어 생성된다.『소문(素問)』「육절장상론(六節藏象論)」에서는 "음식물의 오미(五味)가 입으로 들어가면 장(腸)과 위(胃)에 저장되는데 오미(五味)의 영양물이 오기(五氣)를 기르며 기(氣)가 고

---

30) 得神者昌, 失神者亡.
31) 故生之來謂之精, 兩精相搏謂之神.

루어져 생장하면 진액과 협조하여 신(神)이 여기에서 자생한다."[32]고 하였다.

3) 신의 기능

온 몸을 다스린다.

신(神)의 인지과정을 통해 지(智)가 나오고, 지를 바탕으로 지체(肢體)의 적합한 동작과 행위가 이루어지도록 조절되고 통제된다. 외부의 자극과 변화를 인식하고 사유·판단·비교하여 적절히 지체를 움직이는 반응을 일으키는 것은 신(神)이 있기 때문이다.

정서(情緒)를 총괄하고 조절한다.

기쁨이나 두려움 등의 감정이 표정·태도·행동에 나타나는 정서 현상은 호흡이나 심장박동 같은 생리적인 변화를 동반하므로 기(氣)의 변화에 속하는 것이다. 감정은 내외의 자극에 대한 대처와 적응 반응으로 균형을 잃고 치우치게 되므로 신(神)의 이상 변화라 할 수 있다. 모욕을 받아 신(神)이 싸우라는 판단을 내렸다면 싸우기 위한 폭발적인 에너지를 필요로 하므로 분노의 감정이 일어나 기가 상승함으로써 기가 일시에 팔다리와 머리로 공급되게 한다.

몸 속에서 일어나는 생명활동의 정황을 밖으로 표현한다.

오장(五臟)은 각각의 정(精)과 신(神)을 저장하고 있어, 각 장부의 충실여부는 신(神)을 통하여 밖으로 나타난다. 간과 신(腎)의 정이 충만되면 사물이 잘 보이고 기억력이 좋아지지만, 정이 부족하면 사물이 흐릿하게 보이고 건망증이 생겨난다.

3. 기(氣)

기(氣)란 우주를 채우고 만물을 구성하고 만물의 성질을 만드는 실체(實體)인데, 기에는 물질적인 의미와 기능적이고 작용적인 의미가 동시에 들어 있다. 몸 속을 채우는 기는 장부(臟腑)와 지체를 구성하며 생명활동을 일으키고 유지하는 존재이다. '氣'자에서 气는 하늘에 세 겹의 층을 이루고 떠 있는 구름을 의미하고, 米는 벼나 기장과 같은 귀하고 좋은 곡식의 열매 모양을 본뜬 글자이다. 그러므로 '氣'는 공기

---

32) 五味入口, 藏於腸胃, 味有所藏, 以養五氣, 氣和而生, 津液相成, 神乃自生.

<그림 3> 인체의 정(精)과 기(氣)의 관계

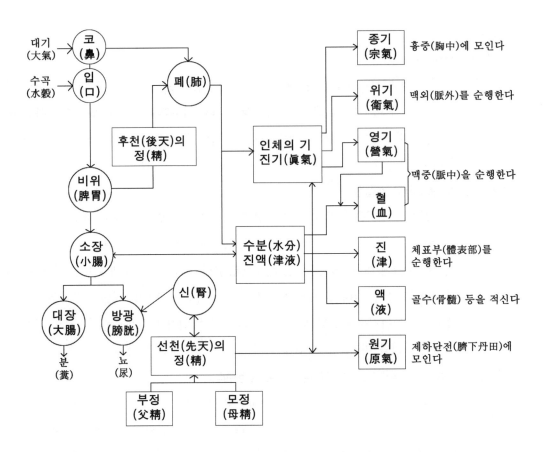

와 쌀 등 사람을 먹여 살리기 위한 가장 중요한 재료나 원천이라는 뜻이 있다. 또한 빛이 입자성(粒子性)과 파동성(波動性)을 동시에 나타내는 것과 같이 기는 물질적이면서 동시에 에너지적이다.

1) 기의 생성

선천의 기(氣)

　　부모의 정기(精氣)로부터 이루어진다.

후천의 기(氣)

　　수곡(水穀)의 정미(精微)한 기와 자연(自然)의 청기(淸氣)로부터 이루어진다. 위장

(胃腸)에 들어온 음식물을 비(脾)가 운화(運化)하여 흡수한 정미 중에서 생명활동에 쓰이는 것이 수곡의 정기(精氣)이다. 그래서 수곡의 정기 생성은 비위(脾胃)의 생리기능에 의해 이루어진다. 폐의 호흡을 통해 들어온 대기는 몸 속에서 영혈(營血)과 만나 청기가 된다. 청기의 생성은 폐의 생리기능에 의존하고 있다.

기의 탄생에는 신(腎)·비(脾)·위(胃)·폐(肺)가 관여하는데, 그 중에서도 수곡정기를 내는 비위(脾胃)가 가장 중요하다. 『영추(靈樞)』「오미(五味)」편에서 "반나절 곡물을 섭취하지 못하면 기가 허약해지고, 하루 곡물을 섭취하지 못하면 기가 작아진다."[33]고 하였다.

2) 기의 생리 작용

기는 추동(推動)한다.

인체의 생장·발육, 장부와 경락의 생리 활동, 혈과 진액의 운행과 수송 등은 모두 활동하도록 밀어주는 기의 추동 기능으로 이루어진다.

기는 온후(溫煦)한다.

체온이 따뜻하게 유지되는 것은 기의 온후 기능에 의해 조절된다. 장부와 경락의 생리기능, 혈과 진액의 순행도 기의 온후 기능으로부터 도움을 받는다.

기는 고섭(固攝)한다.

기는 잡아당기고 단단히 하는 기능으로 혈액이 맥 밖으로 넘쳐나지 못하게 하고 진액이 땀과 오줌으로 배설되는 양을 통제하여 흘러 없어지는 것을 막고 정액(精液)이 흘러 헛되이 쓰이지 않게 한다. 인체의 장부 조직들도 기의 고섭 기능으로 제 위치에 자리할 수 있다.

기는 방어(防禦)한다.

기는 체표(體表)를 지켜 외사(外邪)의 침입을 막고, 외사가 인체에 침입했을 경우는 이를 밖으로 몰아내는 기능을 한다. 기의 방어 기능이 감퇴되면 저항력이 떨어져 병이 쉽게 발생하거나 치료하기 힘들어진다.

기는 기화(氣化)한다.

기는 승강출입(昇降出入)하는 운동을 통해 변화를 일으키는 기화 기능으로 신진대

---

33) 故穀不入, 半日則氣衰, 一日則氣少矣.

사를 정상으로 유지시킨다. 수곡정기로 기·혈·진액이 생성되고 체내의 신진대사 과정을 통해 땀·오줌 등으로 배출되는 것은 모두 기의 기화 기능에 의한다.

3) 기의 종류

인체의 생명활동을 유지하는 기는 원기(元氣), 종기(宗氣), 영기(營氣), 위기(衛氣) 네 가지이다.

원기(元氣)

원기는 부모에게서 물려받은 선천적인 정기(精氣)를 바탕으로 신(腎)의 생리작용에 의해 만들어지고 후천의 영양으로 보충된다. 원기의 근원은 신이지만 비위(脾胃)도 중요하다. 원기는 신에서 만들어지고 삼초를 통해 경락(經絡)과 주리(腠理) 사이를 순행하며, 인체를 성장·발육하고 장부와 경락 등을 따뜻하게 하고 기능하게 하는 원동력이다. 선천의 기와 후천의 수곡정기가 부족하여 원기 생성이 미진하거나 오랜 병으로 원기의 소모가 지나치면 허증(虛證)이 나타나기도 하고 일찍 늙거나 아이는 발육이 늦어지고 병에 잘 걸리게 된다.

종기(宗氣)

폐가 자연으로부터 흡수한 청기(淸氣)와 비위가 만든 수곡정기가 폐에서 합하여 만들어진 것이다. 종기의 근원은 폐이지만 비위도 중요하다. 종기는 흉부에 중단전(中丹田)이라 불리는 전중(膻中)으로 모이는데, 기를 위로 올리는 폐의 선발(宣發) 기능에 의해 후두(喉頭)를 나와 심맥(心脈)으로 들어가며 기를 아래로 내리는 폐의 숙강(肅降) 기능에 의해 하단전(下丹田)에 저장되고 기가 흐르는 통로인 기가(氣街)를 통해 족양명경으로 들어간다. 종기는 폐의 호흡운동을 촉진하고 기혈을 운행시킨다. 또한 심기(心氣)를 도와 심맥의 박동을 뒷받침하고 조정하는데, 종기는 후두를 지나오므로 언어의 강약에도 영향을 미친다. 종기가 부족하면 호흡도 심장의 박동도 말소리도 약해지며 혈액순환이 늦어져 사지가 싸늘하여 잘 움직이지 못한다.

영기(營氣)

비위에서 만들어진 수곡정기가 맥(脈)에 들어가 변화된 것이다. 영기는 중초(中焦)에서 나와 폐를 거쳐 경맥(經脈)에 들어가 십사경맥을 따라 온 몸을 순행한다. 영기는 혈(血)을 만들고 온 몸을 영양한다. 영기는 혈액의 주요한 구성성분으로 폐를 거쳐 맥에 들어가 혈이 되어 십사경맥을 통해 온 몸을 돌면서 영양을 공급하는 것이다.

위기(衛氣)

　　비위에서 만들어진 수곡정기가 폐에서 폐의 작용을 받아 활성(活性)이 크고 유동(流動)이 빠른 부분이 경맥 밖으로 나와 만들어진 것이다. 위기는 기를 위로 올리고 아래로 내리는 폐의 선발·숙강 기능에 의해 맥 밖을 따라 순행한다. 위기는 피부 표면을 보호하여 사기(邪氣)의 침입을 막고, 장부(臟腑)를 따뜻하게 하고 피모(皮毛)를 윤택하게 하며, 주리(腠理)를 열고 닫아 땀의 배설과 체온을 조절한다. 한편 위기는 사람의 수면(睡眠)과 관계가 있는데, 위기가 인체의 표면을 순행할 때는 잠에서 깨어나고 체내를 순행할 때는 잠이 든다.

4) 기의 운행

　　기는 위로 오르고 아래로 내리고 밖으로 나가고 안으로 들어가는 승강출입(昇降出入) 운동으로 인체의 생리기능을 유지한다. 기(氣)의 승강출입 운동이 서로 조화되지 않으면 다음과 같은 현상이 나타난다. 즉 어떤 부위의 기기(氣機)가 원활하지 못하거나 지체되어 소통되지 못하는 기체(氣滯), 기가 지나치게 상승하거나 충분히 하강하지 않는 상태인 기역(氣逆), 기가 아래에 있으면서 충분히 상승하지 않아 발생하는 기함(氣陷), 기가 소모·손상되어 탈진한 상태인 기탈(氣脫), 기가 밖으로 나가지 못하고 안에서 울결되어 흐르지 못하는 기폐(氣閉) 등이다.

4. 혈(血)

　　혈은 온 몸을 흐르며 영양하는 물질이다. '血'자는 一과 그릇 명(皿)의 합자로, 一은 그릇에 담긴 피의 수평면이고 皿은 제기를 가리킨다. 중초(中焦)가 기를 받아 즙(汁)을 취한 것이 변화하여 적색(赤色)이 되면 이를 혈(血)이라고 말한다.

1) 혈의 생성

　　혈은 비위에 의해 만들어진 수곡정기가 폐에서 흡수된 청기(淸氣)와 합해지고, 심과 폐의 기화(氣化) 기능에 의해 맥관(脈管)으로 들어가 변화된 것이다. 또한 신에 저장된 정(精)이 골수와 간의 작용에 의해 혈로 바뀐다. 혈의 생성에는 비, 위, 폐, 심,

신, 간의 기능 활동이 관여되는데, 수곡정기가 기초가 되니 비위의 기능이 가장 중요하다. 수곡정미는 영기(營氣)의 작용으로 폐맥 속으로 들어가고, 심화(心火)의 기화작용을 받아 적색의 혈로 변하며 온기(溫氣)를 얻고, 종기(宗氣)에 추동(推動)되어 끊임없이 순환한다.

2) 혈의 순행

심은 혈맥(血脈)을 주관하고, 심기(心氣)는 혈액순환의 원동력이다. 모든 맥(脈)은 폐에 모이니 혈액도 폐로 모였다가 폐기(肺氣)의 작용으로 온 몸으로 퍼진다. 비기(脾氣)는 혈액이 맥 밖으로 넘쳐나지 않게 하고, 간은 혈을 저장하며 혈관내의 혈액량을 조절한다. 정상적인 혈액 순환은 심, 폐, 간, 비 등 장부의 협조로 이루어지므로 장부의 기능이 떨어지면 출혈·어혈 등의 증상이 나타난다.

3) 혈의 기능

온 몸을 영양(營養)하고 습윤(濕潤)시킨다.

혈액은 오장 육부와 피부근골(皮膚筋骨)로 온 몸을 순행하며 모든 조직 기관을 영양하고 습윤시켜 정상적인 생리기능을 하게 한다.

정신 활동의 기초이다.

혈이 허하거나 혈액 순행이 원활하지 못하면 정신·정서에 이상이 나타난다. 심혈(心血) 또는 간혈(肝血)이 부족하면 잘 놀라고 가슴이 두근거리는 경계(驚悸), 실면(失眠), 다몽(多夢) 등의 증상이 나타난다. 피를 많이 흘렸을 때 초조하거나 혼미한 증상이 나타나는 것도 이 때문이다.

5. 진액(津液)

진액이란 몸 속의 모든 정상적인 수액(水液)을 말한다. 타액, 위액, 장액, 관절강내의 활액과 눈물, 콧물, 오줌, 땀 등 인체 조직 사이에 필요한 액체와 신진대사에 필요한 분비물을 모두 포함한다.

진(津)은 성질이 맑고 묽으며 유동성이 좋고 피부·근육과 공규(孔竅) 등 인체의 표면에서 자양(滋養)·습윤(濕潤) 기능을 하는 것이고, 액(液)은 성질이 비교적 걸고 끈끈하며 유동성이 적은 편이고 골절(骨節)·장부(臟腑)·뇌(腦)·수(髓) 등 체내에서 자양·윤활 기능을 하는 것이다.

1) 진액의 대사

진액은 위, 소장, 대장에서 흡수된 영양과 수분으로부터 생성된다. 진액은 비의 운화 기능으로 폐로 수송되는데, 일부는 직접 온 몸으로 수송되기도 한다. 폐의 선발 기능을 통해 진액은 온 몸으로 수송되어 기혈(氣血)과 함께 온 몸의 조직을 영양하고 습윤시키는 작용을 한다. 일부의 진액은 폐 등의 대사과정을 통해 땀으로 배출되고, 폐의 숙강 기능을 통해 신으로 수송되온 진액은 신과 방광의 기화 기능을 통해 오줌으로 배출된다. 이러한 과정은 모두 삼초를 통해 진행되므로 진액 대사의 주요한 통로는 삼초이다.

진액의 생성·수송·배출은 폐, 비, 신, 위, 소장, 대장, 방광, 삼초 등의 장부 조직이 서로 협조하여 완성되는 과정인데, 그 중에서 폐·비·신의 조절 기능이 중요하다. 폐·비·신이 진액을 조절하는 기능이 실조되면 진액 대사의 과정이 무너져 수(水), 습(濕), 담(痰), 음(飮) 등의 수액이 체내에 몰리는 현상이 나타난다.

2) 진액의 기능

자양(滋養)하고 윤활(潤滑)하게 한다.

진(津)과 액(液)은 모두 자양·습윤시키는 기능을 가지고 있다. 체표에 수송된 진은 피부, 근육, 눈, 코, 입 등을 영양하고 습윤시키며, 내장, 관절, 뇌수 등에 수송된 액은 이들을 자양하고 윤활시킨다.

혈액(血液)의 구성 성분이다.

진액은 낙맥(絡脈)에서 갈라져 나온 손락(孫絡)을 지나 혈맥으로 스며들어 혈액의 수분을 보충하여 혈액 순환을 순조롭게 한다.

음양(陰陽)의 평형을 조절한다.

진액 대사는 체내의 생리 변화를 외부 환경에 적응시켜 체내의 음액(陰液)과 양기(陽氣) 사이의 평형을 유지시킨다. 날씨가 무더울 때에는 땀이 많고 오줌이 적으며 추울 때에는 땀이 적고 오줌이 많은 것은 진액 대사의 조절 작용이다.

대사(代謝)의 산물(産物)을 배설시킨다.

생명활동 과정에는 불필요한 산물이 생성되는데 진액 대사과정을 통해 배설되어야 정상적인 생리활동을 유지할 수 있다.

6. 기·혈·진액의 관계

1) 기(氣)와 혈(血)

기는 혈을 생성시킨다.

혈을 이루는 주요한 성분인 영기(營氣)와 진액은 비·위의 기가 운동하여 변화시키는 기화 기능으로 생성된 수곡정기로부터 만들어지며, 정(精)에서 수(髓)가 생성되고 수가 혈을 생성하는 과정도 기의 작용 때문이다. 기가 왕성하면 혈을 생성하는 기능이 왕성해지고 기가 허하면 혈을 생성하는 기능이 약해져 혈허증(血虛證)이 나타난다. 그래서 혈허증을 치료할 때 혈을 보할 뿐만 아니라 기도 보하는 것이다.

기는 혈을 운행시킨다.

심기(心氣)의 추동, 폐기(肺氣)의 선발, 간기(肝氣)의 소설 기능 등에 의해 혈액은 정상으로 순행된다. 기가 정상으로 운행하면 혈도 정상으로 순행하고 기의 운행이 멎으면 혈의 순행도 멎게 된다. 어혈증(瘀血證)은 기가 허해 혈의 순행을 추동하지 못하고 혈액 순환이 늦어져서 생기는 증상이다.

기는 혈을 통솔한다.

혈이 맥관 밖으로 넘쳐 나오지 않는 것은 기의 통솔 기능에 의해서다. 기가 허하여 혈을 통솔하는 기능이 떨어지면 혈이 제멋대로 순행하여 출혈 현상이 나타난다.

혈은 기의 근원이다.

혈은 기를 싣고 온 몸을 운행한다. 기는 공간을 자유롭게 떠다닐 수 있지만 체내에서 정상적으로 운행되려면 혈의 도움을 받지 않을 수 없다. 또한 기는 혈로부터 영양을 받아야 한다. 혈이 왕성하여 장부 조직의 기화 운동에 영양이 공급되어야 기능이 발휘되어 생명활동을 유지할 수 있다. 대출혈 뒤에 혈탈증(血脫症)에 의한 기탈증(氣脫症)이 일어난다.

2) 기(氣)와 진액(津液)

기는 진액을 생성시킨다.

기는 양(陽)에 속하고 진액은 음(陰)에 속한다. 기의 운동 변화는 진액을 생성하는 원동력이다. 기는 비위의 기능 활동을 촉진시키고 비의 기능 활동에 의해 흡수된 수곡정기에서 진액이 생성된다. 기가 왕성하면 비의 기능이 왕성하여 진액 형성도 왕성하고, 기가 허하면 비위의 기능이 쇠퇴하여 진액도 부족하게 된다.

기는 진액을 운송시킨다.

진액은 기의 승강출입(昇降出入) 운동에 의해 온몸에 수송된다. 기허(氣虛)나 기체(氣滯)가 되면 진액이 정체되고, 진액이 정체되면 기의 운행이 순조롭지 못하게 되어 수습(水濕), 담음(痰飮), 수종(水腫) 등의 증상이 나타난다.

기는 진액을 고섭(固攝)한다.

진액의 배설은 기의 고섭 작용에 의해 조절되어 체내의 진액이 일정량으로 유지된다. 기의 고섭 기능이 떨어지면 체내의 진액은 제멋대로 땀과 오줌으로 배출되어 땀이 나는 것을 모르는 자한(自汗), 오줌이 나온 것을 모르는 유뇨(遺尿) 증상이 나타난다.

진액은 기를 싣고 운행한다.

진액이 많이 유실되면 기도 의존할 곳이 없어 몸 밖으로 빠져나오게 된다. 땀과 오줌이 너무 많거나 구토 등으로 진액이 많이 유실되면 숨이 차고 맥이 없는 기탈증(氣脫症)이 나타나게 된다.

3) 혈(血)과 진액(津液)

혈과 진액은 수곡정기로부터 만들어지는데 서로 전환될 수 있다. 맥관 속에서 순행하는 혈은 맥 밖으로 스며 나와 진액으로 될 수 있고, 근육과 주리(腠理) 등에서 순행하는 진액은 손락(孫絡)을 통해 맥관 속으로 들어와 혈액의 구성 성분으로 될 수 있다. 혈액이 부족하면 진액도 부족해지므로 목이 마르고 오줌이 적어지며 피부가 건조해지는 증상이 나타난다. 진액이 크게 소모되면 맥관 속으로 스며들어가는 진액이 적어지고 심하면 맥관 속의 진액이 맥관 밖으로 빠져나와 혈맥이 공허해지거나 건조해지는 증상이 나타난다. 따라서 혈을 많이 쏟은 사람은 발한(發汗)되지 않게 해야 한다.

제4장
병인병기론(病因病機論)

제1절 병인(病因)

　　병인이란 질병을 일으키는 원인을 말한다. 질병의 발생은 정기(正氣)와 사기(邪氣)가 싸우는 것의 반영이다. 인체 스스로가 외부로부터 질병을 일으키게 하는 원인에 대하여 방어하는 능력을 '정기'라 하고, 질병을 일으키게 하는 원인을 '사기'라 한다. 정기가 인체내에 충만하여 기능이 정상이면 외사(外邪)의 침습(侵襲)이 어려우나 인체내의 정기가 상대적으로 허약하면 외사에 저항하는 힘이 부족하여 사기가 침습하게 되는 것이다. 이와 같이 발병하는 과정에서 내인(內因)에 속하는 정기의 상태가 결정적인 작용을 하지만 외인(外因)의 작용도 배제할 수 없는 것으로써 특수한 상황에서는 외사도 발병의 주요한 소인(素因)이 된다. 발병 원인은 수없이 많으나 병인을 크게 분류하면, 육음(六淫), 칠정(七情), 음식(飮食), 노일(勞逸), 담음(痰飮), 어혈(瘀血) 등이다.

1. 육음(六淫)

　　자연계에는 각종 기후 변화가 나타나는데 이를 집약하면 풍(風), 한(寒), 서(暑), 습(濕), 조(燥), 화(火) 등이며 이를 가리켜 육기(六氣)라고 한다. 육기의 끊임없는 변화로 사계절의 기후가 나타나는데 정상적인 기후에서는 인간이 적응하는 능력을 이미 가지고 있어 병이 잘 발생하지 않는다. 그러나 기후가 이상해져서 급격한 변화를 나타내거나 인체의 저항력이 약해진 경우에는 육기가 질병의 원인으로 작용하여 인체에 침습함으로써 질병이 발생하게 되는데, 이러한 상황에서 육기를 육음(六淫) 또는 육사(六邪)라고 한다.

육음 발병의 일반적 특징

첫째, 계절의 기후와 주거환경에 관계가 있다. 봄에는 바람이 많이 불므로 풍병(風病)이 많고, 여름에는 더우므로 서병(暑病)이 많고, 가을에는 건조하므로 조병(燥病)이 많고, 겨울에는 추워서 한병(寒病)이 많다. 또한 습기가 많은 곳에 오래 거주하면 습병(濕病)이 많이 발생한다.

둘째, 육음사기(六淫邪氣)는 단독으로 질병을 일으키기도 하고, 두 가지 이상이 동시에 인체를 침범하여 병을 일으키기도 한다.

셋째, 육음에 의한 발병은 대개 피부·입·코를 통해 들어와 장부의 기능을 손상시켜 질병을 일으킨다. 그리하여 육음으로 발병하는 것을 외감병(外感病)이라고도 한다.

1) 풍(風)

풍(風)은 봄철의 주기(主氣)이지만 사계절 언제든지 질병을 발생하게 할 수 있으며, 그 성질과 발병하는 특징은 다음과 같다.

풍사(風邪)는 모든 병의 우두머리이다.[風者, 百病之長也]

풍사는 단독의 증후로서 발생하는 일은 매우 적고 풍한(風寒), 풍습(風濕), 풍열(風熱) 등 다른 사기를 수반하는 경우가 많다. 이와 같이 풍사는 외감병의 선도적 역할을 하기 때문에 육음 중에서 주요한 발병의 소인(素因)이 된다.

풍은 가볍게 날리는 성질이 있다.

그렇기 때문에 인체의 상부를 잘 손상시켜 침범하므로 두통(頭痛), 현훈(眩暈)이 나타나고, 체표부를 침범하여 오풍(惡風), 한출(汗出) 등의 증상이 나타난다.

풍사로 인한 병은 옮겨다닌다.

병의 위치가 일정치 않고 이리저리 떠돌아다니는 특성이 있다. 예를 들어 관절의 동통(疼痛)이 이리저리 돌아다녀 통처(痛處)가 일정하지 않은 것은 풍사가 성(盛)하여 나타나는 증세이다.

2) 한(寒)

한(寒)은 겨울의 주기(主氣)이므로 겨울철에 한병(寒病)이 많이 발생하나 꼭 겨울에 국한되는 것은 아니다. 겨울에 추위로 인해 땅과 물이 어는 것이 자연현상으로 한사

(寒邪)도 이와 비슷하며 그 성질과 그로 인한 병의 특성은 다음과 같다.

한사는 음사(陰邪)이다.

따라서 양기(陽氣)를 잘 상하게 한다. 한사가 침습하면 오한(惡寒)이 나고 다시 속으로 들어가면 비위를 상하게 하거나 비신(脾腎)의 양기를 손상시킨다. 사지가 냉(冷)하고 소변이 맑고 양이 많은 등의 증세가 나타나며 차가운 것을 싫어하고 따뜻한 것을 좋아한다.

한사는 격심한 통증을 일으킨다.

한사가 엉겨 막히면 인체의 기혈(氣血)을 엉겨 막히게 한다. 이로 인해 그 운행도 원활하지 못하고 잘 소통하지 못하므로 전신 또는 국소(局所)에 격심한 통증을 일으킨다.

한사는 수인(收引)·수축(收縮)·견인(牽引)하는 성질이 있다.

한사가 인체에 침습하면 기의 순환이 수축되고 견인되어 통증이 발생한다.

3) 서(暑)

여름철의 주기(主氣)로 비교적 뚜렷한 계절성을 가지고 있으며, 서사(暑邪)로 야기되는 병은 다음과 같은 특성을 나타낸다.

서는 양사(陽邪)이고, 성질은 불같이 뜨겁다.

인체가 서사(暑邪)로 인하여 병이 발생하면 대개 열증(熱證)인 고열(高熱), 구갈(口渴), 다한(多汗) 등의 증후를 보인다.

서사는 상승(上昇)·발산(發散)하는 성질이 있다.

서사의 이러한 성질로 인해 기(氣)를 소모시키고 진액을 상하게 한다. 진액이 손상되면 구갈, 심번(心煩) 등의 증상이 나타나며, 진액과 기가 과도하게 손상되면 갑자기 쓰러져 인사불성이 된다.

서에는 습(濕)이 끼어들기 쉽다.

여름철 특히 장마철에는 날씨가 무덥고 비가 많이 내려 기후가 축축하므로 습이 서에 같이 끼어 들기 쉬우며, 이와 같이 서열(暑熱)에 습사(濕邪)가 같이 감촉(感觸)되면 대개 사지가 무겁고 늘어지며, 가슴이 답답한 증상이 나타난다.

4) 습(濕)

　　　습은 장마철[長夏]의 주기(主氣)이다. 음력 6월이 바로 장마철에 해당되는데, 이는 바로 여름과 가을이 교차하는 시기이므로 뜨거운 열기가 내려가 안개가 많이 끼고, 수기(水氣)는 올라가 축축한 기운이 대기에 가득 차게 되어 일 년 중 가장 습기가 많은 계절이다. 그러므로 장마철에 습병(濕病)이 많다. 습사의 성질과 발병하는 특징은 다음과 같다.

습사는 중탁(重濁)한 성질을 가지고 있다.

　　　습사로 병이 발생하면 머리나 몸은 나른하고 무거우며, 사지는 피곤하고 무거워지는 등의 증세가 나타난다.

습은 끈적끈적하고 움직이지 않는 성질이 있다.

　　　병이 들면 오래 가고 잘 낫지 않으므로 치료기간이 길다.

습은 무겁고 혼탁하고 끈적끈적하고 머무르는 특징이 있으므로 음사(陰邪)가 된다.

　　　습은 쉽게 기의 순환을 막아 양기를 손상시킨다. 따라서 습사가 인체에 침습하면 기의 순환을 막아 기의 승강 기능이 실조된다. 비는 수습(水濕)을 운화하는 기능을 가지고 있기 때문에 그 성질은 조(燥)를 좋아하고 습(濕)을 싫어한다. 습사가 비에 침습하면 비의 양기를 손상시켜 운화 기능을 잃게 되어 설사(泄瀉), 수종(水腫) 등의 증세가 있다.

5) 조(燥)

　　　조(燥)는 가을철의 주기(主氣)이다. 가을 날씨는 수렴(收斂)하고 마르게 하여 공기 중에서 수분이 축축하게 적셔주지 못하므로 기후가 매우 건조하다.

조사(燥邪)는 마르고 깔깔하여 진액을 쉽게 손상시킨다.

　　　조사에 감촉(感觸)되면 피부가 딱딱하고 트고 벗겨지는 등의 증세가 나타난다.

조사는 입과 코로 들어오기 때문에 폐를 가장 잘 손상시킨다.

　　　폐가 조사에 침습되면 선발(宣發)·숙강(肅降) 기능에 영향을 주므로 가래가 적고 마른기침을 하거나 담(痰)이 끈적끈적하여 뱉기가 어렵거나 피가 섞여 나오거나, 숨이 차거나 가슴이 아픈 증세가 나타난다.

6) 화(火)

화(火)는 열(熱)이 더욱 발전한 것으로 화사(火邪)로 인한 병의 발생은 계절에 제한을 받지 않기 때문에 어떤 계절에나 발생할 수 있다. 화사로 인하여 발생한 병의 특징은 다음과 같다.

화의 성질은 위로 타오르는 것이다.

양(陽)은 주로 동적이고 올라가는 특징이 있으며 화열(火熱)의 성질은 불이 타오르는 듯하기 때문에 화는 양사(陽邪)에 속한다. 화열의 사기(邪氣)가 인체를 상하게 하면 고열이 나고 뜨거운 것을 싫어하며, 입이 마르고 땀을 많이 흘리는 등의 증세가 나타난다. 만약 열이 심신(心神)을 요동시키면 가슴이 답답하여 잠을 못 이루고 미쳐 날뛰며 헛소리를 하는 등의 증상이 나타나기도 한다.

화는 쉽게 기와 진액을 손상시킨다.

화는 진액을 태워 소모시키므로 화사가 침습하면 인체의 진액을 소모시켜 부족하게 되어 화열로 인한 병은 열이 나고 입이 말라 갈증이 나며, 찬 것을 좋아하고 소변의 양이 적으며 대변이 건조하다.

2. 칠정(七情)

정신적인 요소와 병의 발생은 관계가 깊다. 정서적 표현을 희(喜)·노(怒)·우(憂)·사(思)·비(悲)·공(恐)·경(驚)의 7가지로 집약할 수 있으며 이를 칠정(七情)이라고 하고, 이 칠정이 병인(病因)이 된다.

육음은 주로 피부·입·코로 체내에 침입하여 병을 발생시키지만, 칠정은 내장 기관에 직접적인 영향을 주어 질병을 발생시키므로 이를 가리켜 '내상칠정(內傷七情)'이라 한다. 이에 관하여 『소문』 「음양응상대론」에 "지나치게 노하면 간을 상하게 하고, 너무 기뻐하면 심을 상하게 하고, 생각이 너무 과하면 비를 상하게 하고, 과도하게 슬퍼하면 폐를 상하게 하고, 지나치게 두려워하면 신을 상하게 한다."[34]고 하였다. 칠정은 직접 병을 일으킬 뿐만 아니라 여러 가지 병이 발전해가는 과정에서 환자가

---

34) 怒傷肝, 喜傷心, 思傷脾, 悲傷肺, 恐傷腎.

감정의 격동상태를 경험하면서 병의 상태를 변화 또는 악화시키기도 한다. 일반적으로 외부 자극에 의해서 감정의 변화가 나타나지만, 외부 자극이 같다 해도 그 자극을 받아들이는 사람에 따라서 다른 감정상 변화가 나타날 수 있으며, 또 감정의 변화가 같다고 해도 정도에 따라서 강도가 다르게 나타난다.

1) 희(喜)

'희'는 기쁜 마음의 표현이다. 기쁜 감정은 의(意)와 기(氣)가 상쾌하고, 영기(營氣)와 위기(衛氣)의 기능이 순조로워 건강하고 무병한 표현이다. 그러나 지나치게 기뻐하면 심기(心氣)가 소모되어 늘어지고 흩어져서 정신을 집중할 수 없게 된다. 즉 갑자기 너무 기뻐하고 즐거워하면 심기에 영향을 주어 병변(病變)이 생긴다.

2) 노(怒)

'노'하면 간기(肝氣)가 거슬러 치밀고 올라가 대노(大怒)하게 되고 이로 인하여 간의 소설 기능이 실조되고 무리하게 역상(逆上)하면 혈액도 기를 따라 역상하게 되어 이(耳)·목(目)·구(口)·비(鼻)를 막아 수족이 싸늘해지고 정신을 잃고 쓰러진다.

3) 우(憂)

'우'는 마음이 침울한 상태를 말하며, 지나치게 근심하면 기분이 답답하고 울적하여 마음이 가라앉고 기가 소모되므로 폐기(肺氣)가 손상된다.

4) 사(思)

'사'는 정신력을 집중하여 문제를 생각하는 것을 말한다. 지나치게 생각에 몰두하면 기 순환이 막혀 원활하지 못하므로 비위(脾胃)를 손상시킨다.

5) 비(悲)

'비'는 슬퍼하고 번뇌하며 고통스러워하는 데서 생긴다. 비는 결국 노(怒)·우(憂)·사(思)의 과도한 상태라 할 수 있다. 때문에 슬픔이 지나치면 오장의 기능을 손상하며, 삼초의 기능에도 상해를 준다. 따라서 비로 인해 실신(失神)·통곡(痛哭)·토혈(吐血) 등의 증상이 나타날 수 있으며 심하면 생명을 잃게 되는 경우도 있다.

6) 공(恐)

'공'은 공포(恐怖)를 말한다. 정신상태가 극도로 긴장하여 일어나는 겁(怯) 많은 표현이다. 과도한 공포로 신기(腎氣)가 견고하지 못하면 기가 아래로 처져 대소변을 참지 못하게 된다.

7) 경(驚)

'경'이란 갑자기 놀라운 일을 당하여 정신적으로 긴장하는 것을 말한다. 공은 자신이 아는 사이에 일어나지만, 경은 자신도 모르는 사이에 일어나는 일이다. 경하면 심신(心神)이 의지할 곳이 없어져 당황하고 혼란하여 갈팡질팡하게 된다.

3. 기타 발병 요인

1) 음식부절제(飮食不節制)

음식은 사람의 생명을 유지하는 데 절대적으로 필요한 물질이나 음식을 절제하지 않거나 기름진 음식, 날 음식, 찬 음식, 불결한 음식 등을 함부로 먹으면 비위(脾胃)를 손상시켜 질병이 발생하게 되는데 주요 원인은 다음 세 가지로 나눌 수 있다.

불규칙한 식습관 음식은 적당한 양을 정한 시간에 취하는 것이 좋다. 과식(過食)을 하거나 굶주려도 질병을 일으키게 된다. 음식을 과식하면 비와 위의 소화능력이 초과되므로 비위의 운화와 부숙(腐熟) 작용에 영향을 주기 때문에 썩은 냄새가 오르거나, 신트림, 배가 더부룩하고 아프거나, 토하고 설사하는 등의 증상이 나타난다. 음식을 적게 섭취하면 영양 섭취가 부족하여 기혈의 근원(根源)이 결핍되고 오래되면 기혈이 쇠약해져 정기(正氣)가 허하여 병사에 쉽게 감염된다.

편식(偏食) 음식은 고르게 적당량을 섭취하여야 인체에 필요한 영양소를 얻게 되는데 편식으로 인하여 일부의 영양물질이 결핍되거나 인체의 음(陰)과 양(陽)이 편성(偏盛)·편쇠(偏衰)하게 되어 질병이 발생하게 된다. 따라서 여러 가지 음식물을 골고루 섭취하는 식습관을 가져야 한다.

불결한 음식 불결한 음식물이나 부패·변질된 음식물이나 독극물을 섭취하면 비위의 기능이 손상되어 토사(吐瀉), 복통(腹痛), 하리농혈(下痢膿血) 혹은 기생충병, 식중독 등의 증상을 일으키게 된다.

2) 과로(過勞)와 과일(過逸)

적당한 노동과 휴식은 체력의 증강과 질병예방에 필요하나, 지나쳐서 과로(過勞)나 과일(過逸)을 하면 질병을 일으키는 요인이 된다. 장기적인 과로는 비위를 손상하기 쉽기 때문에 기력이 감소하고 사지가 나른하며, 말하기를 싫어하고, 움직이면 쉽게 숨이 차고 정신적으로 피곤함을 많이 느낀다. 반대로 과도한 안일은 정상적으로 체력이 활동하지 않고 기혈의 운행이 순조롭지 못하므로 비위의 소화기능을 손상시켜 식욕부진, 피로 등의 증상이 나타나고 근골이 유약해져 신체가 허약해지게 된다. 과도한 방사(房事)는 신정(腎精)을 소모시켜 요슬산통(腰膝痠痛), 이명(耳鳴), 현훈(眩暈), 양위조설(陽萎早泄), 월경부조(月經不調) 등의 증상이 나타난다.

3) 외상(外傷)과 충수상(蟲獸傷)

외상에는 타박상(打撲傷), 찰과상(擦過傷), 화상(火傷) 등이 포함되는데, 피부와 근육의 어혈종통(瘀血腫痛), 출혈(出血), 근상(筋傷), 골절(骨折), 탈구(脫臼) 등의 증상이 나타난다. 외사(外邪)가 상처를 통하여 침입하여 감염되면 병의 상황은 더욱 나빠진다. 출혈량이 많으면 정신이 혼미해지고 심하면 사망하게 된다.

충수상(蟲獸傷)은 벌레나 짐승에 의하여 손상을 입는 것을 말하며, 가벼우면 출혈, 피부손상, 동통 등의 증상만 나타나지만, 중하면 전신중독증상을 일으키고 사망에까지 이르게 된다.

4) 담음(痰飮)

담음(痰飮)은 비(脾)·폐(肺)·신(腎)의 기능이 실조되고 다시 한열(寒熱)과 화기(火氣) 등의 원인으로 생기고 진액(津液)이 정상적으로 흩어지고 운행하는 데 영향을 줌으로써 수습(水濕)이 머무르고 모여서 형성된다. 담음이 형성된 뒤에는 기(氣)를 따라 상하, 좌우, 내외로 이르지 않는 곳이 없으며 밖으로는 근골(筋骨), 속으로는 장부(臟腑)의 기능(機能) 등에 장애를 일으켜서 여러 가지 질병을 유발한다.

5) 어혈(瘀血)

혈액이 원활하게 순환하지 못하거나, 체내의 일정한 궤도에서 벗어난 혈액이 흩어지지 않은 것을 어혈(瘀血) 또는 혈어(血瘀)라고 한다. 어혈이 형성되는 주요 원인은 기허(氣虛)·기체(氣滯)·혈열(血熱)·혈한(血寒) 및 외상(外傷) 또는 다른 원인으로 조성된 출혈이다. 어혈이 형성되면 그 자체가 병증이 되기도 하고, 또한 이것이 기혈의 운행에 영향을 주면 장부의 기능이 실조되어 여러 가지 질병을 일으키게 된다. 어혈의 증상은 많으나, 다음과 같은 세 가지 공통된 특징이 있다.

동통(疼痛)   동통의 특징은 고정되어 이동하지 않고 찌르듯이 아프며, 낮에는 경감하나 밤에는 더욱 심하며, 통처(痛處)를 누를 수 없고, 오래 되어도 낫지 않는 경우도 간혹 있다.

출혈(出血)   혈색이 검붉고 때로는 자흑색의 핏덩어리가 섞여 나오는 증상으로 부녀의 월경부조(月經不調)나 출산(出産) 후에 흔히 나타난다.

어반(瘀斑)   어혈이 피부의 천표부(淺表部)에 있으면 어반이나 어점(瘀點)이 나타난다.

제2절 병기(病機)

병기(病機)란 질병의 발생과 진전 그리고 변화의 기전(機轉)을 말한다. 병을 일으키는 병인이 다르고, 체질의 강약에 차이가 있으며, 외부 환경이 각기 다르기 때문에 질병이 발생·변천하는 과정에서 병리 변화도 매우 복잡하며 각양각색이다.

그러나 병리변화에는 규칙성을 발견할 수 있는데, 질병이 발생하는 부위(部位)로 본다면 표리(表裏)로 출입하고 상하로 승강(昇降)하는 변화이다. 질병의 성질로 본다면 한열(寒熱)이 진퇴하는 상호전화(相互轉化)와 정기(正氣)와 사기(邪氣)의 허실(虛實)이 서로 교착(交錯)하는 것과 기혈(氣血)의 음양(陰陽) 균형이 깨지는 것 등으로 구분할 수 있다. 이를 다시 요약하면 질병이 발생하여 진전 및 변화하는 과정은 정기와 사기의 투쟁(鬪爭), 음양의 실조(失調), 승강 기능의 상실 등이며 이들은 질병이 진전·변화하는 과정에서 서로 영향을 미치기 때문에 불가분의 관계이다.

1. 사정성쇠(邪正盛衰)

정기(正氣)와 사기(邪氣)의 싸움은 질병의 발생과 관계가 있을 뿐만 아니라 질병이 진전하고 변화하는 데도 영향을 준다. 가령 정기와 사기가 끊임없이 싸울 때에 정기가 충실하면 저항력이 증강하므로 사기는 강하지 못하여 병세가 가볍고 회복도 빨라진다. 일반적으로 질병의 초기에는 사기와 정기의 세력이 모두 강하여 심한 병리 반응이 나타나지만, 대개는 정기가 사기를 눌러 이기므로 사기는 소멸되고 병은 치유되게 되는 것이다. 그러나 때로는 사기가 정기를 쇠하게 하여 사정투쟁(邪正鬪爭)은 인체에 불리한 방향으로 전개되어 질병이 악화되기도 한다. 이를 다음 두 가지 상황으로 나누어 살펴볼 수 있다.

1) 정승사퇴(正勝邪退)

정기가 성하면 사기가 물러간다. 정기가 사기와의 싸움에서 완전히 승리하게 되면 병사(病邪)가 인체에 작용하는 것이 소실되어 장부(臟腑)와 기혈(氣血)의 기능이 신속히 회복되며, 인체 음양이 평형을 회복하여 질병은 치유되게 된다.

2) 사성정쇠(邪盛正衰)

사기가 성하면 정기가 쇠약해진다. 사기는 강성(强盛)하나 정기가 허약하면 정기는 사기를 물리칠 수 없을 뿐만 아니라 병사의 공격은 지속되어 정기는 더욱 쇠약해지게 되어 병세는 더욱 악화되고 마침내 사망에까지 이르게 된다.

2. 음양실조(陰陽失調)

인체내에서 음(陰)과 양(陽)이 서로 평형을 유지할 때에 정상적인 생명활동을 유지할 수 있다. 평형이 무너지게 되면 질병이 발생하게 되며, 인체에 병이 발생하는 과정에서 음양이 한쪽으로 치우쳐 성(盛)하거나 쇠(衰)하게 되면 음이 양을 제압하지 못하거나 양이 음을 제압하지 못하게 되어 한(寒) 또는 열(熱), 허(虛) 또는 실(實)의 병리 변화가 나타나게 된다. 음양 성쇠의 규칙은 양이 성하면 외열(外熱), 음이 성하면 내한(內寒), 음이 허하면 내열(內熱), 양이 허하면 외한(外寒)이 된다.

질병이 발생하여 진행하는 과정에 내재된 병리 변화는 모두 음양실조의 이론으로 개괄된다는 것이 음양학설의 이론이다. 장부와 경락에 음양이 있고 기혈(氣血), 영위(營衛), 표리(表裏), 승강(昇降) 등을 모두 음양으로 분속(分屬)한다. 그러므로 장부(臟腑)·경락(經絡)의 기능실조, 기혈실조(氣血失調), 영위불화(營衛不和) 등의 병리 변화는 모두 음양실조의 범주에 속한다. 음양실조는 모든 질병의 발생과 진행에 관련되어 있으므로 음양실조의 병리 변화를 파악하는 것이 필수적이다.

3. 승강실조(昇降失調)

승강출입(昇降出入)은 인체의 기기운동(氣機運動)의 기본형식이며, 또한 인체가 신진대사를 진행시켜 생명활동을 유지시키는 기본과정이다. 승은 기를 청양(淸陽)으로 올라가게 하는 것이고, 강은 기를 탁음(濁陰)으로 내려가게 하는 것이며, 출은 묵은 것을 내보내는 것이고 입은 새로운 것을 받아들이는 것이다.

인체에서 장부·경락의 기능활동과 장부·경락 및 기혈·음양의 상호관계는 기의 생리기능인 승강출입에 의존하지 않는 것이 없다. 장부·경락과 기혈·음양 등은 각 분야마다 생리기능의 특징이 다르기 때문에 승강이 기능을 잃으면 오장육부와 표리내외(表裏內外) 및 사지구규(四肢九竅)에 파급되어 많은 병리 변화를 나타낸다.

기의 승강출입은 각 장부 조직의 종합적인 작용이다. 다만 그 중에서 비위(脾胃)의 승강 작용이 매우 중요하다. 비위는 후천(後天)의 근본이고, 중초(中焦)에 위치하고 있어서 승강 운동의 중추가 되기 때문이다. 비위의 승강 운동이 순조로워야 간의 승발(昇發), 폐의 숙강(肅降), 심화(心火)의 하강(下降), 신수(腎水)의 상승(上昇), 폐기(肺氣)의 선발(宣發), 신양(腎陽)의 증등(蒸騰), 폐(肺)의 호흡, 신(腎)의 납기(納氣) 등이 완성될 수 있는 것이므로, 비록 병증(病證)은 매우 많으나 병리 변화의 대부분이 승강출입의 균형 상실과 관계가 있다.

제5장
진단론(診斷論)

　　병의 진찰은 주로 망(望)·문(聞)·문(問)·절(切)의 네 가지 방법을 통하여 병세(病勢)를 관찰하고 이해하게 되는데 이를 통틀어 사진(四診)이라 한다. 다시 말해 사진은 질병의 병인(病因)과 병리(病理)를 관찰하고 분석하여 치료방법을 선택할 수 있게 하는 전제조건이며, 각기 특징을 가지고 있기 때문에 어느 한 가지만을 강조하지 말고 반드시 종합적으로 응용하여 유기적으로 결합하여야만 정확한 결론을 내릴 수 있다.

제1절 사진법(四診法)

1. 망진(望診)

　　인체는 유기적인 통일체이므로 인체의 외부 특히 얼굴·혀 등과 장부(臟腑) 관계는 대단히 밀접하다. 국부(局部)의 병변(病變)은 전신(全身)에 영향을 줄 수 있고, 내부에 있는 장부기혈(臟腑氣血)에 병변이 생기면 또한 체표(體表)에 반영되기 때문에 환자의 외부에 나타난 전신과 국부의 이상변화의 관찰을 통하여 내부에 있는 병변을 알아낼 수 있다. 망진(望診)은 1차적으로 직관(直觀), 2차적으로 시각(視覺)을 통하여 인체의 신(神), 색(色), 형(形), 태(態)를 관찰하여 체내의 병변을 살펴보는 것이다.

1) 신(神)

　　신은 인체의 생명활동을 일컫는데, 좁게는 정신(精神)의 활동을 가리킨다. 신은 형체(形體)가 건전하고 정기(精氣)가 충족되어야 왕성하고 형체와 정기가 쇠약하면 쇠퇴한다. 신은 말, 행동, 물음에 대한 반응, 얼굴의 표정으로 나타나는데, 특히 눈—눈의 광채와 눈동자의 움직임—에 잘 나타난다.

(1) 득신 득신(得神)은 신이 있다는 뜻으로 정기(精氣)가 충족되고 신체가 건강한 것을 가리킨다. 심(心)의 정기가 충족되면 정신과 말소리가 똑똑하고 얼굴색에 윤기가 있고 표정이 풍부하고, 간(肝)과 신(腎)의 정기가 충족되면 눈이 맑고 정기가 있고 반응이 민첩하고 동작이 활달하고, 폐(肺)와 비(脾)의 정기가 충족되면 호흡이 평온하고 기육(肌肉)이 든든하다.

(2) 실신 실신(失神)은 신이 없다는 뜻으로 정기가 크게 손상되고 쇠퇴되어 일어난다. 심의 정기가 쇠퇴하면 혼미상태이거나 혼수상태로 헛소리를 하고 얼굴색에 광택과 표정이 없고, 간과 신(腎)의 정기가 쇠퇴하면 눈에 정기가 없고 반응이 늦고 동작이 활달하지 못하고, 폐와 비의 정기가 쇠퇴하면 호흡이 이상하고 신체가 여윈다.

신기(腎氣)의 부족에 의한 가벼운 실신(失神)은 허증(虛症)인 사람에게 나타난다. 정신상태가 똑똑하지 못하고 건망(健忘), 혼수(昏睡), 말소리가 낮고 말하기 싫어하며 맥이 없고 동작이 늦어진다. 손발이 제멋대로 움직이고 혼수상태로 헛소리를 하는 것은 사기(邪氣)가 심포(心包)를 침범하여 음양의 관계가 분리되고 결렬되어 위험한 상태가 된다.

(3) 가신 가신(假神)은 위급한 사람에게 잠시 정신상태가 좋아지는 가현상(假現狀)으로 위급한 징조이다. 오랜 병에 시달리거나 중한 병인 사람이 실신 상태에서 갑자기 정신상태가 좋아지고 눈에 정기가 나고 말이 똑똑하며 친지들을 만나보려 하거나, 말소리가 약하나 말하려 하고 어떤 말은 더 똑똑하거나, 광택이 없던 얼굴색이 갑자기 혈색이 돌거나, 음식을 먹지 못하다가 갑자기 식욕이 늘어나는 등의 상태가 나타난다. 정기가 고갈되어 음양이 분리되면서 허한 양(陽)이 몸 밖으로 빠져나간 뒤, 조금 남아 있던 정기에 의해 잠시 호전(好轉)되는 듯한 현상을 보이는 것이다.

2) 안색(顔色)

얼굴의 색과 광택을 관찰하면 장부(臟腑), 기혈(氣血)의 성쇠(盛衰)와 사기(邪氣)가 침범한 부위를 알 수 있다. 청색(靑色)은 간, 적색(赤色)은 심, 황색(黃色)은 비, 백색(白色)은 폐, 흑색(黑色)은 신(腎)을 나타낸다.

오색(五色)이 나타내는 병증을 관찰하여 보면, 오색이 맑고 윤기가 있으면 질병이 있어도 장부의 정기(正氣)가 쇠퇴하지 않고, 위기(胃氣)가 얼굴 부위를 영양하고 있는 상태이므로 예후가 좋다. 오색이 맑지 않고 윤기가 없으면 장부의 정기가 쇠퇴되고 위기가 고갈되어 얼굴 부위를 영양하지 못한 상태이므로 예후가 좋지 않다.

(1) 청색   한증(寒症), 통증(痛症), 어혈(瘀血), 경풍(驚風)

병색은 흔히 얼굴, 입술, 피부, 손발톱에 나타난다. 한증(寒症)일 때는 한(寒)이 응결되어 기가 소통되지 못해 얼굴에 청흑색이 나타나며, 양허(陽虛)일 때는 청색이 희고 광택이 없다. 통증(痛症)일 때는 낙맥(絡脈)이 어체(瘀滯)되어 통하지 않아 동통(疼痛)이 생기며 얼굴에 청백색이나 청흑색이 나타난다. 어혈(瘀血)일 때는 기혈이 어체되고 맥관(脈管)이 막혀 기혈이 정상적으로 운행되지 못해 피부에 청자색이 나타난다. 경풍(驚風)은 소아에게 급작스럽게 경련을 일으키는 질환인데, 기혈이 제대로 운행되지 못해 근맥(筋脈)이 오그라들며 콧등, 눈썹 사이, 입술 주변에 청색이 나타난다.

(2) 적색   열증(熱症)－심하면 실열(實熱), 가벼우면 허열(虛熱)

병색은 흔히 얼굴, 입술, 혀, 피부, 눈에 나타난다. 열증(熱症)은 실열(實熱)과 허열(虛熱)이 있다. 실열증일 때는 혈이 열을 받아 혈맥이 충만되므로 얼굴, 눈, 입술, 혀가 붉어진다. 허열증일 때는 음이 허해 허열이 왕성해 뺨 주위가 오후시간에 붉어진다. 오래 병을 앓거나 중한 병일 때 얼굴이 붉고 윤기가 있으며, 흰색이 겹칠 때에는 허양(虛陽)이 소실되어 나타나는 진한가열(眞寒假熱)로 위중한 증상이다.

(3) 황색   허증(虛症), 습증(濕症), 황달(黃疸)

병색은 흔히 얼굴, 피부, 눈(흰자위)에 나타난다. 허증(虛症)은 주로 비(脾)나 혈(血)의 허(虛)일 때 보인다. 비기(脾氣)가 허한 때는 수습(水濕)이 운행되지 못해 피부에 넘치면 온 몸의 피부가 누렇게 되고 영양상태가 나빠지고 얼굴과 다리가 부어오르고 나른해지는 황달(黃疸)이 된다. 습증(濕症)도 비허(脾虛)로 습열(濕熱)이 성해진 것이므로 황달이 나타난다. 황달일 때는 간과 담이 사기의 침입을 받아 담즙이 정상으로 순행되지 못하므로 온 몸의 피부와 눈, 오줌이 누렇게 된다.

(4) 백색   허증(虛症), 한증(寒症), 탈혈(脫血), 탈기(脫氣)

병색은 흔히 얼굴, 입술, 손발톱, 눈가에 나타난다. 허증은 양허(陽虛), 기허(氣虛), 혈허(血虛)에서 온다. 양허일 때는 음한(陰寒)이 체내에 몰려 기혈이 피부를 영양하지 못하므로 색이 희고 엷고 또는 부종(浮腫)이 나타난다. 기허일 때는 추동력이 약해 기혈이 피부를 영양하지 못하므로 담백색이 나타나며, 혈허일 때는 기혈이 충만하지 못하므로 윤기가 없고 담백색이 나타난다. 한증(寒症)일 때는 한(寒)에 의해 경맥이 응결되므로 색이 희고 엷으며 광택이 없다. 탈혈(脫血)일 때는 피를 많이 흘려 얼굴이 창백하고 윤기가 없다. 탈기(脫氣)일 때는 양기(陽氣)가 소모되어 얼굴이 창백하고 식은땀이 많이 흐른다.

(5) 흑색   신허(腎虛), 한증(寒症), 통증(痛症), 수음(水飮), 어혈(瘀血)

병색은 흔히 얼굴, 입술, 눈 주위에 나타난다. 신(腎)은 수(水)와 화(火)가 함께 있는 장부(臟腑)로, 음허(陰虛)일 때는 색이 검고 피부가 마르고 양허(陽虛)일 때는 색이 매우 검고 광택이 없다. 신의 양허로 수액(水液)을 수송하고 배설하지 못하면 수기(水氣)가 위로 치올라 눈 주위에 검은색이 나타난다. 어혈(瘀血)일 때는 기혈이 어체되고 사기(邪氣)가 혈맥을 막아 통하지 못하므로 동통이 생기며 검은색이 진하게 나타난다.

3) 형태(形態)

형(形)은 형체(形體)이고, 태(態)는 동태(動態)이다. 형체의 강약(强弱), 충실도(充實度)를 살펴 내장의 건강 여부, 기혈의 성쇠, 정기(正氣)와 사기(邪氣)의 강약을 알 수 있고, 자세의 변화를 살펴 음양의 성쇠, 병세의 진전을 알 수 있다.

(1) 형체   강(强) : 뼈대가 굵고 가슴이 넓으며 근육이 충실하고 피부에 윤택이 있으면 내장이 튼튼하고 기혈이 왕성하다.

약(弱) : 뼈대가 약하고 가슴이 좁으며 근육이 수척하고 피부가 마르면 내장이 허약하고 기혈이 부족하다.

비만(肥滿)이나 기허(氣虛) : 형체는 비만이나 피부가 희고 혈색이 없으면 정기(正氣)가 없고 맥이 약하며 숨차한다. 양기(陽氣)가 부족하면 습(濕)과 담(痰)이 많다. 예로부터 비만인 자는 담이 많다고 했다.

여위고 음허(陰虛) : 형체가 여위고 가슴이 좁고 얼굴이 누렇고 피부가 건조하면 음혈(陰血)이 부족하여 체내에 허열(虛熱)이 있다. 예로부터 여윈 자는 열(熱)이 많다고 했다.

심하게 수척(瘦瘠) : 뼈만 남고 눈이 패이고 누워 일어나지 못하고 움직이기 곤란하면 오랜 병이나 중병으로 장부의 정기가 쇠퇴해 위중한 상태이다.

(2) 동태(動態) 동(動)은 양(陽)이고 정(靜)은 음(陰)이다. 움직이기 좋아하고 옷을 벗어 던지고 이
불을 차버리고 얼굴을 밖으로 향하면 양(陽), 열(熱), 실증(實症)에 속해 사열(邪熱)이
체내에 많으나 정기(正氣)가 아직 쇠퇴되지 않아 인체의 반발기능이 항진(亢進)되어
나타난다. 몸이 무겁고 가만히 누워 있기를 좋아하며 옷과 이불을 덮고 얼굴을 안쪽
으로 향하면 음(陰), 한(寒), 허증(虛症)에 속해 정기가 허약하고 음한(陰寒)이 성하여
인체의 기능이 저하되어 나타난다.

폐실증(肺實症)은 머리를 쳐들고 앉으며 숨이 차고 가래가 많다. 폐허증(肺虛症)은
머리를 수그리고 숨이 짧고 말이 적다. 담음(痰飮)이 체내에 머물면 기침이 나고 눕
지 못하며 겨울에 자주 발작한다. 심양(心陽)의 부족으로 수기(水氣)가 심(心)을 침범
하면 가슴이 두근거리고 몸이 붓고 누우면 숨이 차다. 사지가 오그라들고 다리를 뒤
로 구부리고 머리를 뒤로 젖히면 몸이 떨리고 어지러우며 경련이 일어나는 간풍내동
(肝風內動)이다.

눈꺼풀, 입술, 손발가락이 떨리면 혈허(血虛)로 근맥(筋脈)이 영양을 받지 못했거나
풍(風)이 동(動)할 징조이다. 손발이 나른하고 마음대로 움직이지 못하면 위증(痿證)
이다. 관절이 아프고 굽히고 펴기 힘들면 비증(痺證)이다. 반신불수이고 말이 똑똑하
지 못하면 중풍증(中風證)이다.

4) 머리[頭]와 목[頸]

(1) 머리 머릿속의 골은 정신(精神)이 자리잡고 있으며 뇌수(腦髓)를 저장한다. 뇌는 수해(髓
海)이므로 신(腎)이 주관하며 신의 건강 여부는 머리카락에 나타나는데 머리카락은
혈(血)의 나머지로 이루어진다. 혈맥은 얼굴에 집중되어 있어 심의 건강 여부는 얼굴
에 나타난다. 그러므로 골·얼굴·머리카락을 살펴 심과 신(腎) 및 기혈(氣血)의 성쇠를
알 수 있다.

머리의 형태 어린아이의 머리가 너무 크거나 작으면 기형이다. 머리가 너무 큰 것은 뇌적
수(腦積水)이고, 너무 작은 것은 뇌 발육부진이나 선천성 기형이다.

숫구멍 어린아이의 숫구멍이 위로 도드라진 것은 실열증(實熱證)이고, 움푹하게 함몰된
것은 허한증(虛寒證)이다. 태어난 지 6개월 이내의 어린아이는 약간 함몰되어도 정상
이다. 숫구멍이 늦게 막히거나 완전히 막히지 않은 것은 신기(腎氣)의 부족이나 발육

부진으로 곱추병에 흔히 나타난다.

골　　　　머릿속의 골이 억제할 수 없을 정도로 떨리는 것은 풍병(風病)이나 기혈(氣血)이 허약할 때 나타난다.

얼굴의 수종(水腫)　수종은 갑자기 생기고 눈이나 얼굴 부위가 먼저 붓는 양수(陽水)와 천천히 생기고 하지(下肢), 허리 부위가 먼저 붓고 뒤에 얼굴이 붓는 음수(陰水)가 있다. 머리와 얼굴 부위가 심하게 부어 눈을 뜰 수 없을 정도인 것은 폐와 위에 침범한 독(毒)이나 화(火)가 위로 치올라 생기는 흔히 항아리손님이라고 불리는 대두온(大頭瘟)일 때 나타난다.

머리카락　머리카락은 혈(血)의 나머지 성분이고, 신(腎)의 병리 변화는 머리카락에 나타난다. 머리카락의 영양은 신기(腎氣)의 추동과 정혈(精血)의 보양(保養)으로 이루어지므로 머리카락을 살펴 신기와 정혈의 성쇠(盛衰)를 알 수 있다. 머리카락의 색에 광택이 있으면 신기와 정혈이 충족된 것이고, 드물게 나고 색이 옅고 광택이 없으면 신기와 정혈이 부족하다. 오래 병을 앓거나 중병에 시달려 허약한 사람의 경우 머리카락이 모두 빠지는 수도 있다. 갑자기 머리카락이 뭉텅이로 빠지는 것은 혈이 허하고 풍(風)이 성하여 생긴다.

　　　젊은이가 머리카락이 드물고 잘 빠지는 것은 신(腎)이 허하고 혈에 열이 있기 때문이다. 젊은이가 머리카락이 희고 신허(腎虛)의 증상을 겸하면 골머리를 너무 써서 혈을 소모했기 때문이다. 어린아이의 머리카락이 엉키면 비위가 허손(虛損)되어 영양실조, 만성소화불량이 나타나는 감병(疳病)이다.

(2) 목

혹[癭瘤]　목의 후결(喉結), 즉 갑상연골(甲狀軟骨) 부위에 자라나고 음식을 넘길 때 따라 움직이는 혹은 영(癭) 또는 유(瘤)라고 부르는데, 칠정(七情)에 의해 간의 기와 담이 엉겨 생기거나 지역의 토질이나 수질에 의해 생긴다.

멍울[瘰癧]　목 앞 부위에 구슬같이 생겨난 멍울이 작은 것은 나(瘰), 큰 것은 역(癧)이라 한다. 연달아 구슬을 꿴 것처럼 생기므로 연주창(連珠瘡)이라고도 하는데, 폐와 신의 음(陰)이 허하여 진액이 마르거나 간기(肝氣)의 울결(鬱結)로 화(火)가 성하여 담이 생기거나, 풍(風), 화(火)의 전염성 독(毒)을 받아 기혈(氣血)이 목 부위에 어체되어 생긴다.

목 부위의 뻣뻣함과 나른함　목이 뻣뻣해지는 것은 외감성(外感性) 열병(熱病)인 온병(溫病)의 화사(火邪)가 치올라 일어난다. 목이 나른한 것은 신기(腎氣)가 허손(虛損)되어 정기(精氣)가 허해 일어난다.

경맥(頸脈) 후두(喉頭) 옆에서 뛰는 경맥(頸脈)은 수종(水腫)의 병증에서 볼 수 있다. 누웠을 때 경맥이 부풀어 나타나면 흔히 심양(心陽)이 허하고 수액(水液)이 심(心)을 침범한 것이다.

5) 눈[眼]

눈은 간(肝)을 반영하는데, 오장 육부 전체와 관계가 깊다. 눈을 살펴 신(神)과 오장의 병리 변화를 알 수 있다.

(1) 눈과 장부 눈의 내자(內眥)와 외자(外眥) 혈맥은 심(心)과 연결되므로 혈륜(血輪)이라 부른다. 심(心)은 혈(血)을 주관하므로 혈의 정(精)은 이 부분의 혈맥에 나타난다.

흰눈동자는 폐에 연결되므로 기륜(氣輪)이라 부른다. 폐는 피모(皮毛)를 주관하므로 피모의 정(精)은 흰눈동자에 나타난다.

검은 눈동자는 간에 연결되므로 풍륜(風輪)이라 부른다. 간은 힘줄을 주관하므로 힘줄의 정(精)은 검은 눈동자에 나타난다.

동공(瞳孔)은 신(腎)에 연결되므로 수륜(水輪)이라 부른다. 신(腎)은 뼈를 주관하고 골수(骨髓)를 생성하므로 뼈의 정(精)은 동공에 나타난다.

눈꺼풀[眼瞼]은 비에 연결되므로 육륜(肉輪)이라 부른다. 비(脾)는 기육을 주관하므로 기육의 정(精)은 눈꺼풀에 나타난다.

(2) 눈과 정신 눈의 흑백이 분명하고 광택이 있으며 눈곱과 눈물이 있고 물체를 똑똑하게 볼 수 있으면 눈에 정(精)과 신(神)이 있는 상태이므로 병이 있어도 쉽게 치료된다. 눈의 흰자가 탁하고 어둡고 검은 눈동자가 흐리며 광택이 없고 눈곱과 눈물도 없으며 물체를 똑똑히 볼 수 없으면 눈에 정(精)과 신(神)이 빠져 있는 상태이므로 병이 낫기 힘들다.

(3) 색과 형태 눈이 붉고 붓고 아프다 : 흔히 실열증(實熱證)이다. 흰눈동자가 붉으면 폐의 화(火)이거나 전염성 결막염이고, 내자(內眥)가 붉으면 심의 화이고 눈 전체가 붉으면 간에 풍열(風熱)이 있다.

흰눈동자가 노랗다 : 황달(黃疸)로 습열(濕熱)이 증발되고 담즙(膽汁)이 넘쳐 생긴다. 황달의 초기에는 피부보다 먼저 흰눈동자에 나타난다. 중년이나 노인의 결막에 지방

질이 쌓여 생기는 노란색과 구별해야 한다.

내자(內眥)가 담백색이다 : 혈이 허하여 눈이 영양을 받지 못해 생긴다.

눈꺼풀이 붓는다 : 눈꺼풀은 비(脾)에 연결되어 있어 수종병(水腫病)의 증상이 가장 잘 나타난다. 머리를 낮게 하여 잠을 잔 뒤에 일시적으로 눈꺼풀이 붓는 증상은 병이 아니다.

눈이 움푹 패다 : 설사 병일 때와 같이 진액이 소모되거나 기혈(氣血)이 부족하여 눈꺼풀이 영양을 받지 못해 생긴다. 진액의 소모를 일찍 알 수 있는 증상이다.

동공의 수축(收縮) : 간과 담낭(膽囊)에 화(火)가 심하거나 농약 등에 중독되었을 때 나타난다.

동공의 산대(散大) : 동공은 신(腎)에 연결되므로 신정(腎精)이 부족하여 동공을 영양하지 못하면 동공이 풀려 커진다. 위급한 환자나 임종 전에 나타나는데, 동공이 완전히 풀리면 사망이다. 또한 간담풍화로 인한 녹내장이나 아편중독 같은 경우에도 나타난다.

두 눈이 위로 몰리거나 사시(斜視)가 나타난다 : 간은 눈과 연결되므로 간에 풍이 동(動)하면 눈에 변화가 일어나 두 눈이 위로 몰리거나 사시가 나타난다.

어린아이가 잘 때 눈을 감지 못한다 : 비가 허하고 기혈(氣血)이 모자라 맑은 양(陽)이 위로 올라 눈꺼풀을 영양하지 못하므로 눈꺼풀의 기능이 상실되어 나타난다.

6) 귀[耳]

귀는 신(腎)이 외부와 통하는 구멍이다. 수족소양(手足少陽) 경맥은 귀에 분포되고 수족태양(手足太陽) 경맥과 양명(陽明) 경맥은 귀의 앞뒤로 순행하므로 귀는 모든 맥이 모이는 곳이라 한다.

(1) 색의 변화 광택(光澤) : 귀의 살이 두텁고 윤기가 있으면 선천으로부터 받은 신(腎)의 음(陰)이 충족되어 있어 정상이다. 귀의 살이 얇고 윤기가 없으면 신음(腎陰)의 부족이다.

흰색 : 백색(白色)은 한(寒)을 나타내는 것이므로 풍한(風寒)에 감촉(感觸)되거나 한사(寒邪)가 체내를 침범했을 때이다. 귀가 얇고 희면 신(腎)이 쇠약해진 것이므로 위급한 환자에게 나타난다.

검은 색 : 흑청색(黑淸色)은 아픔을 나타내므로 동통(疼痛)이 심할 때 나타난다. 귀의 부위가 마르고 검은 색을 띠면 신수(腎水)가 크게 소모된 증상이다.

붉은 색 : 신기(腎氣)가 충만되면 귀의 부위가 붉고 윤기가 있다. 귀의 부위가 붉게 부으면 소양(少陽)의 상화(相火)가 치오르거나 간담(肝膽)의 습열(濕熱)과 화(火)의 독(毒)이 위로 오른 것이다.

(2) 형태의 변화 신기(腎氣)가 충족하면 귀의 살이 두텁고 윤기가 있고 신기가 부족 되면 귀가 얇고 작다.

귀가 붓는다 : 사기(邪氣)가 성한 것이므로 소양(少陽)의 상화(相火)가 치오른 것이다.

귀의 살이 얇다 : 정기(精氣)가 허한 것이므로 신(腎)의 정(精)·음(陰)이 부족하다.

귓바퀴의 위축(萎縮) : 신기(腎氣)가 상실된 것이므로 병이 매우 중하다.

7) 코[鼻]

코는 폐가 외부와 통하는 구멍이다. 위(胃)의 경맥이 지나고 호흡되는 기(氣)가 드나드는 통로이므로 폐와 위에 이상이 생기거나 외사(外邪)가 침입했을 때 코에 증상이 나타난다.

(1) 형태 콧망울이 움직인다 : 천식(喘息), 발열(發熱)과 입술이 자색이 되면 폐에 열사(熱邪)가 몰린 것이다. 오랜 병에 시달려 자한(自汗)이 나고 숨이 차며 팔다리가 서늘하면 폐기(肺氣)가 끊어져 위급한 증상이다.

코끝이 붉어지거나 붉게 부스럼이 난다 : 폐와 위에 열(熱)이 성하다. 딸기코, 주사비(酒皶鼻)라고 한다.

콧등이 짓무른다 : 문둥병이나 매독에 흔히 나타난다.

(2) 콧물 맑은 콧물을 흘리고 오한이 나면 풍한(風寒)이고, 탁한 콧물을 흘리고 몸에 열이 나면 풍열(風熱)이다. 탁한 콧물이 흐르며 냄새가 심하고 멎지 않으면 축농증이다.

8) 입[口]과 입술[脣]

입은 비(脾)가 외부와 통하는 곳이므로 비의 병리 변화는 입에 나타난다. 위의 경맥은 입술을 순환하므로 입과 입술을 살펴 비(脾)와 위(胃)의 이상을 알 수 있다. 입술은 점막이 얇고 투명해 색의 변화가 얼굴 부위보다 잘 나타나므로 살피기 쉽다.

(1) 입술의 색 붉고 습윤 : 정상인의 표현으로 위(胃)의 기(氣)가 충족되고 기혈이 고르다.

담백색 : 혈이 부족하여 입술이 영양 받지 못해 혈색이 나지 않는다. 대출혈을 했을 때 나타난다.

담홍색 : 혈허(血虛)이거나 기혈양허(氣血兩虛)로 허증(虛證)이나 한증(寒證)이다.

짙은 홍색 : 실증(實證)과 열증(熱證)으로 입술이 마르면 열이 성하고 진액이 소모된 것이고, 붉게 붓고 마르면 열이 매우 심한 것이고, 앵두 같은 빨간색은 가스중독일 때 나타난다.

흑청색 : 담홍색에 검은색이 겹치면 한(寒)이 심한 것이고, 흑청색이면 냉(冷)이 심하다. 입술이 청색이 되면 기혈이 어체된 것이고, 흑청색이면 동통을 나타낸다. 청색에 진한 자색을 띠면 체내에 열이 몰려 있는 것이고, 입 주위가 검은색을 띠면 신절(腎絶)이고, 입술이 마르고 자색을 띠면 심한 중병이다.

(2) 입술의 형태 입술이 마르고 갈라진다 : 조열(燥熱)을 접촉하여 열사(熱邪)가 진액을 손상해 나타난다. 비열(脾熱)이나 음허(陰虛)로 진액이 부족할 때도 나타난다.

침이 흘러나온다 : 비허(脾虛)로 습(濕)이 성하거나 위(胃)에 열(熱)이 있을 때 나타난다. 어린아이나 중풍을 맞아 입이 비뚤어진 경우 침을 흘리기도 한다.

신생아(新生兒)가 젖을 빨지 못한다 : 신생아 경련(痙攣)으로 간의 풍(風)이 비(脾)를 침범하면 입술이 청색이 되고 경련이 멎지 않는다.

입이 헐고 희며 이끼 같은 것이 낀다 : 양(陽)이 성하고 음(陰)이 허하거나 비(脾)의 경맥에 습열(濕熱)이 정체되어 열사(熱邪)가 위로 치오를 때 나타난다. 구창(口瘡)은 입 속과 입술에 작은 물집이 생기고 터지면 붓고 아픈데 심(心)과 비(脾)의 경맥에 열(熱)이 있어 생긴다. 실열(實熱)이면 물집이 터진 자리가 많고 선홍색이며, 허열(虛熱)이면 하얀 반점이 있고 담홍색이다. 갓난아이 입 속이 헐고 혓바닥에 흰 이끼가 덮여 있으면 아구창(鵝口瘡)이라 하는데, 태아 때의 태열(胎熱)이 심(心)과 비(脾)의 경맥에 몰려 열이 쌓였기 때문이다.

9) 이[齒]와 잇몸[齒齦]

이는 뼈의 나머지이고 신(腎)은 뼈를 주관하며, 양명(陽明)의 경맥은 잇몸에 연결되어 있다. 이와 잇몸을 살피면 신(腎)·위(胃)·대장(大腸)의 병리 변화를 알 수 있다.

(1) 이 이가 하얗고 윤택하다 : 진액과 신기(腎氣)가 충만하다. 이가 누렇고 건조하면 열이 성하고 진액이 손상된 것이다. 돌과 같이 건조하면서 빛이 나면 위(胃)의 열이 성하고, 마른 뼈와 같이 건조하면 신음(腎陰)이 고갈된 것이다.

이가 흔들리고 이뿌리가 드러난다 : 신(腎)이 허하거나 허열(虛熱)이 치올라 생긴다.

어린아이의 이가 빠진 뒤 오랫동안 나지 않으면 신기허(腎氣虛)이고, 병이 중해 이가 누렇게 되고 빠지면 정기와 기혈이 허손(虛損)되어 나타나는 골절(骨絶)이다.

(2) 잇몸

잇몸이 담백색이다 : 혈(血)이 모자라 잇몸을 영양하지 못해 생긴다. 잇몸이 위축되고 색이 변하면 위의 음(陰)이 부족하거나 신의 기가 허약한 것이다. 잇몸이 붉게 부어오르면 위의 화(火)가 치오른 것이다.

잇몸에 피가 나고 아프며 붉게 부어오른다 : 위의 열이 낙맥(絡脈)을 손상시켜 생긴다. 아프지도 않고 붉지 않으나 조금 부은 것은 기허(氣虛)이거나 신(腎)의 화(火)가 낙맥을 손상시켰기 때문이다.

10) 인후(咽喉)

인후는 폐(肺)와 위(胃)의 문으로 호흡과 음식이 지나는 통로이다. 인후는 여러 경맥과 연결되어 많은 장부의 병리 변화가 나타나는데, 특히 폐(肺)·위(胃)·신(腎)의 병리 변화를 살펴볼 수 있다. 인후가 담홍색이고 윤활하면 정상이다.

인후의 색이 붉고 무르며 종통(腫痛)이 심하지 않다 : 신(腎)의 음(陰)이 허하고 허열이 치올랐기 때문이다.

인후의 양쪽이 붉게 붓거나 짓물러 고름이 있다 : 폐와 위의 열이 심하게 몰려 살이 부패되는 것이다.

인후에 회백색의 막이 있다 : 폐에 열이 있고 음허(陰虛)인 상태에서 전염성의 사기(邪氣)가 침범해 생긴다. 인후에 씌어진 막은 잘 닦아지지 않고 걷어내도 다시 막이 생긴다.

11) 전음(前陰)과 후음(後陰)

전음은 성기(性器)이고 후음은 항문(肛門)이다. 신(腎)은 전음과 후음으로 외부와 통하며 대소변을 관리한다. 간(肝)과 담(膽)의 경맥은 전음의 주위를 순행하고 태음(太陰)과 양명(陽明)의 경맥이 전음에서 만난다. 전음은 힘줄이 많이 모이는 곳이고 생식(生殖)은 신(腎)과 통하고 배설(排泄)은 방광(膀胱)과 통한다. 후음은 직장(直腸)·대장(大腸)과 통하며, 폐(肺)·비(脾)·위(胃)와 관계된다.

전음을 살펴 간, 담, 신, 방광과 태음, 소음, 궐음, 소양, 양명 경락(經絡)의 병리 변화를, 후음을 살펴 직장, 대장, 폐, 비, 위의 병리 변화를 알 수 있다. 그밖에 전음과 후음은 임맥·독맥과 밀접한 관련이 있다.

(1) 전음　　　음낭(陰囊)이 부었으나 가렵거나 아프지 않다 : 맨땅에 앉아 풍(風)과 습(濕)을 접촉해 생기거나 심한 수종병(水腫病)에서 나타난다. 음부(陰部)가 붓고 아프면 혈이 손상된 것이고 아프지 않으면 수종병이다.

음경(陰莖), 음낭, 음부가 수축되어 뱃속으로 들어간다 : 한(寒)이 경락에 응결되어 생기며, 외감열병이 궐음(厥陰) 경맥을 침입하고 음액(陰液)을 손상시키므로 힘줄이 영양을 받지 못해 생긴다. 음(陰)과 양(陽)이 극도로 허한 증상이므로 위험하다.

질구(膣口)로 살이 빠져 나온다 : 중초(中焦)의 기(氣)가 부족하여 비(脾)의 기가 내려앉거나 산후(産後)에 너무 일찍 일을 해 생긴다.

(2) 후음　　　항문이 갈라지고 아프며 대변볼 때 피가 난다 : 대장(大腸)에 열이 몰려 대변이 굳어생기거나 치질 때문이다.

항문의 안팎에 작은 살집이 생긴다 : 대장에 습(濕), 열(熱), 풍(風), 조(燥)의 네 가지 사기(邪氣)가 뒤섞이고 탁기(濁氣)와 어혈(瘀血)이 항문에 몰려 생긴다. 치질 부위가 헐거나 곪아 구멍이 생기는 것은 치루(痔漏)이다.

항문 밖으로 직장이 빠져 나온다 : 탈항(脫肛)이라 하는데, 중초의 기가 허하여 내려앉아 생긴다.

12) 피부(皮膚)

피부는 인체를 둘러싼 표면이고, 위기(衛氣)가 흘러 사기(邪氣)의 침입을 막아낸다. 피부는 폐에 속하므로 폐의 병리 변화가 나타나며, 경락을 통해 장부(臟腑)·기혈(氣血)의 병리 변화도 나타난다. 피부의 색과 형태의 이상을 살펴 사기의 성질과 기혈진액의 성쇠, 장부의 병리 변화, 질병의 예후를 알 수 있다.

(1) 색　　　적색으로 변한다 : 피부가 빨갛게 부어오르고 화끈거리며 열이 나는 것을 단독(丹毒)이라 한다. 심화(心火)가 성하거나 풍열(風熱)이 침입하면 온 몸에 단독이 생기고, 신화(腎火)가 안으로 몰리거나 습열이 아래로 몰리면 다리에 단독이 생긴다.

황색으로 변한다 : 피부, 얼굴, 눈, 손발톱이 모두 노랗게 변하면 황달(黃疸)이다. 비위(脾胃) 또는 간담(肝膽)에 습열이 있으면 귤과 같이 선명한 황색의 양황달(陽黃疸)이 나타나고, 비위가 한습(寒濕)에 영향을 받으면 선명하지 못하고 거무스름한 황색의 음황달(陰黃疸)이 나타난다.

흑색으로 변한다 : 피부의 황색에 흑색이 섞여 어두운 것을 흑황달(黑黃疸)이라 한다. 황달을 오래 앓아 간신(肝腎)이 허하고 어혈(瘀血)과 탁기(濁氣)가 있어 생긴다.

(2) 습도 피부와 솜털이 윤택하면 태음(太陰) 경맥의 기가 성한 것이고, 마르면 태음 경맥의 기가 쇠퇴한 것이다. 폐가 손상되면 피부가 수축되고 솜털이 빠지며, 폐에 기가 몰리면 피부가 마르고 솜털이 끊어진다. 피부가 마르고 거칠어져 심하면 고기비늘같이 깔깔해지는 것은 갑착(甲錯)이라고 하는데, 체내의 영혈(營血)이 말라들어 부족해서 생기며 눈 주위가 거무스름해지는 증상이 함께 나타난다.

(3) 종창 종(腫)은 온 몸이 붓는 것, 창(脹)은 복부(腹部)만 불룩해지는 것을 말한다. 얼굴·팔다리 등이 먼저 붓고 뒤에 배가 불어오는 것을 종(腫), 배가 먼저 불어 오르고 뒤에 팔다리 등이 붓는 것을 창(脹)이라고도 한다.

(4) 수두 피부에 물집이 생기는 수두(水痘)는 전염성 사기(邪氣)에 접촉되어 생긴다. 어린아이에게 많으며 몸통이나 팔다리에 먼저 작고 붉은 반점이 나타나 점차 쌀알 크기로 도드라지면서 물이 고여 몇 시간 사이에 콩알 크기의 물집이 생기며, 물집은 곪지 않고 말라 딱지가 앉았다 떨어지는데 흠집이 남지 않는다.

(5) 반진(斑疹) 반(斑)은 점(點) 모양이나 다른 크기로 피부에 색이 변하는 증상인데, 보이긴 하나 만져지지 않는다. 양반(陽斑)과 음반(陰斑)으로 나눈다. 진(疹)은 좁쌀처럼 붉게 도드라져 나오는 증상인데, 볼 수도 있고 만져진다. 홍역진(紅疫疹), 풍진(風疹), 은진(隱疹)으로 나눈다.

(6) 옹(癰) 국소(局所)가 벌겋게 붓고 밑끝이 단단하고 번열(煩熱)과 동통(疼痛)이 있다. 습열이 체내에 몰리고 기혈(氣血)에 열독(熱毒)이 뭉쳐 곪는 것이다.

(7) 저(疽) 잘 곪지 않으나 넓게 붓고 색은 변하지 않고 열(熱)과 동통(疼痛)은 없다. 기혈이 허하고 한(寒)과 담(痰)이 응결되거나 풍독(風毒)이 열(熱)로 되어 근육을 침범하고 뼈에 침입하여 생긴다.

(8) 절(癤) 뾰루지를 말한다. 얕은 부위에서 시작되며 작고 동그랗고 붉게 부으나 심하게 열이 나거나 아프지는 않다. 잘 곪고 터지면 낫는다. 서습(暑濕)이 피부에 몰리거나 장부에 몰린 습열이 체표로 발산되고 기혈이 뭉쳐 생긴다.

(9) 정(疔) 헌데를 말한다. 작고 쇠못처럼 밑끝이 단단하고 뿌리가 깊이 박혀 피부가 저리며 가렵고 아프다. 곪아터지고 뿌리가 빠져야 부은 것이 가라앉고 아픔이 사라진다. 열독(熱毒)이 피부를 침범하고 경락에 몰려들어 음양의 균형이 어긋나고 기혈(氣血)이

응결되어 생긴다.

13) 소아지문(小兒指紋)

3살 이하의 어린이를 진단하는 방법이다. 어린이는 맥을 볼 수 있는 부위가 짧기 때문에 수태음폐경(手太陰肺經)에서 갈라져 나온 낙맥(絡脈)이 지나며 혈맥의 형태와 색이 가장 뚜렷하게 나타나는 집게손가락 안쪽을 살펴 병의 상태를 본다.

(1) 3관(三關) 집게 손가락 제1절은 풍관(風關), 제2절은 기관(氣關), 제3절은 명관(命關)이라고 한다.

<그림 4> 소아지문에서 3관

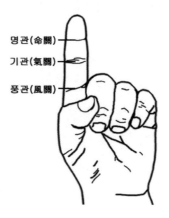

명관(命關)
기관(氣關)
풍관(風關)

진찰방법 : 어린이를 밝은 쪽으로 향하게 한 뒤 집게손가락 끝의 명관에서부터 기관, 풍관 방향으로 여러 번 밀면서 혈맥의 형태와 색이 나타내는 지문(指紋)을 살펴 본다.

병의 경중(輕重) : 외부의 사기(邪氣)는 체표에 침입하면 먼저 낙맥(絡脈)으로 들어가고 다음에 경맥(經脈)으로, 그 다음에 장부(臟腑)로 들어간다. 혈맥의 형태와 색이 나타나는 지문이 풍관에 있으면 사기가 낙맥을 침범한 것으로 병이 가벼운 정도이다. 색이 진한 지문이 풍관을 지나 기관에 있으면 사기가 경맥을 침범한 것으로 병이 깊고 중하다. 지문이 명관에 있으면 사기가 장부에까지 침범한 것으로 생명이 위급한 정도이다. 지문이 손가락 끝에까지 있으면 병은 매우 위급하고 예후가 나쁘다.

(2) 형태와 색 정상 : 혈맥의 색이 은은하고 담홍색(淡紅色)에 노란색이 섞여 나타난다. 풍관 이내에 조금 나타나는 정도인데, 굵기와 길이는 더울 때는 굵고 길며 추울 때는 가늘고

짧게 변한다. 한 살 아래의 어린이는 길고 나이가 들수록 짧아진다.

색의 농도 : 색이 진하면 병이 실증(實證)이고 중하며, 색이 옅으면 병이 허증(虛證)이고 경하다. 음양(陰陽)이 갑자기 허손(虛損)되면 양기(陽氣)가 팔다리 끝까지 가지 못하므로 색이 옅어져 그 형태를 볼 수 없다. 사기가 깊게 침입되면 기혈이 어체되므로 혈맥의 색이 진해진다.

색깔 : 자홍색(紫紅色)은 내열, 선홍색(鮮紅色)은 외감(外感) 표증(表證), 청색은 풍증(風證)이나 아픔, 연한 색은 허증(虛證), 자흑색(紫黑色)은 어혈(瘀血)이거나 위급한 증후이다.

형태 : 지문의 길이가 늘어나면 병이 깊어지는 것이고, 줄어들면 병이 가벼워지는 것이다. 그러나 진액이 고갈되고 기혈이 충족되지 못하면 도리어 지문이 풍관 이하로 줄어든다. 지문이 굵어지면 열증(熱證)·실증(實證)이고, 가늘어지면 한증(寒證)·허증(虛證)이다. 지문이 경사지고 한 가닥이면 병이 가볍고, 구부러지고 고리 형태로 여러 가닥이면 병이 중하고 실증이다.

14) 배출물(排出物)

인체의 오관구규(五官九竅)에서 나오는 분비물(分泌物), 신진대사 뒤에 몸 밖으로 나오는 배설물(排泄物)이 있다. 배출물은 가래, 침, 콧물, 눈물, 땀, 구토물, 대소변, 월경, 대하, 고름 등으로 형태·색·질·양의 변화를 살펴 상관되는 장부의 병리 변화와 사기의 성질을 알 수 있다. 어떠한 배출물이든 그 색이 하얀색[白色]이고 질이 묽은 것은 한증(寒證)에 속하고, 그 색이 누런 색[黃色]이고 질이 걸쭉한 것은 열증(熱證)에 속한다.

(1) 가래·콧물   가래는 폐와 호흡기도에서 배출되는 점액으로, 탁하고 끈끈한 부분은 담(痰)이라 하고 맑고 묽은 부분은 음(飮)이라 한다. 콧물은 비강(鼻腔)에서 분비되는 점액이다.

가래가 누렇고 걸쭉하고 뱉어도 잘 나오지 않는다 : 열담(熱痰)으로 열이 속으로 몰려 진액을 끓여 생긴다.

가래가 희고 맑고 묽거나 흑색점이 섞인다 : 한담(寒痰)으로 한(寒)이 양기(陽氣)를 손상시키고 기가 진액의 생성을 돕지 못하고 습(濕)이 몰려 생긴다.

가래가 맑고 묽으며 거품이 많다 : 풍담(風痰)으로 담(痰)이 간의 경맥에 몰려서 생긴다.

가래의 양이 적고 끈끈하여 잘 뱉어지지 않는다 : 조담(燥痰)으로 조사(燥邪)가 폐의 진액을 손상시켜 생긴다.

가래에 선홍색의 피가 섞인다 : 열(熱)이 폐의 혈맥을 손상시켜 생긴다. 비린내 나는 고름과 피가 섞인 가래가 나오면 폐옹(肺癰)이다.

콧물이 탁하다 : 외감(外感) 풍열(風熱)이다. 탁한 콧물이 멎지 않고 냄새가 나는 것은 축농증이다.

콧물이 맑다 : 외감(外感) 풍한(風寒)이다.

(2) 침[涎, 唾] 구강(口腔)에서 흘러나오는 맑고 묽은 점액이 연액(涎液)이고, 거품이 섞인 끈끈한 점액이 타액(唾液)이다.

입에 맑은 침이 흘러나온다 : 비(脾)가 냉하기 때문이다. 비위(脾胃)가 허한(虛寒)일 때이다.

입에 끈끈한 침이 흘러나온다 : 비에 열이 있기 때문이다. 비위에 습열(濕熱)이 있을 때이다.

입 밖으로 맑은 침을 질질 흘린다 : 비의 기가 허하여 막지 못하기 때문이다. 어린이가 위에 열이 있거나 회충이 있으면 맑은 침을 많이 흘린다.

타액의 양이 많다 : 위에 한(寒)이 있거나 냉(冷)이 몰렸거나 습(濕)이 어체되었거나 음식물이 막혀 있기 때문이다. 신한(腎寒)이나 신허(腎虛)에서도 나타난다.

(3) 구토물 구토(嘔吐)는 위의 기가 치올라 생긴다. 구토물의 형태·성질·양을 살펴보면 위기를 치오르게 하는 원인을 알 수 있다.

구토물이 맑고 묽으며 냄새가 나지 않는다 : 위의 양기(陽氣)가 부족하고 음식이 소화되지 못하고 수습(水濕)이 몰려 위의 하강 기능이 상실되었기 때문이다. 비위의 양기가 쇠약해지거나 한사(寒邪)가 위를 침범하여 생긴다.

구토물이 더럽고 탁하며 냄새가 역하다 : 열이 위를 침범하거나 간의 경맥에 열이 몰려 위를 침범하니 위열(胃熱)이 치올라 생긴다.

소화되지 않은 음식을 토하고 냄새가 시큼하다 : 갑자기 많이 먹고 마셔 비와 위가 손상되어 비의 운화(運化) 기능이 상실되고 위기가 하강하지 못해 생긴다. 식체라고 한다.

황록색 쓴 물을 토한다 : 간과 담에 습열이 몰렸기 때문이다. 간기(肝氣)가 위를 침범하면 열이 담즙(膽汁)을 압박하여 넘쳐나게 하고 위의 하강 기능이 소실되어 쓴 물을 토하게 된다.

선혈을 토하거나 자홍색의 핏덩이가 음식에 섞여 나온다 : 위에 열이 있거나 간의 화가 위를 침범하거나 어혈이 있어 피가 혈관으로 되돌아가지 못해 생긴다.

15) 혀[舌]

혀를 살펴 병을 진단하는 것을 설진(舌診)이라 한다. 혀는 점막상피가 얇고 투명하며 혈액 순환이 많아 인체 내부의 변화를 잘 반영해준다.

(1) 설진의 의의 정기(正氣)의 성쇠를 판단한다 : 설태(舌苔)는 위기(胃氣)에 의해 생기므로 설태를 살피면 위기가 있고 없음을 알 수 있다. 설질(舌質)이 붉고 윤기가 있으면 기혈이 왕성한 것이고 담백색이면 기혈이 허손된 것이다. 설태가 엷고 희며 윤기가 있으면 위기(胃氣)가 왕성한 것이고, 혀의 표면에 설태가 없으면 위기가 소갈되었거나 위음(胃陰)이 고갈된 것이다.

병의 깊고 얕음을 안다 : 설태의 두께를 살펴 병사(病邪)가 침범된 깊이와 경중을 알 수 있다. 설태가 얇으면 질병 초기로 침범된 부위가 얕고, 두꺼우면 병사가 깊게 침범한 것이다. 설질이 붉고 진하면 열(熱)이 영혈(營血)을 침범하여 병이 위중한 것이다.

병사의 성질을 구별한다 : 설태가 황색이면 열사(熱邪)이고 백색이면 한사(寒邪)이다. 설태가 끈끈하고 많으면 식체(食滯)와 습담(濕痰)이며, 누렇고 두꺼우며 끈끈하면 습열(濕熱)이다. 혀가 비뚤어지면 풍사이고, 혀에 반점이 생기면 어혈이다.

병의 변화를 예측한다 : 설태가 얇고 흰색에서 두텁고 황색으로 변화되면 병사가 체표에서 체내로, 경한 것에서 중한 것으로, 한(寒)에서 열(熱)로 변화된 것이다. 설태가 습하다가 건조해지면 열이 점점 왕성해지고 진액이 소모된 것이다. 설태가 두텁다가 얇아지고 건조하다가 습해지면 병사가 점차 약해지고 진액이 다시 생성되는 것이다.

(2) 설진의 원리 혀는 경락을 통해 장부와 관계한다 : 수소음심경(手少陰心經)의 별락(別絡)은 혀의 안쪽과 연결되고, 족태음비경은 혀 안쪽과 연계된 뒤에 혀 밑부분에 산포되며, 족소음신경(足少陰腎經)은 혀의 양옆 주위를 끼고 돌며, 족궐음간경(足厥陰肝經)도 혀 안쪽에 연결되는 등 여러 개의 경락이 혀와 통한다. 혀는 장부의 정기(精氣)가 영양(營養)하므로 장부에 병리 변화가 생겨 정기가 허손되면 혀에 반응이 나타난다.

심의 병은 혀에 나타나고 심기(心氣)는 혀와 통한다 : 혀는 혈맥이 매우 풍부한 곳이며, 심은 혈맥을 주관한다. 혀는 음성과 언어를 조절하며, 심은 정신·정서를 주관한다. 따라서 혀는 심의 기능 여하가 반영된다. 한편 심은 오장 육부의 중심으로 모든 장부와 기혈의 기능을 주관하므로 장부·기혈의 병리 변화는 심을 통해 혀에 나타난다.

비와 위의 운화 기능 상태가 혀에 나타난다 : 비(脾)는 입을 통해 외부와 연결되고 혀는 입안에서 맛을 보고 있다. 비와 위는 기혈을 생성하는 원천이므로 온 몸의 각 부분에 중요한 작용을 하고 있다. 따라서 혀는 비위(脾胃)의 상태와 전신의 기혈진액의 성쇠를 반영한다.

혀에서 장부의 분포 : 위(胃)의 경맥으로 나누면 혀끝은 상완(上脘)이고, 혀 가운데는 중완(中脘), 혀뿌리는 하완(下脘)이다. 오장으로 나누면 혀끝은 심과 폐에 속하고, 혀의 양옆은 간과 담에 속하고, 혀 가운데는 비와 위에 속하고, 혀뿌리는 신에 속한다.

(3) 설진법(舌診法) 장소 : 빛의 강약은 색을 살피는데 큰 영향을 주므로, 자연광선이 풍부한 곳에서 설진해야 한다.

자세 : 앉은 자세로 입을 크게 벌리고 혀를 자연스럽게 내어 충분하게 살필 수 있어야 한다. 혀를 억지로 내거나 지나치게 힘을 주거나 시간을 오래 끌면 혀의 혈액순환에 영향을 주어 제대로 살필 수 없다.

순서 : 먼저 설태의 유무, 두께, 색, 습윤을 살피고, 다음으로 혀의 색, 반점, 두께, 부드러움과 활동 정도를 혀끝에서부터 혀뿌리로 살핀다.

음식 섭취 등을 고려 : 우유를 마셨거나 젖먹이는 설태가 희다. 해바라기씨나 땅콩 등 기름기 많은 것을 먹으면 황백색 찌꺼기가 남아 있어 설태가 부니태(腐膩苔) 같이 보인다. 커피 또는 포도즙이나 철분이 포함된 것을 먹으면 설태가 흑갈색이 된다. 계란 노른자, 귤, 감 등을 먹으면 설태가 황색이 된다. 식사할 때 설태가 음식에 닦이거나 이빨로 혀를 긁으면 두꺼운 설태가 얇아질 때도 있고, 너무 차거나 더운 음식, 자극성 음식을 먹으면 혀의 색이 변하며, 입을 벌리고 호흡하거나 물을 마신 바로 뒤에는 혀의 습윤 정도가 변한다.

계절과 시간 : 무더운 여름에는 설태가 두텁거나 담황색을 띠고, 건조한 가을에는 설태가 얇고 마른다. 추운 겨울에는 혀가 습윤하다. 아침에는 설태가 두텁고 낮에는 식사로 얇아진다. 보통 아침에 혀의 색은 선명하지 못하나 활동 뒤에는 점차 붉어지

고 윤기가 난다.

　　나이와 체질 : 노인은 기혈이 허약하여 혀가 흔히 갈라지거나 위축된다. 어린이는 혀에 병이 잘 생기며 흰 막 같은 것이 덮이거나 설태가 여기저기 벗겨지기도 한다. 살이 찐 사람은 혀가 좀 크거나 색이 연하고 야윈 사람은 혀가 좀 작거나 붉은 편이다.

　　설태(舌苔)를 긁거나 닦는다 : 혀의 습윤 정도, 설태의 상태, 병의 경중을 살피기 위해 혀를 긁거나 닦는 경우도 있다. 소독한 얇은 판으로 혀를 몇 차례 긁어보거나 거즈로 몇 차례 닦아봐서 쉽게 긁어지거나 닦아지는가를 살피고 동시에 혀의 색 변화나 설태가 다시 생기는 상태를 살핀다.

(4) 설진의 내용　설신(舌神) : 혀가 윤기 있고 민활하게 움직이며 생기(生氣)가 있으면 설신이 왕성하여 병이 있어도 예후가 좋다. 혀가 마르고 잘 움직이지 못하고 생기가 없으면 설신이 쇠약하여 예후가 나쁘다.

설색(舌色)

담백색 (淡白色)	양기(陽氣)가 부족하여 음혈(陰血)을 생성시키지 못하고 혈액운행을 추동하는 힘이 쇠약해 혈액이 혀를 충분히 영양하지 못하므로 설색이 연하게 된다. 담백색에 습윤하고 설체(舌體)가 부드러우면 양허(陽虛)인 한증(寒證)이고, 담백색이며 설체가 야위면 기혈 모두 허한 것이다.
홍색 (紅色)	혈은 열이 있어야 순행하지만 열이 성하면 기혈이 끓어올라 혀의 혈맥이 충혈되므로 선홍색이 나타난다. 선홍색 혀에 혓바늘이 돋고 설태가 황색이면 실열증(實熱證)이고, 선홍색 혀에 설태가 적거나 없고 혀가 갈라지면 허열증(虛熱證)이다.
심홍색 (深紅色)	외감병(外感病)으로 혀가 심홍색을 띠거나 붉은 점이 생기고 혓바늘이 돋으면 열이 영혈(營血)을 침범한 온병(溫病)이다. 내상(內傷)에 의한 병으로 혀가 심홍색이고 설태가 적거나 없으며 갈라지면 음허(陰虛)에 화(火)가 심한 것이고, 심홍색 혀에 설태가 적지만 윤기가 있으면 어혈(瘀血)이다.
자색 (紫色)	심홍색에 자색을 띠고 혀가 마르고 진액이 적으면 열이 성해 진액이 소모되고 기혈이 어체된 것이다. 담자색 또는 청자색에 습윤하면 한(寒)이 응결되고 어혈이 있다.
청색 (靑色)	음한(陰寒)의 사기(邪氣)가 왕성하여 양기와 혈액이 어체된 것이다. 혀 전체가 청색이면 한사(寒邪)가 간과 신을 침범하고 양(陽)이 어체되어 선발(宣發) 기능을 하지 못하는 것이다. 혀의 가장자리가 청색이거나 또는 목이 마르나 물을 마시기 싫어하면 체내에 어혈이 있다.

설 형태

부드러움	혀가 거칠고 굳으면 실증(實證)과 열증(熱證)이다. 혀가 굳은 것은 설태와 관계 없이 실증으로 사기(邪氣)가 성하고 정기(正氣)가 아직 쇠약해지지 않은 것이다. 혀가 연하고 부드럽거나 이빨자리가 생기면 허증(虛證)과 한증(寒證)이다. 혀가 연한 것은 설태와 관계없이 허증으로 정기(正氣)가 부족한 것이다.
크기	혀가 크고 살찌면 수습(水濕)과 담음(痰飮)이 있는 것이다. 혀가 크고 붓고 심홍 색이면 심과 비에 열이 있다. 혀가 커서 입 안 가득하고 암자색을 띠면 알코올 중독이고, 혀가 크지만 부드럽고 담백색에 이빨자리가 있으면 비와 신의 양(陽) 이 허해 수습이 생긴 것이다. 혀가 담백색에 부드럽고 야위면 기혈(氣血)의 허이 고, 혀가 얇게 야위고 작고 마르며 심홍색이면 음허(陰虛)로 내열(內熱)이 생긴 것이다.
갈라짐	혀가 갈라지고 담홍색이나 담백색이고 부드러우면 혈허(血虛)이다. 혀가 갈라지 고 심홍색에 설태가 적고 건조하면 열, 땀, 설사 등으로 음액(陰液)이 손상된 것이 다.
이빨자리	혀의 양쪽에 이빨자리가 나는데, 연하고 부은 혀에 나타난다. 이빨자리가 보이 면 허증으로 흔히 비허(脾虛) 또는 기허(氣虛)이다.
혓바늘	열이 영혈(營血)을 침범하거나 장부의 열이 성하면 혓바늘이 붉게 돋는다. 혀의 양쪽에 혓바늘이 돋으면 간과 담에 열이 있고, 혀 가운데에 혓바늘이 돋으면 위 화(胃火)가 왕성하고, 혀끝에 혓바늘이 돋으면 심화(心火)가 왕성한 것이다.
위축 (萎縮)	만성병으로 혀가 담백색이고 위축되면 기혈이 허한 것이고, 심홍색이고 위축되 면 음액이 크게 허손된 것이다. 급성병으로 혀가 붉고 마르고 위축되면 열이 진 액을 손상시킨 것이다.
뻣뻣함	외감(外感) 열성병(熱性病)에서는 열이 심포락(心包絡)을 침범하여 진액을 손상 시켜 혀가 붉고 뻣뻣해진다. 내상(內傷)에서는 중풍, 간질, 파상풍으로 혀가 굳 어 민활하게 움직이지 못하고 말소리가 분명하지 않다.
떨림	외감 열병(熱病)에서 열이 성하여 바람을 일으키면 혀를 내밀 때 혀가 떨린다. 오랜 병에서 혈허(血虛)로 바람이 일어나면 혀가 떨린다.
단축 (短縮)	혈액이 설체(舌體)를 영양하지 못하면 혀가 긴축되어 입 밖으로 내밀지 못하게 되는 데 이것을 가리키며 단축(短縮)이라 하고 위중한 경우이다. 혀가 단축되나 담백색이고 습윤하며, 설태가 있으면 한(寒)이 근맥(筋脈)에 응결된 것이다. 혀 가 단축되고 끈끈하면 담(痰)과 습(濕)이 체내에 어체된 것이다.
이상한 놀림	혀를 내밀고 입술을 핥거나 이상하게 움직이면 심(心)과 비(脾)에 열이 있거나 열성병에서 열독(熱毒)이 심(心)을 침범한 것이다. 어린이는 경풍(驚風)의 징조이 거나 오랜 병의 위험한 징조이고, 선천성 대뇌 발육 부진인 어린이에게도 증상 이 나타난다.

설태(舌苔)

백태 (白苔)	풍한(風寒) 표증(表證)이면 사기(邪氣)가 아직 체내에 침범하지 않았으므로 설태의 변화가 일어나지 않아 정상적인 얇은 백태로 나타난다. 혀의 색이 연하고 설태가 백색이며 습윤하면 이한증(裏寒證) 또는 한습증(寒濕證)이다. 백태가 열증을 나타내는 특별한 경우도 있는데, 백색의 분말을 씌워놓은 것과 같고 만져보아 건조하지 않으면 사기의 침입으로 열독(熱毒)이 체내에 강성해져 생긴다.
황태 (黃苔)	황색 설태는 담황색, 선황색, 심황색, 암황색으로 변한다. 색이 진할수록 열사(熱邪)의 침입이 심하다. 외감병(外感病)일 때 설태가 백색에서 황색으로 변하면 사기가 체표에서 체내로 침범하여 열로 변한 것이다. 설태가 얇고 담황색이면 풍열(風熱) 표증(表證)이고, 암황색이고 혀가 갈라지고 혓바늘이 돋으면 열사(熱邪)가 심한 것이다. 설태가 두텁고 심황색이고 마르면 열이 진액을 손상시킨 것이고, 설태가 두텁고 심황색이나 끈끈하면 습열이 어체된 것이다.
회색태 (灰色苔)	회색태는 보통 황색태와 동시에 나타난다. 회색태에 건조하면 열이 심하고 진액이 손상되었거나 음허(陰虛)로 화(火)가 심한 것이다. 회색태에 습윤하면 한습(寒濕)이 체내에 어체되거나 담음(痰飮)이 체내에 머무는 것이다.
흑색태 (黑色苔)	흑색태에 혀가 말라 갈라지고 혓바늘이 돋으면 열이 심해 진액이 손상된 것이고, 흑색태에 습윤하면 한(寒)이 성하고 양(陽)이 쇠퇴한 것이다.

설태의 두께

박태 (薄苔)	설태 속으로 혀가 어렴풋이 보일 정도로 얇다. 위기(胃氣)에 의해 생성되는 정상적인 설태이다. 병이 가벼울 때는 정기(正氣)가 손상 받지 않았고 사기가 심하지 않은 것이다.
후태 (厚苔)	설태 속으로 혀가 보기 힘들 정도로 두껍다. 위기가 습탁(濕濁)한 사기와 겹쳐 나타나는데, 사기가 심하거나 체내에 담음(痰飮), 습탁(濕濁), 식체(食滯) 등이 있는 것이다.

설태의 윤활 : 설태의 표면이 윤택한 윤태(潤苔)는 진액이 손상되지 않은 것이다. 침이 많이 흘러나올 정도이면 활태(滑苔)라고 하는데, 습과 한(寒)을 나타낸다. 설태의 표면이 건조한 조태(燥苔)는 외감 열병(熱病)에서 나타나면 열이 진액을 손상시킨 것이고, 내상병(內傷病)에서 나타나면 음액(陰液)이 허손된 것이다. 양(陽)이 허해 진액이 생성되지 않아 조태가 나타나면 혀는 담백색이고 목이 마르나 물을 마시려

하지 않는다.

설태의 부니(腐膩) : 부태(腐苔)는 설태가 두텁고 설태를 형성하는 입자가 크고 두부찌끼와 같이 쉽게 벗겨진다. 식체(食滯)로 위 속의 탁기(濁氣)가 위로 올라 생기는데 열증(熱證) 때도 나타난다. 이태(膩苔)는 설태를 형성하는 입자가 세밀하게 퍼져있고 잘 벗겨지지 않으며, 끈끈한 점액이 위에 씌워졌다. 습탁(濕濁)한 것이 체내에 몰려 양기(陽氣)를 억제하여 생긴다.

설태의 박락(剝落) : 설태가 여기저기 벗겨져 떨어지면 위의 기와 음(陰)이 손상된 것이다. 설태가 모두 벗겨지고 떨어져 혀가 거울같이 반질반질하면 위음(胃陰)이 고갈되고 위기(胃氣)가 심하게 손상된 것이다.

설태의 뿌리 : 유근태(有根苔)는 설태가 혀에서 자라난 것처럼 단단하게 혀에 붙어 긁어도 떨어지지 않는 것으로 실증(實證)·열증(熱證)을 나타내며 위기(胃氣)가 있다. 무근태(無根苔)는 설태가 부석부석하고 혀에 펼쳐놓은 것 같아 긁으면 떨어지는 것으로 허증(虛證)·한증(寒證)을 나타내며 위기가 쇠약하다.

설질(舌質)과 설태(舌苔) : 설질은 정기(正氣)의 허실, 설태는 사기의 강약과 성질을 살피는 데 중요하다. 질병은 설질과 설태에 결합되어 나타나지만 설질과 설태가 일치하지 않을 때도 있다. 그러므로 사진(四診)과 종합해서 판단해야 한다.

2. 문진(聞診)

문진은 말소리, 숨소리, 기침, 구토, 딸꾹질, 트림, 한숨소리 등의 소리를 듣고, 분비물과 배설물 등의 냄새를 맡아 장부(臟腑)의 병리 변화를 판단하는 것이다.

1) 소리

(1) 음성(音聲) 음성을 들어 한열허실(寒熱虛實)을 구분한다 : 음성이 맑고 높고 기운이 있으며 말이 많으면 실증(實證)·열증(熱證)이다. 음성이 낮고 가늘고 약하며 말하기 싫어하면 허증(虛症)·한증(寒證)이다.

음성으로 외감(外感)과 내상(內傷)을 구분한다 : 음성이 무겁고 탁하며 코가 막히고 기침을 겸하면 외감병(外感病)이다. 병 초기에 목에서 쉰 소리가 나면 외사(外邪)의 침범으로 폐기(肺氣)가 선발(宣發)되지 못해서이고, 오랜 병에 체질이 약하면 폐와 신의 음(陰)이 허손된 것이다.

(2) 언어(言語) 언어의 정상 여부를 듣는다 : 섬어(譫語)는 의식이 흐리고 헛소리를 하며 말소리가 높고 힘이 있는 것이다. 열이 심신(心神)을 요란시키는 실증(實證)이다.

정성(鄭聲)은 의식이 흐리고 말소리가 낮고 한 말을 되풀이하거나 제대로 잇지 못하는 것이다. 심(心)의 기가 크게 손상 받고 정기(正氣)가 흩어진 허증이다.

독어(獨語)는 혼자 중얼거리고 사람을 만나면 말하지 않고 앞뒤가 맞지 않는 말을 하는 것이다. 심기(心氣)의 부족으로 신(腎)이 보양(補養)받지 못해 생긴다.

착어(錯語)는 말을 조리 없이 헛갈려 하는 것이다. 독어(獨語)나 착어(錯語)는 심기(心氣)가 허하거나 정신이 쇠약해 생기는 음증(陰證)이다.

광언(狂言)은 미친소리하고 욕을 하며 말이 앞뒤가 안 맞고, 높은 곳에 올라가 소리지르며 옷을 벗고 뛰어다닌다. 담화(痰火)에 의하여 정신이 교란된 때문이며 양증(陽證)이다.

언어건삽(言語蹇澁)은 혀가 잘 움직이지 않거나 의식이 흐려 말이 잘 안되는 것이다. 풍담(風痰)이 눈·코·귀·입을 막아 버리거나 경락을 어체시켜 생긴다.

(3) 호흡(呼吸) 호흡소리를 들어 허실(虛實)을 구분한다 : 폐는 기(氣)를 주관하고 신은 기를 받아들이므로 호흡운동은 폐와 신이 관계된다. 외감(外感)의 사기(邪氣)가 강하면 호흡이 거세게 되고, 체내에 정기(正氣)가 부족하면 호흡이 미약해진다. 폐와 신의 기가 소갈되면 숨소리가 거세고 제대로 잇지 못하며, 열이 심포락을 침범하면 호흡 소리가 미약하다.

천식(喘息) 소리를 들어 허실을 구분한다 : 폐에 실열(實熱)이 있거나 담음(痰飮)이 체내에 몰려 폐의 선발과 숙강 작용이 상실되면 갑자기 숨이 차고 호흡이 곤란하며 특히 날숨이 힘들고 가슴이 답답하며 숨소리가 거세다. 폐와 신이 허손되어 기를 받아들이지 못하면 숨소리가 미약하고 들숨이 곤란하여 호흡이 짧고 움직이면 더 숨이 차다. 폐(肺)·비(脾)·신(腎)의 기능 장애로 담음이 몰려 기도(氣道)를 진동시켜 발작적으로 가래 끓는 소리가 나면서 숨이 찬 것은 효(哮)이다. 숨소리가 미약하고 짧은 것은 기가 모자라서 생기는 허증(虛證)이다.

(4) 기침[咳嗽] 기침 소리로 한열허실(寒熱虛實)을 구분한다 : 기침 소리가 무겁고 탁하며 가래가 희고 묽으며 코가 막히면 외감 풍한(風寒)이다. 기침 소리가 거세지 않고 가래가 누

렇고 걸고 뱉기 힘들며 인후가 아프고 코에서 더운 김이 나오면 폐의 열증(熱證)이다. 기침 소리가 낮고 가래가 많으며 뱉기 쉬우면 담음이다. 마른기침으로 가래가 없거나 끈끈한 가래가 조금 있으면 조(燥) 또는 화열(火熱)에 의한 기침이다. 기침 소리가 미약하고 힘이 모자라며 흰 거품 같은 것을 뱉고 숨이 차면 폐의 허증(虛證)이다. 기침이 시작되면 계속되고 숨이 차며 기침이 멎어 숨을 길게 들이쉴 때 독특한 소리가 나며 구토를 겸하며 얼굴이 붉어지고 눈물, 콧물 등이 흐르는 것은 백일해(百日咳)이다. 기침 소리가 개 짖는 소리처럼 컹컹거리면 디프테리아 또는 후비(喉痺)이다.

(5) 구토(嘔吐) 구토 소리로 한열허실(寒熱虛實)을 구분한다 : 구(嘔)는 토할 때 소리도 나고 구토물이 나오는 것이고, 토(吐)는 구토물은 있으나 소리가 없는 것이고, 소리는 나나 구토물이 없는 것은 건구(乾嘔)라고 한다. 구토는 모두 위기(胃氣)가 치올라서 생긴다. 구토가 갑자기 나고 소리가 거세며 구토물이 끈끈하고 누렇고 쓰면 실열증(實熱證)이다. 구토가 서서히 나고 소리가 미약하며 구토물이 맑은 물 같으면 허한증(虛寒證)이다.

(6) 딸꾹질 딸꾹질 소리로 한열허실(寒熱虛實)을 구분한다 : 딸꾹질은 위기(胃氣)가 위로 치밀어 인후(咽喉)에서 소리가 나는 것이다. 딸꾹질의 소리가 높지도 낮지도 않고 지속시간이 짧으며 다른 증상이 나타나지 않고 정기(正氣)가 있다면 식사를 급히 했거나 풍한(風寒)을 접촉하여 잠시 기가 위로 치올라 생긴 것으로 저절로 가라앉는다. 딸꾹질 소리가 높고 짧으며 잦게 계속되면 실열증(實熱證)이다. 딸꾹질 소리가 낮고 길고 힘이 없으며 가끔 하면 허한증(虛寒證)이다. 병 초기에 딸꾹질이 겹치고 소리가 높으면 한사(寒邪) 또는 열사(熱邪)가 위를 침범한 것이다. 오랜 병에 딸꾹질이 겹치고 소리가 약하면 위기(胃氣)가 고갈된 것이다.

(7) 트림[噯氣] 트림은 기(氣)가 중초(中焦)에 몰려 위기(胃氣)가 위로 치밀어 인후에서 소리가 나는 것이다. 썩은 냄새가 나는 트림을 하고 흉복부가 더부룩하면 식체(食滯)로 음식이 소화되지 못하고 위완(胃脘)에 어체된 것이다. 트림 소리가 높고 잦으며 방귀가 나오면 복부가 시원해지는 것은 간의 기가 위를 침범해서 생긴다. 트림 소리가 낮고 썩은 냄새가 없고 식욕이 없으면 비위(脾胃)의 허약이다. 한(寒)이 위를 침습하여 위기가 위로 치올라도 트림이 생긴다.

(8) 한숨[太息] 숨을 길게 내쉬는 것이 한숨이다. 정서(情緒)가 억제되고 간기(肝氣)가 어체되어

가슴·옆구리 등이 답답해져 나타난다.

2) 냄새

(1) 입 냄새   입에서 시큼한 냄새가 나면 음식물이 위에 몰려 소화되지 않은 것이다. 입에서 구린내가 나면 비와 위에 열이 있거나 소화불량, 또는 충치가 있거나 구강(口腔)이 깨끗하지 못한 것이다.

(2) 코 냄새   코에서 구린내가 나고 탁한 콧물이 나오면 폐의 열에 의한 축농증이다.

(3) 대소변, 경도, 대하   대변에 시큼한 냄새가 나면 장(腸)에 열이 몰린 것이고, 대변이 묽고 누린내가 나면 장의 한증(寒證)이다. 소변이 탁하고 구린내가 나고 황적색이면 습열(濕熱)이다. 방귀가 심하게 구린내가 나면 음식이 위장에 어체된 것이다. 경도나 대하에 구린내가 나면 열이고, 비린내가 나면 한(寒)이다.

(4) 병실에서 나는 냄새   병실에서 구린내가 나면 급성 열성(熱性) 전염병이다. 썩은 냄새가 나면 장부가 손상된 위급한 병증이다. 피비린내가 나면 실혈증(失血症)이다. 오줌 냄새가 심하게 나면 수종(水腫)의 말기 증상이다. 썩은 사과 냄새가 나면 당뇨병이다.

3. 문진(問診)

병력(病歷), 증상(症狀), 생활습관 등을 물어보는 문진(問診)으로 질병의 근본 원인과 성질을 파악할 수 있다.

1) 개인생활사

(1) 일반 사항   이름, 나이, 성별, 혼인 여부, 직업, 주소에 따라 질병의 종류나 근원이 다르다.

(2) 생활습관   생활환경, 식성, 일에 따라 질병에 다른 영향을 준다. 일이 즐겁고 적합하며 경제 사정에 여유가 있어 마음이 유쾌하면 기혈이 왕성하여 몸이 건강하고 병이 없으나 생활에 곡절이 많고 마음이 우울하면 기혈이 막혀 울체(鬱滯)가 나타난다.

(3) 병력(病歷)   과거의 병력을 아는 것은 변증과 변병에 참고가 된다. 대개 신병(新病)은 실증(實證)에 속하고 구병(久病)은 허증(虛證)에 속한다. 또한 개인뿐만 아니라 가족의 병력은 질병의 발생과 경과에 깊은 관계가 있다. 평소에 간의 양(陽)이 성하면 중풍에 걸

리기 쉽고, 전간(癲癎)이 있으면 정신 자극으로 다시 발작할 수 있는 것이다.

2) 주소(主訴)

주소(主訴)는 주요 증상 곧 주증(主證)을 말하는 것으로 환자가 가장 고통스러움을 느끼는 증상과 과거에 내진(來診)하게 되었던 원인, 그리고 발병 후 지금까지의 일수(日數) 등이 이에 해당한다. 주요 증상을 이해하는 것은 질병의 주된 문제점과 발병 부위를 파악하기 위해 필요하다. 예를 들어 주요 증상이 기침·천식과 흉통이 있는 경우 주된 병변이 폐에 있음을 고려하게 되고, 주요 증상이 배아픔과 식욕이 없을 경우 주된 병변이 위에 있음을 고려하게 된다. 이러한 방법으로 주증(主證)을 중심으로 하여 관련된 증상들을 물어 병의 상황을 파악하고 분석하게 되는 것이다.

3) 현재 증상

(1) 한열(寒熱) 오한이 나고 열이 난다

오한은 옷을 더 입고 이불을 덮고 불을 쪼이거나 따뜻하게 해도 추위하는 것이다. 발열은 체온이 높아지거나 혹은 체온은 정상이나 국소 또는 온 몸에 열이 나는 것이다. 오한은 외사(外邪)가 침범하여 체표가 위기(衛氣)의 온화(溫化) 작용을 받지 못해서 생긴다. 발열은 정기(正氣)가 사기에 대항하여 체표로 나옴과 동시에 한사(寒邪)가 체표를 침범하여 땀구멍이 폐쇄되고 양기(陽氣)가 선발되지 못하고 울체(鬱滯)되어 일어난다.

오한이 심하고 발열이 덜하면 한사가 침습하여 체표를 속박하고 양(陽)을 손상시켜 오한이 심하게 나타나는 표한증(表寒證)이다. 발열이 심하고 오한이 덜하면 열사(熱邪)가 침습하여 발열이 심하게 나타나는 표열증(表熱證)이다. 발열이 덜하고 오풍(惡風)과 자한(自汗)이 나타나는 것은 태양경(太陽經)에 풍사(風邪)가 침습하여 바람으로 땀구멍이 열리기 때문이다.

오한이 나지만 열은 나지 않는다

추위하나 열이 나지 않는 것은 양(陽)이 허하여 체표를 온화시키지 못하거나 한사의 침습으로 양기(陽氣)가 손상되기 때문이다. 오랜 병으로 양기가 허손되어 신체를 온화시키지 못해 추위하며 맥이 가라앉고 느리며 힘이 없는 것은 허한증(虛寒證)이다. 한사가 체내에 침입하여 장부(臟腑) 또는 국소(局所)의 양기(陽氣)를 손상시켜 배나 다른 국부가 싸늘하게 아프고 맥이 가라앉고 느리며 힘이 있는 것은 실한증(實寒證)이다.

열이 나지만 오한은 없다

고열(체온 39℃ 이상)이 오래 계속되면 이실열증(裏實熱證)이다. 얼굴이 벌겋고 입이 마르며 물이 먹히고 땀이 많이 나고 맥이 크고 빠르며 힘이 있다. 표사(表邪)가 속으로 들어가 열을 생성시키거나 또는 풍열(風熱)이 체내로 침범하여 정기와 사기의 싸움으로 몸 속의 이열(裏熱)이 높아지고 몸 밖으로 나타나는 것이다.

오후나 밤에 열이 나면 음허(陰虛) 조열(潮熱)이다. 얼굴이 붉고 밤에 땀을 흘리며 입과 목이 마르며 혀가 붉고 혀의 진액이 적어지는 증상이 함께 나타난다. 오후나 밤에는 양기(陽氣)가 점차 쇠퇴되고 인체의 저항력이 떨어지므로 사기가 왕성해 오후나 밤에 병이 심해지고 열이 나는 것이다.

처음 만지면 크게 열이 나는 것 같지 않은데 조금 오래 만지고 있으면 손이 뜨거워지고 오후에 열이 심해지며 머리가 어지럽고 몸이 무거운 증상이 함께 나타나는 것은 습온(濕溫) 조열이다. 습(濕)이 체내에 몰려 열로 변하고 잠복해 있기 때문에 오래 만지면 뜨거워지는 증상이 생긴다. 오후에는 인체의 양기가 점차 쇠퇴되고 저항력이 떨어지므로 오후에 열이 심하다.

오랫동안 열이 나나 비교적 높지 않아 38℃를 넘지 않으면 양허(陽虛)·기허(氣虛)이다.

한열(寒熱)이 교차한다

오한과 발열이 교차하는데 입이 쓰고 목이 마르며 눈이 흐리고 가슴이 답답하며 음식을 먹기 싫어하면 소양병(少陽病)이다. 외사(外邪)가 체내에 침습하여 정기와 사기가 반표반리(半表半裏) 부위에서 싸우면 사기가 성할 때는 오한이 나고 정기가 성할 때는 열이 나므로 오한과 발열이 교차한다.

오한과 발열이 교차하는데 매일 한 번씩 또는 2~3일에 한 번씩 발작하며, 머리가 아프고 입이 마르고 땀이 많이 나는 것은 학질(瘧疾)에서 흔히 볼 수 있다. 학질의 사기가 인체에 침입하면 반표반리 부위에 잠복하는데, 체내에 들어가서 음(陰)과 싸울 때는 오한 전율이 나타나고 체외로 나가 양(陽)과 싸울 때는 고열이 나타나므로 오한전율과 고열이 교차하여 발작한다.

(2) 땀   표증(表證)에서의 땀

땀이 없고 오한이 심하고 열이 높지 않고 머리가 아프면 한사(寒邪)에 의해 일어난 표한증(表寒證)이다. 한(寒)은 수축시키는 성질이 있어 한사가 체표를 속박하면 피부의 땀구멍이 막혀 땀이 나지 않으며 이는 표실증(表實證)에 속한다. 땀이 나고 열이 나며 추우면 풍사(風邪)에 의해 일어난 태양중풍증(太陽中風證)이다. 풍(風)은 개설(開泄)하는 성질이 있어 풍사가 체표를 침습하면 땀구멍이 열려 진액이 밖으로 나오게 되므로 땀이 난다. 이는 표허증(表虛證)에 속한다. 땀이 나며 열이 심하고 오한은 가벼우며 머리와 목이 아프면 외감(外感) 열사(熱邪)에 의한 표열증(表熱證)이다. 열은 상승되고 발산되는 성질이 있어 열사가 체표를 침습하면 땀구멍이 열리어 진액이 밖으로 나오게 되므로 땀이 난다.

이증(裏證)에서의 땀

낮에 땀이 나고 활동하면 더 심해지며 춥고 피로해하면 자한(自汗)으로 양허(陽虛)이다. 위기(衛氣)가 부족하면 피부를 치밀하게 하지 못하므로 땀구멍이 열리고 진액이 밖으로 나와 자한이 나타난다. 활동하면 인체의 양기가 체표로 나오므로 진액이 양(陽)과 함께 밖으로 나와 땀이 더 많아진다.

밤에 잘 때 땀이 나며 깨면 땀이 멎고 조열(潮熱)과 권홍(顴紅) 증상이 함께 나타나면 도한(盜汗)으로 음허(陰虛)이다. 음(陰)이 부족하여 조(燥)가 생기면 열이 생성되며 잠이 들면 위기(衛氣)가 체내로 들어와 피부가 치밀해지지 못하므로 허열(虛熱)이 진액을 증발시켜 땀이 많이 나고, 잠이 깨면 위기(衛氣)가 다시 체표로 나오므로 피부가 치밀해져 땀이 멎는 것이다.

땀이 많이 나고 진액이 대량으로 나오면 대한(大汗)이다. 열이 나고 땀이 멎지 않으며 얼굴이 붉고 입이 마르고 물이 많이 먹히면 실열증(實熱證)이다. 표사(表邪)가 속으로 들어가 열로 변거나 풍열(風熱)이 속으로 전달되어 이열(裏熱)이 높아져 진액이 증발되어 나오므로 열이 심하고 땀이 많이 나는 것이다.

굵은 땀방울을 흘리고 얼굴이 창백하고 팔다리가 차며 맥이 끊어지려 하면 망양증(亡陽證)이다. 양기(陽氣)가 갑자기 밖으로 나와 진액을 걷어들이지 못하면 진액이 의거할 곳이 없어 양기와 함께 밖으로 나오므로 굵은 땀방울을 끊임없이 흘리는 것이다. 중병이나 위급할 때 나타나는 증상이다.

떨리고 춥고 고통스러운 표정을 지으며 애쓴 뒤에 땀이 나면 전한(戰汗)이다. 열병(熱病)의 과정에서 정기와 사기의 싸움이 심할 때 나타난다.

국소(局所)의 땀

<머리의 땀> 머리에 땀이 많고 얼굴이 붉고 속이 답답하고 입이 마르며 혀끝이 붉고 설태가 누렇고 맥이 빠르면 상초(上焦)의 열이 양경(陽經)을 따라 위로 증발하여 나타나는 것이다. 머리에만 땀이 있고 온 몸이 무겁고 노곤하며 몸의 열은 한참 만져봐야 느껴지고 위완부가 답답하면 중초(中焦)의 습열(濕熱)이 양경을 따라 머리와 안면으로 증발해 나타나는 것이다. 위중한 환자의 이마에서 기름 같은 땀이 나고 팔다리가 싸늘하며 숨이 차고 맥이 미약하면 오랜 병으로 정기(精氣)가 쇠약하여 진액이 허양(虛陽)과 함께 위로 올라 밖으로 나가는 것이다.

<반신(半身)의 땀> 몸의 왼쪽 또는 오른쪽, 상반신 또는 하반신 어느 한쪽에만 땀이 나는 것은 땀이 나지 않는 병든 쪽의 경락이 막혀 기혈의 운행이 순조롭지 못하기 때문이다. 중풍, 반신불수, 팔다리가 위축되어 움직이지 못하는 위증(痿證)에서 볼 수 있다.

<손과 발바닥의 땀> 손과 발바닥에 땀이 많이 나는 것은 음허(陰虛) 또는 중초 습열이 원인이다. 비는 사지를 주관하고 손발바닥에는 음경(陰經)이 분포되어 있기 때문에 허열(虛熱)이나 중초의 습열이 음경을 따라가서 진액을 증발시켜 땀이 나게 된다.

(3) 두통(頭痛) 두통이 뒷목과 등에 영향을 주면 태양경(太陽經)의 두통이다. 앞이마와 미릉골이 아프면 양명경(陽明經)의 두통이다. 양쪽 머리와 태양(太陽)혈 부근이 아프면 소양경(少陽經)의 두통이다. 머리가 아프고 묵직하고 배가 더부룩하고 자한(自汗)이 나타나면 태음경(太陰經)의 두통이다. 두통이 치아에 영향을 주면 소음경(少陰經)의 두통이다. 머릿속이 흔들리고 아프며 기가 상역(上逆)되는 느낌이면 궐음경(厥陰經)의 두통이다.

허증(虛證)의 두통은 기혈이 허해 머리에 영양을 주지 못해 나타나는데, 오래 지속되며 때때로 심해지기도 하고 가벼워지기도 한다. 양허(陽虛)일 때는 머리가 차갑고 아프며 추워하고 더운 것을 좋아하며 가슴이 답답하고 피곤하며 맥이 가늘며, 음허(陰虛)일 때는 머리가 은근히 아프고 귀에서 소리가 나며 눈이 아찔하고 허리가 아픈 증상이 나타난다. 기가 허할 때는 피로할수록 두통이 심해지며 기허(氣虛) 증상이 함께 나타난다.

실증(實證)의 두통은 갑자기 일어나고 지속시간이 짧지만 통증이 심하다. 외감(外感) 두통은 양쪽 태양(太陽)혈 부위가 몹시 아프고 통증이 등에까지 이른다. 담습(痰

濕이 체내에 몰릴 때는 머리가 아프며 무겁다. 어혈(瘀血)일 때는 머리가 바늘로 찌르는 것처럼 아프다. 간양(肝陽)이 항진되어 간화(肝火)가 위로 치오르면 머리가 뻐근하게 아프고 얼굴과 눈이 붉어지며 심하면 의식을 잃기도 한다.

(4) 현훈(眩暈) 현훈은 어지러움이다. 가벼운 현훈은 눈을 잠시 감고 있으면 저절로 멎지만 심하면 주위가 빙빙 돌아 서 있지 못하고 메스껍고 토하며 넘어진다.

머리가 터질 듯이 아프고 어지러우며 얼굴이 붉고 귀에서 소리가 나고 입이 쓰고 목이 마르는 것은 간양(肝陽)이 항진해서 위로 치올라 눈, 코, 귀, 입 등 칠규(七竅)를 요동시켜 바람이 일어나 어지러운 것이다.

어지럽고 머리가 무거우며 가슴이 답답하고 메스껍고 침을 흘리는 것은 담습(痰濕)이 체내에 막혀 양(陽)이 위로 오르지 못해 나타나는 어지러움이다.

어지럽고 눈앞이 아찔하며 피로하고 갑자기 일어설 때 증상이 더욱 심하고, 얼굴이 희고 가슴이 답답하며 잠이 오지 않는 증상이 함께 나타나는 것은 영혈(營血)이 손상되어 허화(虛火)가 성하거나 뇌를 자양(滋養)하지 못하기 때문이다.

(5) 몸의 증상 온 몸이 아프다 : 온 몸이 아픈 것은 한습(寒濕)이 경락을 응체시켜 기의 운행이 순조롭지 못하므로 기혈이 조화되지 못해 일어난다. 오랜 병으로 누워 일어나지 못하고 온 몸이 아픈 것은 정기(精氣)가 부족하여 기혈이 조화롭지 못해서 생긴다.

몸이 무겁다 : 머리와 몸이 무겁고 완복부가 더부룩하고 밥을 먹기 싫어하며 대변이 묽은 것은 습사(濕邪)의 침습 때문이다. 습사는 끈끈하고 무거운 성질이 있어 양기(陽氣)를 소모시키고 경락의 순행을 방해해 몸이 무겁게 된다. 몸이 무겁고 눕기를 좋아하며 말하기 싫어하고 피곤해 하는 것은 비의 기가 손상되어 근육과 팔다리를 영양하지 못하기 때문이다.

팔다리가 아프다 : 팔다리 관절이 아픈 것은 비증(痺證)이다. 풍사(風邪)는 한 곳에 있지 않고 움직이며 잘 변하는 성질이 있으므로 풍사에 침습되면 여기저기의 관절에 이동되며 아프다. 한사(寒邪)는 수축하고 응체시키는 성질이 있으므로 한사에 침습되면 경락의 기혈이 막혀 통하지 않아 아픔이 심하다. 습사(濕邪)는 끈끈한 성질이 있으므로 습사에 침습되면 묵직하게 아프며 아픈 부위가 이동되지 않는다. 풍습(風濕)이 울체되어 열로 변하면 팔다리 관절이 붓고 동통이 나타나고 다리에 결절(結節)과 홍반(紅斑)이 생긴다.

허리가 아프다 : 허리가 시큰시큰하며 은근히 계속 아프고 다리와 무릎에 힘이 없

는 신허요통(腎虛腰痛)은 신정(腎精)이 부족하여 골수(骨髓)를 보충하지 못하여 생긴다. 허리가 차고 묵직하게 아프고 흐린날 더 심해지는 것은 한습요통(寒濕腰痛)이다. 한습이 허리를 침습하여 경락을 울체시키며 기혈의 운행이 순조롭지 못해 생긴다. 허리가 바늘로 찌르듯이 아프고 아픈 곳이 고정되고 누르지 못하게 하며 허리를 움직이지 못하는 것은 어혈요통(瘀血腰痛)이다. 외상(外傷)으로 허리 부위에 어혈이 생겨 경맥을 울체시키므로 기혈의 운행이 순조롭지 못해 생긴다.

(6) 가슴   가슴이 아프고 숨이 막히며 아픔이 어깨까지 퍼지는 것은 음사(陰邪)가 가슴에 몰려서 양기(陽氣)가 제대로 돌지 못하거나 기허(氣虛)로 혈이 몰리고 심 경맥의 기혈 운행이 순조롭지 못해 일어난다.

가슴이 터질 듯이 아프고 얼굴이 시퍼렇고 손발 끝까지 퍼렇게 되는 것은 심 경맥이 급작스럽게 울체되고 통하지 못해 일어난다. 가슴이 아프고 열이 나며 얼굴이 붉고 숨이 차고 비익(鼻翼)이 움직이는 것은 외감(外感) 풍열(風熱)이 폐를 침범하여 폐의 선발·숙강 기능이 실조되어 일어난다.

가슴이 아프고 조열(潮熱)과 도한(盜汗)이 나고 가래에 피가 섞이는 것은 폐음허증(肺陰虛證)으로 음허(陰虛)가 조열(燥熱)을 생성시키고 허화(虛火)가 폐의 경락을 손상시켜 일어난다. 가슴이 답답하고 기침이 나고 숨이 차며 가래가 희고 양이 많은 것은 비가 허하여 습(濕)이 몰려 담이 생성되고 담이 폐를 침범하여 일어난다. 가슴이 아프고 몸에 열이 나며 기침이 나고 피고름이 섞인 가래를 뱉으며 냄새가 비리고 역한 것은 열독(熱毒)이 폐에 몰려 기혈이 울결되고 조직을 부패시켜 고름이 생겨 일어난다.

가슴이 뻐근하고 아픈 부위가 옮겨다니며 자주 한숨을 쉬며 성을 잘 내는 것은 기가 막혀서 일어난다. 정서(情緒)가 유쾌하지 못해 가슴의 기가 순행되지 못해 생긴다. 가슴 부위가 바늘로 찌르듯이 아프고 아픈 부위가 옮겨다니지 않는 것은 보통 외상(外傷)으로 어혈(瘀血)이 가슴의 맥락을 울체시켜 일어난다. 가슴이 그득하니 막힌 감이 드는 것은 폐나 비의 기가 막히거나 간기(肝氣)가 몰려 비에 영향을 주거나 신(腎)이 허하여 비의 기능을 돕지 못해서 생긴다.

(7) 옆구리   옆구리가 뻐근하게 아프며 한숨을 쉬고 성을 잘 내는 것은 간의 기가 울체되어 정서가 순조롭지 못하기 때문이다.

옆구리가 불에 덴 것처럼 아프며 얼굴과 눈이 붉은 것은 간의 화(火)가 울체되어 옆구리의 맥락을 손상시켰기 때문이다. 옆구리가 뻐근하게 아프고 몸과 눈에 황달이 생기는 것은 간과 담에 습열이 몰려 일어나는 황달병(黃疸病)이다. 옆구리가 바늘로 찌르는 듯이 아프며 아픈 부위가 고정된 것은 외상(外傷)으로 어혈이 생겨 경락의 운행이 순조롭지 못하기 때문이다. 옆구리가 그득하고 기침을 할 때 더 아픈 것은 음사(飮邪)가 흉협부에 머무르기 때문이다. 옆구리가 답답하고 한열(寒熱)이 왕래하는 것은 소양증(少陽證)이다.

(8) 위완 부위 상복부(上腹部)에 위가 있는 곳을 위완(胃脘)이라 한다.

위완부가 차고 심하게 아프고 더운 것을 만나면 아픔이 덜해지는 것은 한사(寒邪)가 직접 위의 양기(陽氣)를 손상시켜 위완이 수축되고 경련을 일으켜 생긴다. 위완부가 불에 덴 것처럼 아프고 배고파하며 입에서 냄새가 나고 변비가 나타나는 것은 위에 화(火)가 성해 진액을 손상시켜 위의 소화 기능이 항진되어 생긴다. 위완부가 뻐근하게 아프고 트림이 나며 성이 나면 더 심해지는 것은 간기(肝氣)가 위를 침범해 위에 기가 몰려 생긴다. 위완부가 바늘로 찌르는 듯이 아프며 아픈 부위가 고정된 것은 위 부위에 어혈이 있어 생긴다. 위완부가 은근히 아프고 더운 것과 눌러주기를 좋아하고 맑은 물을 토하는 것은 위의 양(陽)이 허하여 한(寒)을 생성시키므로 위의 소화 기능이 쇠퇴하여 생긴다. 위완부가 지지는 듯이 아프고 답답하며 배가 고프나 음식을 먹으려 하지 않으며 혀가 붉고 설태가 적은 것은 위의 음(陰)이 허하여 진액을 손상시키므로 허화(虛火)가 체내를 교란시켜 생긴다.

(9) 배[腹部] 상복부가 은근하게 아프고 더운 것과 눌러주기를 좋아하며 대변이 묽은 것은 비와 위의 허한(虛寒)으로 운화 기능이 실조되어 생긴다.

하복부가 뻐근하게 아프고 소변이 순조롭지 못한 것은 방광(膀胱)의 기화(氣化) 기능이 실조되어 생긴다. 하복부가 바늘로 찌르는 것처럼 아프고 소변이 순조로운 것은 어혈이 하초(下焦)에 몰려 생긴다. 하복부가 차고 아프며 음부(陰部)까지 아래로 당기는 것처럼 아픈 것은 한(寒)이 간의 경맥에 응체되어 간맥(肝脈)이 수축되고 경련이 일어난다. 배꼽 주위가 아프고 종괴(腫塊)가 만져지고 누르면 움직이는 것은 뱃속에 충(蟲)이 몰려 생긴다.

복통이 갑자기 심해지고 뻐근하게 아프며 누르지 못하게 하고 밥을 먹으면 더 아픈 것은 실증(實證)이다. 복통이 서서히 나타나고 은근히 아프며 눌러주기를 좋아하며 밥을 먹으면 아픔이 덜해지는 것은 허증(虛證)이다. 복통이 더운 것을 만나면 아픔이 덜해지는 것은 한증(寒證)이다. 복통이 있고 찬 것을 좋아하는 것은 열증(熱證)이다.

(10) 눈　　목통(目痛) : 눈이 몹시 아프고 머리로 뻗치며 메스껍고 토하며 동공이 커지고 혼탁해지며 색이 퍼렇거나 노란 것은 간담(肝膽)의 풍화(風火)가 위로 몰려 생긴다. 눈이 붉게 붓고 아프며 바람을 만나면 눈물이 나는 것은 눈에 풍열(風熱)의 사기가 침습하여 생긴다.

목현(目眩) : 주위 사물이 빙빙 돌아가는 것처럼 보이며 배를 타고 있는 것처럼 흔들리는 증상이 목현(目眩)이다. 머리가 어지럽고 머리가 터지는 것처럼 아프며 얼굴이 붉고 귀에서 소리가 나며 허리와 무릎이 시큰한 것은 신(腎)의 음(陰)이 허손되고 간의 양기(陽氣)가 항진되어 생긴다. 머리가 어지럽고 가슴이 답답하고 몸이 노곤하고 팔다리가 저리며 메스꺼운 것은 담습(痰濕)이 체내에 모여 양(陽)이 위로 오르지 못해 생긴다.

목혼(目昏) : 눈이 어지럽고 깔깔하며 잘 보이지 않는 증상이 목혼(目昏)이다. 기허(氣虛), 간혈(肝血)의 부족, 신정(腎精)의 허손으로 눈을 영양하지 못해 생기는데, 오랜병, 노인, 허증(虛症)에서 볼 수 있다.

작목(雀目) : 참새가 밤에 잘 보지 못하는 것처럼 저녁이 되면 시력이 떨어지는 것은 간허(肝虛)로 생긴다.

(11) 귀　　이명(耳鳴) : 귀에서 매미 소리나 파도 소리 같은 것이 들리며 잘 듣지 못하는 것이다. 갑자기 귀에서 소리가 나고 귀를 막으면 심해지는 것은 실증(實證)이다. 간·담·삼초(三焦)의 화(火)가 경락을 따라 위로 올라 요란시켜 생긴다. 비에 습(濕)이 지나치면 양(陽)이 상승하지 못해 칠규(七竅)를 영양하지 못하므로 귀에서 소리가 난다. 소리가 점점 작아지고 손으로 막으면 덜해지는 것은 허증(虛證)이다. 신이 허하고 정(精)이 손상되어 수해(髓海)가 충족되지 못하면 귀가 영양을 받지 못해 소리가 난다.

이롱(耳聾) : 청력(聽力)이 감퇴되거나 귀가 먼 것이다. 한사(寒邪)가 소양경(少陽經)을 침범하여 기가 막혀 생긴다. 온병(溫病)으로 귀가 먼 것은 화(火)가 귀를 막고 음정(陰精)이 귀를 영양하지 못해 생긴다. 오랜 병이나 중병일 때 귀가 잘 들리지 않는다면 신기(腎氣)가 허손되고 신의 정(精)이 쇠퇴하여 생기는 것이므로 위중하다. 노인의 귀가 잘 들리지 않는 것은 신의 기와 정이 쇠퇴되었기 때문이다.

중청(重聽) : 청력이 감퇴되어 소리를 똑똑하게 듣지 못하는 것이다. 풍사(風邪)나 열사(熱邪)가 소양(少陽) 경맥에 침입하여 귀로 몰려 생긴다. 또한 간과 신이 허하여 하초에는 음이 허하고[下虛] 상초에는 양기가 왕성[上實]하여 생긴다.

(12) 구갈(口渴)과 식음(食飮) 입이 마르지 않다 : 한증(寒證)이나 명확한 열증(熱證)이 없을 때 나타나는데, 진액이 손상되지 않은 것이다.

입이 마르고 물을 많이 마신다 : 구갈이 심하고 찬물을 좋아하며 얼굴이 붉고 열이 나며 갑갑해 하며 땀이 많은 것은 이열(裏熱)이 성하여 진액이 심하게 손상된 실증(實證)이다. 구갈이 심하고 물을 많이 마시고 소변이 많으며 음식을 많이 먹으나 쇠약한 것은 신음(腎陰)이 허손되어 생기는 당뇨병이다. 신은 수액(水液)과 대소변을 주관하며 방광의 개합(開闔)을 관리하므로 신음(腎陰)이 허손되면 양(陽)이 항진되고 방광의 개합 기능이 실조되어 소변량이 많아지고 진액이 손상되기 때문에 목이 마르고 물이 많이 먹힌다. 땀을 많이 흘린 뒤, 심하게 토하거나 설사한 뒤, 이뇨제를 많이 쓴 뒤에 입이 마르고 물을 많이 마시는 것은 진액이 손상되어 생긴다.

목이 마르지만 물을 많이 마시지 않는다 : 구갈이 있으나 물을 마시지 않는 것은 진액의 손상이 적거나 진액의 수송 장애가 생긴 것이다. 음(陰)이 허하면 진액이 부족해 입이 마르나 체내에 실열(實熱)이 없어 진액을 소모하지 않으므로 물을 마시려 하지 않는 것이다. 조열(潮熱), 도한(盜汗), 권홍(顴紅), 오심번열(五心煩熱) 증상이 함께 나타난다.

습열이 체내에 모이면 진액의 기화 기능이 장애 되어 위로 오르지 못하므로 입이 마르나 물을 많이 마시지 않는다. 머리와 몸이 무겁고 몸이 더우나 열이 나지 않고 완복부가 답답한 증상이 함께 나타난다.

담음(痰飮)은 음사(陰邪)이므로 양(陽)이 손상되고 기화 작용이 실조되어 진액을 위로 올려보내지 못해 입이 마르고 더운 것을 좋아하나 진액이 부족 되지 않아 물을 많이 마시지 않는다. 음(陰)이 위에 정체되므로 위의 하강 기능이 실조되어 물을 마시면 토한다. 더운 것을 마시기 좋아하나 물을 마시면 즉시 토하고 머리가 어지럽고 눈이 아찔하며 배에서 물소리가 나는 증상이 함께 나타난다.

어혈(瘀血)이 체내에 울체되어 기화 기능에 장애가 생기면 진액이 위로 오르지 못해 구갈이 생기는데, 진액의 수송에 장애가 생긴 것이지 진액이 소모된 것이 아니므로 물을 넘기기 싫어한다.

(13) 식욕과 식사량 식욕 감퇴 : 식욕이 적고 몸이 쇠약하고 배가 붓고 대변이 묽고 혀가 연한 것

은 비위의 기허(氣虛)로 비위의 소화·운화 기능이 떨어져 생긴다. 완부(脘部)가 답답하고 먹기 싫고 머리와 몸이 무겁고 대변이 묽은 것은 습사가 비를 침범해 운화 기능이 실조되어 생긴다. 먹기 싫고 기름진 것을 싫어하고 황달이 있고 옆구리가 아프며 몸이 더우나 열이 나지 않는 것은 간담(肝膽)의 습열이다. 습열이 몰려 간의 소설 기능과 비의 운화 기능이 실조되어 식욕이 떨어지는 것이다.

음식을 싫어하고 신물을 토하고 트림이 나며 완부가 붓고 아프며 설태가 두터운 것은 음식이 체내에 정체되어 생긴다. 부인의 월경이 멈추고 음식을 싫어하고 토하며 맥이 빠르고 힘이 있으면 임신오조(妊娠惡阻)이다. 임신으로 충맥(衝脈)의 기가 위로 올라 위의 하강 기능이 손상되어 일어난다.

많이 먹고도 배고파한다 : 많이 먹지만 배가 고프며 입이 마르고 가슴이 답답하며 혀가 붉고 설태가 노랗고 입에서 냄새가 나며 변비가 생기는 것은 위의 화(火)가 성해져 부숙(腐熟)·소화 기능과 신진대사가 항진되기 때문이다. 많이 먹지만 배가 고프며 대변이 묽은 것은 위의 기능이 강하고 비의 기능이 약해 생긴다. 위의 소화 기능이 강해 많이 먹어도 쉽게 배가 고프고, 비의 기능이 약하므로 대변이 묽고 설사하는 것이다.

배가 고프나 먹기 싫어한다 : 위의 음(陰)이 부족하여 허화(虛火)가 체내를 요란시켜 배가 고파도 먹으려 하지 않고 위에 뜨거운 감이 느껴지고 혀가 붉고 설태가 적으며 가늘고 빠른 맥이 나타난다.

편식(偏食) : 어린이가 생쌀이나 흙을 먹기 좋아하며 여위고 배가 붓고 아프며 배꼽 주위에 덩이가 만져지는 것은 회충이 생겨 운화 기능이 실조되고 인체가 영양을 공급받지 못하기 때문이다. 부인이 신 것을 좋아하고 경도가 없고 메스꺼운 것은 임신 때문이다.

(14) 입맛　　입맛이 없다 : 비위(脾胃)의 기허(氣虛)로 소화와 운화 기능이 하강되어 입맛이 떨어져 식사량이 준다.

입이 달고 끈끈하다 : 습열이 비위에 응체되어 탁기(濁氣)가 입으로 올라가 입이 달고 끈끈해진다.

입에서 신물이 난다 : 간위(肝胃)에 모인 열이 증발해 올라 입에서 신물이 난다.

입에서 시고 소화되지 않은 냄새가 난다 : 비위가 손상되어 음식이 위에 몰려 소화되지 않으면 탁기가 넘쳐 올라 입에서 시큼하고 쉰 냄새가 난다.

입이 쓰다 : 간담(肝膽)의 화(火)가 왕성하고 담의 기가 넘쳐 올라 생긴다.

입이 짜다 : 신액(腎液)이 치올라 생긴다.

(15) 수면 상태 잠이 오지 않는다 : 잠이 잘 들지 않고 가슴이 답답하고 꿈이 많으며 조열(潮熱)과 도한(盜汗)이 생기고 허리와 무릎이 시큰하며 나른한 것은 신음(腎陰)이 허약하고 심화(心火)가 항진되어 심(心)과 신(腎)의 화(火)와 수(水)가 평형을 이루지 못하고 화(火)가 요동해서 생긴다. 잠이 깊이 들지 않고 잘 깨며 가슴이 두근거리고 식욕이 떨어지고 혀가 희고 맥이 허한 것은 근심과 사려가 지나쳐 비가 손상되고 비기(脾氣)가 허해져 운화 기능이 떨어지므로 혈의 생성이 부족해져 심혈(心血)이 허해 생긴다. 때때로 놀라 깨며 어지럼증이 생기고 가슴이 답답하며 겁이 많고 입이 쓰고 메스꺼운 것은 정서가 유쾌하지 못해 기가 울체되어 화(火)가 생기고 담이 생성돼 체내에 담열(痰熱)이 있고, 정서를 조절하는 담의 기능이 실조되어 담기(膽氣)가 안정되지 못해 생긴다. 잠을 잘 때 불안해하며 위완부가 답답하고 트림이 나는 것은 음식의 부절제로 비위가 손상되고 위의 소화와 하강 기능이 실조되어 탁기가 치올라 생긴다.

잠이 너무 많다 : 피곤해하고 잠을 잘 자고 머리가 무겁고 위완부가 답답한 것은 외감(外感)의 서습(暑濕)이 침습하거나 체내에 담습(痰濕)이 생겨 비의 기능이 실조되고 양이 상승하지 못해 머리가 영양을 받지 못하기 때문이다. 식후에 피로해하며 잠을 잘 자고 신체가 허약하고 식욕이 떨어지며 숨이 찬 것은 비위의 기허(氣虛)로 운화 기능이 떨어지고 양이 상승되지 못해 머리가 영양을 받지 못하기 때문이다. 극히 허약하고 의식이 몽롱해지며 피로해하고 잠이 많으며 팔다리가 차고 맥이 약한 것은 심(心)과 신(腎)의 양이 허해 체내에 음한(陰寒)이 성하고 인체 기능이 쇠약하기 때문이다. 혼수상태로 헛소리를 하며 밤에 열이 심해지고 혀가 심홍색을 띠고 맥이 빠른 것은 열이 영혈(營血)을 침범하고 심포락(心包絡)에 함몰되어 심신(心神)을 흐리게 하여 정신상태가 혼미해져 생긴다.

(16) 대변 변비(便秘) : 고열과 변비가 함께 나타나며 배가 뻐근하게 아프고 혀가 붉고 설태가 누렇고 건조한 것은 열이 성해 진액을 손상시켜 대변이 지나치게 건조해져 생기는 실열증(實熱證)이다. 얼굴이 창백하고 더운 음식을 좋아하고 대변이 굳고 맥이 느리고 가라앉은 것은 음한(陰寒)이 체내에 울체되어 장의 기가 순행되지 못해 생기는 냉성(冷性) 변비이다. 오랜 병이나 산후 또는 노인에게 변비가 나타나는 것은 기가 허하여 배설하는 힘이 모자라거나 진액이 모자라 장을 습윤시키지 못해서 생긴다.

설사(泄瀉) : 배가 붓고 식욕이 떨어지며 배가 아프고 설사가 나는 것은 비가 허해 운화 기능이 실조되어 소장이 청탁(淸濁)을 구분하지 못해 수액이 장에 몰리기 때문이다. 새벽에 배가 아프고 설사가 나며 설사 뒤엔 복통이 덜해지고 허리와 무릎이 시큰하고 서늘한 것은 신의 양허(陽虛)로 명문(命門)의 화(火)가 쇠약하여 비를 온화(溫化)하지 못하므로 비가 한(寒)하여 운화 기능이 실조되어 생긴다. 새벽에는 아직 해가 뜨기 전이라 양기가 성하지 않고 음이 성한 때이므로 한냉(寒冷)과 음이 중복되어 배가 아프고 설사가 난다. 완복부가 답답하고 트림이 나며 배가 아프고 설사가 나며 설사 뒤 복통이 덜해지는 것은 불결한 음식을 먹거나 갑자기 많이 먹어 비와 위가 손상되고 대장의 수송 기능이 항진되어 생긴다. 설사 뒤에는 기의 울체가 순조로워지므로 복통이 덜해진다.

소화되지 않은 대변을 본다 : 대변에 소화되지 않은 음식물이 많이 섞인 것은 비의 허, 또는 신의 허에 의한 설사에서 볼 수 있다.

대변의 성질이 자주 변한다 : 대변이 때로는 굳거나 때로는 묽은 것은 간이 울체되어 비를 침습했을 때이다. 대변이 먼저 굳었다가 뒤에 묽어지는 것은 비허(脾虛)이다. 대변에 농혈(膿血)이 섞인 것은 이질(痢疾)이고, 대변에 검은 것이 섞이면 항문에서 먼 곳인 소장이나 위 등에서 피가 나오는 원혈(遠血)이며, 대변에 선혈(鮮血)이 섞인 것은 항문 가까운 곳에서 피가 나는 근혈(近血)이다.

항문이 뜨겁게 타는 느낌이다 : 대장에 습열이 있어서 설사를 할 때 항문이 뜨겁게 타는 듯[灼熱感]하다.

대변이 시원치 않다 : 배가 아프고 대변이 시원치 않은 것은 간기(肝氣)가 울체되어 장의 기가 순행되지 못해 생긴다. 대변이 누렇고 묽으며 설사한 뒤에도 시원치 못한 것은 대장에 습열이 몰려 장의 기가 순행되지 못해 생긴다.

대변을 참지 못하고 뒤가 묵직하다 : 배가 설사가 날 것처럼 아파 자주 대변을 보려고 하며 항문이 묵직하고 대변이 시원치 못한 것은 이질에서도 볼 수 있다. 체내에 습열이 울체되어 장에 기가 정체되어 생긴다.

대변을 참지 못한다 : 설사가 오래 멎지 않고 대변을 참지 못해 수시로 배설되는 것은 비와 신이 허해서 항문의 통제 기능이 상실되어 생긴다.

항문이 묵직하다 : 비허(脾虛)로 중초의 기가 무너져 내리면 항문이 묵직하고 심하면 탈항이 된다.

(17) 소변 소변량이 는다 : 소변량이 많고 소변이 맑으며 추위하면 한증(寒證)이다. 한할 때는 땀이 배설되지 못하고 체내에 진액이 많아져 수액이 아래로 흘러 소변량이 많아지고 맑아진다. 목이 마르고 물을 많이 마시며 오줌이 많고 몸이 야위는 것은 당뇨병에서 신음(腎陰)이 허손되어 방광의 개합(開闔) 기능이 실조되어 생긴다.

소변량이 준다 : 소변이 붉고 양이 적은 것은 실열증(實熱證)이다. 열이 높아 진액이 손상되어 요액(尿液)의 생성이 줄어들으므로 소변이 붉고 양이 적어진다. 소변량이 적어지는 동시에 부종(浮腫)이 나타나면 수종병(水腫病)으로 폐·비·신의 기능이 실조되어 기화 작용이 약해져 수습(水濕)이 체내에 머물기 때문이다.

소변이 잦다 : 소변이 묽고 양이 적으며 참지 못하고 횟수가 잦은 것은 습열이 하초에 몰려 방광의 기화 기능이 순조롭지 못해 생긴다. 소변 횟수가 많고 맑으며 소변을 통제하지 못하는 것은 신기(腎氣)의 고섭(固攝) 기능이 실조되고 방광의 개합 기능이 상실되어 생긴다. 노인이나 병치레로 소변량이 늘고 소변이 잦은 것은 신양(腎陽)이 허손되고 방광의 개합 기능이 상실되어 생긴다.

소변이 통하지 않는다 : 소변이 순조롭지 못하고 한 방울씩 나오거나 소변이 통하지 않아 한 방울도 나오지 않는 것은 습열이 몰리거나 어혈이 막혀 생기며, 노인이 기허(氣虛)하고 신양(腎陽)이 부족하며 방광의 기화 기능이 하강되어 나타나기도 한다.

소변 볼 때 아프다 : 소변이 급해 참지 못하며 소변 볼 때 요도가 불에 덴 것처럼 아프면 임증(淋證)이다. 방광에 습열이 울체되고 신허(腎虛)로 방광의 기화 기능이 실조되어 생긴다.

소변이 시원치 않다 : 소변이 잘 나오지 않고 소변을 본 뒤에도 방울방울 떨어지는 것은 노인들에게 흔히 볼 수 있는데, 신기(腎氣)의 고섭 기능이 떨어져 생긴다.

소변을 통제하지 못한다 : 제 마음대로 소변을 통제하지 못해 수시로 흘러나오는 것은 요실금(尿失禁)이다. 신기(腎氣)의 고섭 기능이 실조되고 방광의 개합 기능이 약해져 생긴다. 정신상태가 혼미하며 요실금이 나타나면 위급한 증상이다.

유뇨(遺尿) : 잠을 자면서 자리에 오줌을 싸는 것은 신기(腎氣)가 부족하고 방광이 허쇠하여 생긴다.

(18) 월경 월경(月經) 주기가 고르지 않다 : 월경 주기가 정상보다 8~9일 이상 빨라지고 경혈이 심홍색이고 걸고 양이 많은 것은 열이 혈을 압박해 혈이 제멋대로 순행하여 생긴다. 경혈이 담홍색이고 묽고 양이 많은 것은 기가 허하여 혈을 통제하지 못해

생긴다.

월경 주기가 정상보다 8~9일 이상 늦어지고 경혈이 담홍색이고 묽고 양이 적은 것은 혈허(血虛)로 혈이 적어 제때에 충만 되지 못해 생긴다. 경혈이 암자색이고 덩어리가 섞이며 양이 적은 것은 한사(寒邪)의 침습으로 혈이 뭉쳐져 제때에 나오지 못하는 것이다.

월경 주기가 고르지 못하고 경혈이 자홍색이고 덩어리가 섞이고 양이 적으며 젖가슴이 뻐근하게 아픈 것은 정서의 원인으로 간기(肝氣)가 울체되어 간의 조절 기능이 상실되어 생긴다. 경혈이 담홍색이고 묽고 양이 일정치 않은 것은 비와 신이 허약하고 충맥(衝脈)과 임맥(任脈)이 실조되어 생긴다.

월경 때 배가 아프다 : 월경을 전후해 하복부가 심하게 아픈 것을 월경통이라 한다. 월경 전에 아랫배가 뻐근하게 아프고 월경이 지나면 없어지는 것은 기체(氣滯)·어혈(瘀血)로서 경맥이 통하지 않아 생긴다. 실증(實證)에 속한다. 월경 뒤에 아랫배가 늘 은근하게 아프고 허리가 시큰거리며 아픈 것은 기혈(氣血)이 부족하거나 신이 허해 자궁이 영양 받지 못해 생긴다. 허증(虛證)에 속한다. 월경 때에 아랫배가 싸늘하게 아프고 더운 것을 만나면 아픔이 덜해지는 것은 한사가 경맥에 응결되어 자궁이 수축되고 경련이 일어나기 때문이다.

월경 불통(不通) : 월경이 있어야 할 나이에 나타나지 않거나, 3개월 이상 중단된 것을 경폐(經閉)라고 한다. 충맥과 임맥의 경혈이 부족하거나 막혀 생긴다.

붕루(崩漏) : 월경량이 많아지고 멎지 않는 것을 말한다. 경혈이 심홍색이고 덩어리가 섞인 것은 열증(熱證)이고, 경혈이 담홍색이고 묽은 것은 충맥과 임맥이 손상되었거나 중초의 기가 무너져 내리고 비가 허해 혈을 통제하지 못해 생긴다.

(19) 대하　대하(帶下)의 색이 희고 묽으며 양이 많고 역한 냄새가 나지 않으면 백대하(白帶下)이다. 비허(脾虛)로 운화 기능이 실조되어 한습(寒濕)이 아래로 몰려 생긴다. 대하의 색이 누렇고 걸고 양이 많으며 역한 냄새가 나는 것은 황대하(黃帶下)이다. 습(濕)이 울체되어 열(熱)로 변하고 습열이 아래로 몰려 생긴다. 대하의 색이 벌겋고 걸거나 적백색이 겹치고 조금 역한 냄새가 나는 것은 적대하(赤帶下)이다. 정서가 우울하여 간기(肝氣)가 울체되고 열로 변하여 자궁의 낙맥(絡脈)을 손상시켜 생긴다. 폐경기 이후에 적색 대하가 멎지 않고 흐르는 것은 악성 종양 때문에 생길 수 있다.

4. 절진(切診)

절진은 만져보기로, 맥(脈)을 만져보는 맥진(脈診)과 피부·손발·흉복부 등을 만져 보고 눌러보는 안진(按診)으로 병리 변화를 알 수 있는 방법이다.

1) 맥진(脈診)

(1) 맥의 형성 심장은 혈맥을 주관하므로 심장의 박동이 혈액을 혈관으로 추동하여 맥박이 형성된다. 심장의 박동과 혈액의 순환은 종기(宗氣)의 추동으로 이루어진다. 온 몸을 흐르는 모든 혈맥은 폐로 모이며 종기를 주관하는 폐의 기능으로 혈액이 온 몸에 퍼질 수 있다. 비와 위는 혈을 생성하는 원천이며, 비는 혈을 통솔한다. 간은 혈을 저장하고 소통·발산시키는 기능으로 혈량을 조절한다. 신은 정(精)을 저장하고 정은 혈을 생성한다.

(2) 맥진의 의의 질병 부위, 성질과 정기(正氣)와 사기(邪氣)의 성쇠를 판단한다 : 병 부위가 체표에 있으면 부맥(浮脈)이고 체내에 있으면 침맥(沈脈)이다. 한증(寒證)은 지맥(遲脈)이고 열증(熱證)은 삭맥(數脈)이다. 맥이 허약하고 힘이 없으면 정기(正氣)가 부족한 허증(虛症)이고, 맥이 실하고 힘이 있으면 사기(邪氣)가 성한 실증(實證)이다.

질병의 경과와 예후를 판단한다 : 오랜 병에서 맥이 완화되면 위기(胃氣)가 점차 회복되고 병이 호전되는 징조이고, 크게 뛰는 홍맥(洪脈)이 나타나면 사기가 성하고 정기가 쇠퇴한 위급한 징후이다. 외감 열병에서 맥이 완화되고 열이 내려가면 병이 낫는 것이고, 맥이 빠르고 열이 나며 팔다리를 가만 두지 못하면 병이 발전되는 것이다.

(3) 맥진 부위 촌구진법(寸口診法)의 원리 : 촌구(寸口)는 양쪽 손목의 요골(橈骨) 부위에 뛰는 동맥(動脈)을 가리킨다[태연(太淵)혈 자리]. 촌구는 수태음폐경(手太陰肺經)의 동맥이며 폐경(肺經)의 기혈이 모이는 곳이다. 오장육부, 12경맥의 기혈 운행은 폐에서 시작되고 모든 맥은 폐로 모이므로 오장육부의 병리 변화를 촌구맥에서 알 수 있다. 폐경(肺經)은 중초(中焦)에서 시작되고 비경(脾經)과 함께 태음경(太陰經)에 속한다. 비는 기혈을 생성하는 원천이므로 촌구맥을 짚어 장부 기혈의 성쇠를 알 수 있다.

촌구맥(寸口脈) : 촌(寸), 관(關), 척(尺)의 세 부분으로 엄지 쪽 손목에 솟은 요골두

(橈骨頭) 아래 부분이 관(關), 엄지 쪽으로 한 손가락 옆 부위가 촌(寸), 관에서 팔굽쪽 한 손가락 옆 부위가 척(尺)이다. 좌측 촌은 심과 소장, 관은 간과 담, 척은 신과 방광이며, 우측 촌은 폐와 대장, 관은 비와 위, 척은 명문과 삼초이다.[35]

(4) 맥과 병증

부맥(浮脈) 약간 눌러도 잡히지만 힘을 주면 잡히지 않는다. 사기가 체표를 침범하여 위기(衛氣)가 대항해 나서므로 맥이 체표로 나타나 약간 눌러도 잡힌다. 오랜 병으로 체질이 허약해져도 부맥이 나타날 때가 있는데 힘이 없다.

침맥(沈脈) 약간 눌러서는 잡히지 않고 힘주어 눌러야 잡힌다. 사기가 체내에 몰려 기혈을 어체시켜 맥은 가라앉고 힘이 있다. 장부가 허약하고 정기가 부족한 양허(陽虛)로 기가 내려앉아 오르지 못하면 맥기(脈氣)가 약해지므로 맥은 가라앉고 힘이 없다.

지맥(遲脈) 한 번 호흡할 때 세 번 뛰는 느린 맥이다(1분에 60번 이하). 한(寒)이 응결되어 기가 어체되고 양(陽)의 운화 기능이 손상되므로 맥이 늦어진다. 맥이 늦으나 힘이 있으면 냉이 쌓인 실증(實證)이고, 힘이 없으면 허한(虛寒)이다. 열이 몰려 혈맥의 운행이 순조롭지 못해도 지맥이 나타나는데, 맥이 느리나 힘이 있고 누르면 실하다.

삭맥(數脈) 한 번 호흡할 때 다섯 번 이상 뛰는 빠른 맥이다(1분에 90번 이상). 열이 성하면 기혈의 운행이 빨라지므로 삭맥이 나타나는데 힘이 있다. 오랜 병으로 음허(陰虛)일 때는 허열이 체내에 생겨 맥이 빨라지는데 힘이 없다. 허양(虛陽)이 몸밖으로 이탈될 때도 삭맥이 나타나는데, 힘이 없고 누르면 속이 빈 것 같다.

활맥(滑脈) 맥이 순조롭고 구슬이 구르는 것처럼 원활한 맥이다. 실(實)한 사기가 체내에 몰리고 기혈이 들끓으므로 맥은 순조롭게 흐르고 원활하게 나타난다. 정상인 사람에게 맥이 원활하고 힘이 있는 것은 영혈(營血)과 위기(衛氣)가 충실하기 때문이다. 임신부에게 활맥이 나타나고 맥이 빠른 것은 기혈이 왕성하고 조화롭기 때문이다.

색맥(濇脈) 맥이 순조롭지 못하고 껄끄럽다. 맥이 껄끄럽고 힘이 있으면 기가 어체되고 혈이 몰린 것이고, 힘이 없으면 정(精)이 손상되고 기가 모자라는 것이다. 기혈이 어체되어 혈액 순행이 제대로 되지 않거나 정혈이 부족하여 맥관을 영양하지 못하므로 색맥이 나타난다.

허맥(虛脈) 가볍게 잡으면 힘이 없고 힘을 주어 잡으면 공허하다. 기가 부족하여 혈을 운행

---

35) 우측(右側) 척맥(尺脈)을 『난경(難經)』에서는 명문(命門)으로 보았고 『맥경(脈經)』에서는 삼초(三焦)로 보았다.

시키지 못하므로 맥이 힘이 없고, 혈이 부족하여 혈맥을 충만시키지 못하므로 공허한 맥이 나타난다. 기혈이 모두 허하거나 장부의 허증에서 볼 수 있다.

실맥(實脈) 가볍게 짚으나 힘을 주어 짚으나 힘이 있는 맥이다. 사기가 성하고 정기가 허하지 않으므로 서로 대항하여 싸움이 왕성해지고 맥관이 충실해져 힘있는 맥이 나타난다.

홍맥(洪脈) 파도와 같이 맥이 크다. 오는 맥이 크고 가는 맥이 약하다. 내열(內熱)이 심하면 맥관이 확장되며 기가 성해져 혈이 끓어올라 맥이 크게 나타난다. 오랜 병으로 기허(氣虛)하고 또는 혈허(血虛)한데 홍맥이 나타나면 사기가 성하고 정기가 쇠약해 위급한 징후이다.

미맥(微脈) 몹시 가늘고 부드러우며 누르면 끊어질 듯 잘 잡히지 않는다. 양(陽)이 쇠약해지고 기가 미약하기 때문에 힘이 없어 고동하지 못해 미맥이 생긴다. 가볍게 눌러 끊어질 듯 하면 양기가 쇠약해진 것이고, 힘을 주어 눌러 끊어질 듯하면 음기가 고갈된 것이다. 오랜 병에 미맥이 나타나면 정기가 쇠퇴한 것이고, 병 초기에 미맥이 나타나면 사기가 그다지 성하지 않아 쉽게 회복될 수 있다.

긴맥(緊脈) 맥이 팽팽하고 꼬인 줄을 누르는 듯한 감이 든다. 한사가 침습하여 양기를 누르며 맞싸우므로 맥관이 긴장해 오그라들어 긴맥이 나타난다. 한사가 체표를 침습하면 긴맥이 뜨고 한사가 체내를 침습하면 긴맥이 가라앉는다.

완맥(緩脈) 한 번 호흡할 때 맥이 4번 뛰고 완만하게 오고 간다. 습의 성질은 끈끈하고 어체되기 쉬우므로 기가 습에 침습되거나 비위가 허약하면 기혈이 부족하여 혈맥을 고동시키지 못해 맥이 완만해진다.

현맥(弦脈) 맥이 길고 현(弦)을 누르는 듯하다. 현맥은 맥이 긴장된 것이다. 간은 기를 소통시키고 조화시킨다. 사기가 간에 어체되어 소통되지 못하고 기의 운동이 순조롭지 못하면 맥은 활줄처럼 팽팽해지고 힘이 있다. 동통(疼痛)과 담음(痰飮)으로 기가 어체되면 맥기(脈氣)가 긴장해지므로 현맥이 나타난다.

산맥(散脈) 맥이 빨라졌다 늦어졌다 하면서 고르지 않다. 가볍게 누르면 맥이 잡히지만 고르지 않고, 힘을 주어 누르면 잡히지 않고 맥이 밑끝이 없는 것은 정기가 흩어지고 소모되어 장부의 기가 고갈되는 위험한 징후이다.

세맥(細脈) 맥이 실처럼 가늘지만 똑똑하게 짚힌다. 기혈이 모두 허하여 맥이 가늘어진다. 영혈이 손상되어 맥관을 충족시키지 못하고 기가 부족하여 혈액 순환을 추동하지 못하므로 맥이 아주 가늘고 힘이 없어진다. 습이 맥관에 몰려도 맥이 가늘어진다.

결맥(結脈) 맥이 늦고 때로 한 번씩 멎는데 일정한 규율이 없다. 음이 성해 나타나므로 맥이 완만하다. 음이 성하여 양이 모자라므로 혈맥이 압박을 받아 맥이 멎게 된다. 한담(寒痰)·어혈로 기가 순통하지 못하고 맥기가 어체되므로 결맥이 나타난다.

대맥(代脈) 맥이 일정한 규율로 멎는다. 장부의 기가 쇠약하고 기혈이 허손되고 원기(元氣)가 부족하여 맥기가 이어지지 못하므로 맥이 약해지고 일정한 규율로 멎게 되며 멎는 시간이 비교적 길다. 풍증(風證), 통증(痛症), 정서(情緖)로 생기는 병, 외상(外傷) 등에도 대맥이 나타난다. 체질의 변화나 임신부에게도 대맥이 나타날 수 있지만 이 때에는 장부의 기가 쇠약하여 생기는 대맥과는 다르다.

(5) 복합맥

부긴맥(浮緊脈) 한사에 침습된 표한증(表寒證), 풍비(風痺)로 생기는 동통을 나타낸다.

부완맥(浮緩脈) 풍사가 위기를 침습하여 영혈과 위기(衛氣)가 조화롭지 못해 표허증(表虛證)을 나타낸다.

부삭맥(浮數脈) 풍열(風熱)이 체표를 침습한 표열증(表熱證)을 나타낸다.

부활맥(浮滑脈) 표증(表證)에 담(痰)이 겹치거나 풍담(風痰)을 나타낸다. 평소에 담이 성한데 외사에 침습되었을 때 흔히 나타난다.

침지맥(沈遲脈) 비위의 양허(陽虛), 음한(陰寒)의 응체 등의 이한증(裏寒證)을 나타낸다.

현삭맥(弦數脈) 현맥은 간의 맥이고, 삭맥은 열증(熱證)이다. 간이 어체되어 화가 생기거나 간담의 습열 등의 병증에서 볼 수 있다.

활삭맥(滑數脈) 담열(痰熱)·내열(內熱)로 인한 식체(食滯)를 나타낸다.

홍삭맥(洪數脈) 기에 열이 성한 것을 나타낸다. 흔히 외감 열병에서 볼 수 있다.

침현맥(沈弦脈) 간기(肝氣)가 어체되었거나 수음(水飮)이 체내에 몰린 것을 나타낸다.

침색맥(沈濇脈) 양허(陽虛)로 한이 생겨 어혈로 된 것을 나타낸다.

현세맥(弦細脈) 간과 신의 음허(陰虛) 또는 혈허(血虛)에 간이 울체된 것, 또는 간허(肝虛)에 비허(脾虛)가 겹친 것을 나타낸다.

침완맥(沈緩脈) 비허(脾虛)와 수습(水濕)이 체내에 몰린 것을 나타낸다.

침세맥(沈細脈) 음허(陰虛)와 혈허(血虛)를 나타낸다.

현활맥(弦滑脈) 간화(肝火)에 담(痰)이 겹치거나 풍양(風陽)이 위로 치올라 담화(痰火)가 체내에 몰린 것을 나타낸다.

2) 안진(按診)

(1) 피부

사기(邪氣)가 성하면 몸이 덥고, 양기(陽氣)가 쇠약하면 몸이 차다. 몸의 온도에 따라 한열(寒熱)이 구분되고 열의 정도에 따라 표리 허실(虛實)을 구분할 수 있다. 처음 손을 댈 때는 몸의 열이 매우 심하나 오래 대고 있으면 덜해지는 느낌이 드는 것은 열이 체표에 있기 때문이고, 오래 대고 있으면 열이 심해지는 것은 체내에 열이 있기 때문이다.

피부가 연하고 만져주기를 좋아하면 허증(虛證)이고, 피부가 굳고 만지지 못하게 하면 실증(實證)이다. 가볍게 눌러도 아프면 병 부위가 얕고, 힘주어 눌러야 아프면 병 부위가 깊다. 피부가 건조하면 땀이 나지 않는 것이고, 마르고 야위면 진액이 부족한 것이며, 습윤하면 땀이 난 것이고, 피부가 고기비늘처럼 갈라지면[甲錯] 음(陰)이 손상되었거나 혈이 손상된 것이다.

종창(腫脹)은 힘주어 눌러 수종(水腫)과 기종(氣腫)을 구별한다. 누르면 움푹 들어가고 되나오지 않는 것은 수종이고, 누른 자리가 곧 되나오는 것은 기종이다. 몸 겉에 종기가 생기는 창양(瘡瘍)에서 부었으나 굳으며 열이 나지 않는 것은 한증(寒證)이고, 붓고 열이 나며 아픈 것은 열증(熱證)이다. 종기의 뿌리가 평평하고 넓게 부은 것은 허증이고, 뿌리가 단단하고 높이 부어오른 것은 실증이다. 단단하면 아직 곪지 않았고, 뿌리가 말랑말랑하면 이미 곪아 고름이 생긴 것이다.

(2) 팔다리

팔다리를 만져 한열(寒熱)을 구분한다 : 팔다리가 차면 양이 허하고 음이 성하며, 뜨거우면 음이 허하고 양이 성한 것이다. 다만 체내에 열이 성하나 양이 체내에 어체되어 밖으로 전달되지 못해 팔다리가 찬 이열실증(裏熱實證)도 있다. 손등과 발등이 더우면 외감병(外感病)으로 인한 발열이고, 손바닥과 발바닥이 더우면 내상병(內傷病)으로 인한 발열이다. 손바닥의 열과 이마의 열을 비교하여 표열(表熱)과 이열(裏熱)을 구분한다. 이마의 열이 손바닥 열보다 심하면 표열이고, 손바닥의 열이 이마의 열보다 심할 때는 이열이다.

팔다리의 한열(寒熱)로 양기(陽氣)의 상태를 안다 : 양허증(陽虛證)인데 팔다리가 아직 따뜻하면 양기가 남아 있는 것이므로 병이 나을 수 있으나 팔다리가 차면 병이 중해 예후가 좋지 않다.

(3) 허리(虛里)

왼쪽 젖꼭지 아래 심첨(心尖) 박동이 잡히는 곳을 허리(虛里), 그 박동을 허리맥(虛里脈)이라 한다. 허리는 종기(宗氣)와 12경맥의 기가 모이는 곳으로 허리맥을 만져 종기의 바탕이 되는 위기(胃氣)와 장부 기혈(氣血)의 변화를 알 수 있다. 허리의 박동이 완만하고 긴장되지 않은 것이 정상이다. 허리의 박동이 미약하고 명확치 않으면 종기(宗氣)가 체내로부터 허약해진 것이고, 박동이 눈에 보일 정도이면 종기가 항진되어 밖으로 넘쳐 나온 것이다. 허리의 박동이 아주 크면 위급한 증후이다. 임신부나 산후에 나타나면 주의해야 한다. 놀라거나 화를 내거나 심한 운동을 한 뒤에 허리의 박동이 커졌다가 쉬고 나면 다시 정상으로 회복되는 것은 생리현상이다. 갑자기 까무러치거나 크게 허하거나 실하여 손목의 맥이 잡히지 않을 때는 허리의 박동을 살펴 위기(胃氣)가 있고 없음을 알 수 있다.

(4) 가슴과 옆구리 가슴은 심(心)과 폐(肺)가 들어 있는 곳이고, 오른쪽 옆구리는 간(肝)이 들어 있는 곳이며, 양쪽 옆구리는 간경(肝經)이 지나는 곳이므로 가슴과 옆구리를 만져 심·폐·간의 병리 변화를 알 수 있다. 가슴을 누르면 갑갑해하고 아파하는 것은 담(痰)·열(熱)·기(氣)가 한데 몰렸거나 수음(水陰)이 체내에 몰려 생긴 병증이다. 오른쪽 옆구리에서 간이 커져 단단하게 만져지면 기가 어체되어 혈이 몰린 병증이다. 만져지는 표면이 울퉁불퉁하고 평평하지 않으면 간에 종양이 있을 수도 있다. 오른쪽 옆구리가 붓고 아프고 열이 나며 누르지 못하게 하면 간옹(肝癰)이 대부분이다.

(5) 배 **한열(寒熱)** : 뱃가죽이 차고 만져주기와 따뜻한 것을 좋아하면 허한증(虛寒證)이고, 뱃가죽이 뜨겁고 만지지 못하게 하고 찬 것을 좋아하면 실열증(實熱證)이다.

압통(壓痛) : 배가 아프고 눌러주기를 좋아하면 허증(虛證)이고, 누르지 못하게 하면 실증(實證)이며, 국소 부위가 아주 뜨겁고 아프면 내옹(內癰)이다.

창만(脹滿) : 배가 그득하고 누르면 든든하고 아프며 두드려 둔탁한 소리가 나면 실만증(實滿證)이고, 배가 팽팽하나 누르면 든든하지도 않고 아프지도 않으며 두드려 북처럼 울리면 기가 울려 생긴 기창(氣脹)으로 허만증(虛滿證)이다. 배가 북처럼 커진 것을 고창(鼓脹)이라 한다. 배를 눌렀을 때 움푹 패인 자리가 나타나면 수고(水鼓)이고, 곧 되돌아오면 기고(氣鼓)이다.

비만(痞滿) : 명치 밑이 더부룩하거나 뜨적지근한 병증이다. 배를 눌러서 말랑말랑 아프지 않으면 허증(虛證)이고, 비교적 든든하고 저항감이 있고 압통이 있으면 실증(實證)이다.

결흉(結胸) : 사기(邪氣)가 가슴속에 몰려서 명치 밑이 답답하고 누르면 아프다.

종괴(腫塊) : 복강(腹腔)내에 덩어리가 생겨 아픈 것은 적취(積聚)이다. 적(積)은 혈이 쌓인 것으로 오장에 생기며 음기이므로 한 곳에 생겨 아프다. 취(聚)는 기가 모인 것으로 육부에서 생기며 양기이므로 한 곳에 생기지 않고 왔다갔다한다. 왼쪽 아랫배가 아프며 누르면 덩어리가 만져지는 것은 변비(便秘)이다. 오른쪽 아랫배가 아프며 덩어리가 만져지는 것은 장옹(腸癰 : 충수염)이다.

(6) 경혈

경락(經絡)은 체표에 연결되어 있으므로 체내의 병리 변화가 체표의 경혈(經穴)에 나타난다. 경혈의 변화와 반응을 만져보고 살피면 체내의 질병을 알 수 있다. 등에 있는 유혈(兪穴)은 장부의 병리 변화가 잘 나타나는 곳으로 결절(結節), 압통(壓痛) 등이 나타난다.

폐에 병이 있으면 폐유(肺兪)혈에 결절(結節) 또는 중부(中府)혈에 압통이 나타난다. 간에 병이 있으면 간유(肝兪)혈과 기문(期門)혈에 압통이 나타나고, 위에 병이 있으면 위유(胃兪)혈과 족삼리(足三里)혈에 압통이 나타나며, 장옹(腸癰)일 때는 상거허(上巨虛)혈에 압통이 나타난다.

제2절 변증(辨證)

변증(辨證)은 사진(四診)에 의하여 수집한 증상과 신체에 나타나는 여러 가지 징조 등의 자료들을 가지고, 이들에 내재된 유기적인 관계를 근거로 하여 불필요한 것은 버리고 필요한 것만 취하여 발병의 원인, 부위, 병리변화 및 변천 등의 상황을 통합적으로 파악하여 증후(證候)가 어디에 있는지 변별하는 것을 말한다.

변증(辨證)의 '증(證)'과 증상(症狀)의 '증(症)'은 개념이 다르다. 증(證)은 각종 증상과 체증을 포괄한 의미로 질병의 발전과정에서 어느 한 단계의 임상표현이나 병인병기(病因病機), 병성(病性), 병위(病位), 인체의 상태 등을 전체적으로 포괄하는 것이다. 반면, 증(症)은 증상(症狀)과 체증(體症)을 가리키는 말로 질병의 개별적인 표면현상을 말한다.

변증방법으로는 여러 가지가 있으나 여기서는 팔강변증(八綱辨證), 장부변증(臟腑辨證), 경락변증(經絡辨證), 육경변증(六經辨證) 등을 다루고자 한다. 이들은 각기 특징이 있고 각종 질병의 진단에 중점적으로 응용되지만, 이들 변증방법들 사이에 상호 보충하고 상호 연계시키면 보다 정확한 진단을 할 수 있다.

1. 팔강변증(八綱辨證)

팔강(八綱)은 음양(陰陽)·표리(表裏)·한열(寒熱)·허실(虛實)을 말하며 질병의 복잡한 유형을 구별하여 변증하는 이론이다. 말하자면 질병의 유형은 음증(陰證)과 양증(陽證)으로 나누고, 병위(病位)의 깊고 얕음에 따라 표증(表證)과 이증(裏證)으로 구별하며, 질병의 성질은 한증(寒證)과 열증(熱證)으로, 사기와 정기의 성쇠(盛衰)는 허증(虛證)과 실증(實證)으로 나눈다.

1) 음양(陰陽)

음양은 팔강변증의 첫째로 진단에서 모든 병은 병리 특징에 근거하여 음양으로 나눈다. 즉 증(症)[36]과 표리(表裏)·한열(寒熱)·허실(虛實)·기혈(氣血)·동정(動靜) 등을 개괄적으로 나누어 이들을 음증(陰證)과 양증(陽證)으로 구분하는 것이다.

(1) 음증 음(陰)의 일반 속성에 부합된 증후로 이증(裏證), 한증(寒證), 허증(虛證)들이 모두 음증(陰證)에 속한다. 보통의 증상으로 정신이 혼미하고, 안색이 침울하고 암담하며, 신체가 한랭하고, 눕기를 좋아하며, 말하기를 싫어하고, 음성이 낮고 미약하며, 움직이기를 싫어하고, 뜨거운 것을 잘 마시며, 통처(痛處) 만지는 것을 좋아하며, 대변이 묽고, 소변은 맑고 많고, 설태는 백태(白苔)가 생기며, 윤활(潤滑)하고, 맥상은 침지(沈遲)하거나 세삽(細澁)한 맥이 많이 나타난다.

(2) 양증 양증(陽證)은 일반적인 양(陽)의 속성을 가진 증후로 표증(表證), 열증(熱證), 실증(實證)은 모두 양증에 속한다. 보통의 증상으로 정신이 흥분되고, 안색이 붉고, 신체가 따뜻하며, 호흡이 거칠고, 말을 많이 하며, 음성이 크고, 움직이기를 좋아하며, 찬 것을 잘 마시며, 대변이 마르고 굳으며, 소변량은 적고 붉으며, 설태는 누런 황태(黃苔)가 생기고, 건조(乾燥)하며, 맥상은 홍삭유력(洪數有力)한 맥이 많이 나타난다.

---

36) 증(症)은 증상(症狀)으로 발현되고 있는 임상표현을 의미한다. 반면에 증(證)은 증후(證候)라고도 하며 개별 증상의 성질을 포괄하는 개념으로 여러 증상(症狀)들을 모아 그 성질을 귀납한 것이다. 오한발열, 무한(無汗), 전신통, 기침, 콧물, 가래, 맥이 뜨고 긴장되어 있는 감기를 예로 들면, 증상(症狀)은 오한발열, 무한(無汗), 전신통, 기침, 콧물, 가래, 맥이 뜨고 긴장되어 있는 것이고 이러한 증상을 포괄하여 변증론치하면 표한증(表寒證)에 해당한다.

2) 한열(寒熱)

　　한열은 질병의 성질을 구별하는 중요한 근거를 제공해준다. 한증과 열증은 인체의 음양의 편성(偏盛)과 편쇠(偏衰)를 반영한다. 음이 성하면 양이 허하고 증후 표현은 한증(寒證)이며, 양이 성하면 음이 허하여 열증(熱證)이 나타난다.

(1) 한증　　한증(寒證)은 한사의 침습을 받았거나 음이 성하고 양이 허하여 나타나는 증후이다. 즉 이것은 외감적으로 한사의 침습으로 발생하거나 내상병(內傷病)으로 진액이 소모되어 양이 쇠하여진 현상에서 일어나는 것이다. 따라서 한사가 인체에 침습하면 음이 성하며 한증이 생기게 되고, 인체의 양기가 부족하게 되면 양이 허하여 음이 성하게 되어 한증이 나타난다. 보통의 증상으로 안색이 희고, 사지가 차가우며, 가래와 콧물이 맑고 많으며, 소변이 맑고, 대변은 묽고, 설태는 백태(白苔)이고 맥은 침지(沈遲)하다.

(2) 열증　　열증(熱證)은 열사가 침습하거나 양이 성하고 음이 허하며 인체의 기능이 항진되어 나타난다. 보통 화열(火熱)인 사기의 침습을 받았거나 또는 한사가 체내에 침범하여 열을 발생시키거나 또는 칠정의 자극으로 기가 몰려 열을 발생시키거나 또는 음식의 부절제(不節制)로 체내에 몰려 열로 바뀌어 발생하며 과도한 성생활로 체력이 소모되어 음액(陰液)과 정액(精液)의 손상으로 음허양항(陰虛陽亢)이 된 병리변화 등을 말한다. 양증은 대체로 발열이 있고, 더운 것을 싫어하며, 목이 마르고, 찬 음식을 좋아하고, 안색이 붉고, 불안해하고, 가래와 콧물이 누렇고, 설태는 황태(黃苔)가 끼고, 피를 토하거나 코피가 나고, 소변은 붉고 대변은 건조하며, 맥은 삭맥(數脈)이 나타난다.

3) 허실(虛實)

　　허실은 사기와 정기의 성쇠를 판단하는 근거가 된다. 허(虛)는 정기가 부족한 상태를 말하며 실(實)은 사기가 지나치게 성한 상태를 말한다. 즉 정사(正邪)의 상태로 보는 것이며 허실을 통하여 치료의 방향을 정하고 치법(治法)을 택하게 된다. 말하자면 허하면 정기를 보(補)하여야 하며 실하면 사기를 사(瀉)해야 하는 것이다.

(1) 허증　　허증(虛證)은 정기(正氣)의 부족으로 나타나는 증후이다. 정기가 부족하면 안색이 창백하여 핏기가 없고, 정신은 혼미하며, 신체가 피곤하고 힘이 없으며, 가슴이 뛰고 호흡이 짧으며, 몸은 차고 사지가 한랭하며, 오심에 번열(煩熱)이 나며, 자한(自汗)이

나 도한(盜汗)을 흘리고, 대변이 묽고 소변을 참지 못하며, 혀에는 태(苔)가 적거나 없기도 하며, 맥상은 허하고 힘이 없는 것 등은 모두 허증의 표현이다.

(2) 실증   실증(實證)은 사기(邪氣)가 성하여 나타나는 증후로, 열이 나고 복부가 창통(脹痛)하며 누르는 것을 싫어하며, 가슴이 답답하면서 번조해지며, 심하면 정신이 혼미하고 헛소리를 하며, 호흡은 거칠고 담이 많으며, 대변이 굳거나 설사가 나며 소변이 잘 통하지 않으며, 맥은 실하면서 힘있고, 설태가 두터운 것 등은 실증의 표현이다.

4) 표리(表裏)

표리는 질병의 위치를 말하며 병세의 심천(深淺)을 구별하는 근거가 된다. 이것은 상대적 개념으로, 신체의 표피(表皮)와 장부(臟腑)로 말하면 표피는 표(表)이고 장부는 이(裏)에 속하며, 장부에서 장(臟)과 부(腑)를 나눈다면 장은 이(裏)이고 부는 표(表)이며, 경락과 장부를 구별한다면 경락은 표(表)이고 장부는 이(裏)이며, 또 경락의 삼양경과 삼음경을 구분하면 삼양경은 표(表)이고 삼음경은 이(裏)이다. 병세로 본다면 외감적인 병사는 표(表)이고 내상적인 병은 이(裏)이다. 이 표리변증(表裏辨證)은 외감병의 병세를 파악하여 치료에 적용하는 것이며 그 의의는 병증(病證)의 경중과 심천(深淺) 및 병리 변화의 발전추세를 관찰하는 것으로 표증(表證)은 비교적 병이 가볍고 얕으며 이증(裏證)은 병이 깊고 중한 것이고 외감병에서 병이 겉에서 안으로 들어가면 병증은 심해지는 것이고, 안에서 겉으로 나오는 것은 병증이 가벼워지는 것이다.

(1) 표증   표증(表證)은 육음(六淫)인 사기가 피부 등의 겉부분으로 침습한 것이며 보통 외감병(外感病)의 초기 단계에서 볼 수 있다. 발병이 급하고 병증의 시일이 짧은 것이 특징이다. 육음의 사기가 피부에 침습하여 위기(衛氣)의 정상적인 선발(宣發) 기능을 저해하여 기가 몰려 발열이 나타나고 위기(衛氣)가 울체(鬱滯)되어 체표는 온화의 기운을 못 받아서 오풍(惡風)과 오한(惡寒)이 나타난다. 또한 사기가 경락에 몰려 기혈의 정상적인 순행이 저해되어 전신의 동통을 일으킨다. 표증은 아직 사기가 안으로 들어가지 않은 것으로 부맥(浮脈)이 나타난다.

(2) 이증   이증(裏證)은 질병이 체내 장부, 기혈, 골수 등에 침범된 것으로 표증과 상대된다. 외사의 침습을 받았으나 치료가 되지 않고 점차 안으로 더욱 파고 들어가 장부를 침범한 것, 외사가 직접 장부에 침습한 것, 칠정이 장부를 손상하여 일으키는 것 등이 있다.

2. 장부변증(臟腑辨證)

　　장부변증은 오장육부의 생리적·병리적 상황을 분석하여 그것을 근거로 질병의 증상을 귀납하는 것으로 일반적으로 내상병(內傷病)의 증(證)을 분류하는 데 응용되며 임상에서 절대적으로 필요한 변증방법이다.

1) 심병변증(心病辨證)

　　심(心)은 신(神)을 간직하고 혈맥을 주관하며, 설(舌)에 공규(孔竅)가 열리는데, 심병(心病)은 대개 혈맥과 정신 방면의 병변을 초래하는 경우가 많다. 심포락(心包絡)은 심을 밖에서 싸고 있는 것으로 심장의 작용을 보조한다. 심장의 증후는 기본적으로 모두 심을 둘러싸고 있는 심포락의 증후이며, 심은 크게 심실증(心實證)과 심허증(心虛證)으로 구분한다.

(1) 심실증　　실증은 대표적으로 안색과 혓바닥이 붉고 혀나 입이 말라 물이 당기어 마시고 싶어한다. 출혈현상으로 토혈(吐血), 육혈(衄血) 등이 자주 일어나고 가슴이 찌르듯이 아프고 소변은 붉거나 혈뇨(血尿)를 눈다. 가슴은 불에 타는 듯이 화끈거리며 답답하고 밝은 것을 싫어하고 눈은 충혈 되고 웃음과 헛소리를 한다.

(2) 심허증　　허증은 혓바닥이 심실증보다 덜 빨갛지만 붉은 빛이 돌고 안색이 좋지 않고 가슴이 두근두근 뛰며 호흡이 급하다. 대개 잠들기 어렵고 꿈이 많아 몹시 괴롭다. 정신적으로 불안하고 우수에 잠기기도 하며 건망증이 심해 기억력이 감퇴하고 괜히 무서워한다. 또한 도한(盜汗)과 유정(遺精)이 있고 맥은 극히 가늘고 약하다.

2) 소장병변증(小腸病辨證)

　　소장은 소화를 담당하며 대소변을 분별하고 위에서 음식이 잘게 부서진 것을 소화하여 흡수한다. 따라서 주된 병리는 소화·흡수 불량 및 대변이상과 관련된 것이 많으며 소장병은 허한증(虛寒證)과 실열증(實熱證)으로 구분한다.

(1) 허한증　　소변이 맑고 횟수도 빈번하며 배가 부글부글 끓고 설사나 적백(赤白)의 곱똥을 눕거나 아니면 변비가 되는 교체 증상이 반복된다. 설사가 나면 속이 시원하고 변비가 되면 배가 창만하여 소화 장애가 지속되어 누르면 기분이 좋아진다. 맥은 가늘고 약하며(細弱脈) 설태는 박백태(薄白苔)이다.

(2) 실열증   소변을 볼 때 배뇨통이 있으면서 감각이 터질 듯이 아프며 소변은 붉고 찔끔거린다. 가슴은 번거롭고 혀에 혓바늘이 자주 생긴다. 만약 열이 소장에 더욱 울체되면 장옹(腸癰)이 발생할 수도 있으며 그때에는 장 내벽(內壁)의 염증으로 적백이질(赤白痢疾)이 발생하며 맥상은 빠르고 매끄럽다[滑數脈]. 아랫배나 허리, 고환이 당기면서 아프고 배뇨하면 조금 나아지며 아플 때 손으로 누르면 더 아프다.

3) 폐병변증(肺病辨證)

폐는 기를 주관하고 호흡을 담당하며 수액대사(水液代謝)와 관계가 있는데, 코에 개규하고, 밖으로 피모(皮毛)와 상합(相合)한다. 그 성질은 선발(宣發)·숙강(肅降)한다. 폐의 병증은 주로 호흡과 기에 병변이 일어나며, 폐한증(肺寒證), 폐열증(肺熱證), 폐허증(肺虛證), 폐실증(肺實證)으로 구분된다.

(1) 폐한증   몸이 찬데 차가운 음식을 먹었거나 폐가 한사의 침습을 받아 선발(宣發)·숙강(肅降) 기능이 방해를 받으면 수분대사가 원활치 못하게 되면서 기천(氣喘), 객담(喀痰)이 끓어오르고 옆구리와 가슴 또는 심하부(心下部)가 괴롭고 똑바로 편히 누울 수 없으며 전신 또는 얼굴이 부어오른다. 한증(寒證)이기 때문에 입이 마르지는 않고 혀는 희면서 매끄럽고 가래가 묽고 흰색이며 맥은 부긴(浮緊) 또는 지완(遲緩)하다.

(2) 폐열증   진액이 부족한 상태에서 다시 조사(燥邪)를 받아 조열(燥熱)이 발생하여 일어나거나 간담(肝膽)의 울화(鬱火)나 비위의 열, 신수(腎水)의 허손(虛損) 등 장부간의 상호관계에서 열증(熱證)이 발생한다. 안색이 붉어지고 특히 두 뺨이 발그레해지며 목이 말라 물이 당기고 누렇게 마른 설태가 두껍게 끼고 목구멍이 막히고 붉어지며 동통을 느낀다. 또 코피가 나거나 코끝이 붉어지며 기침이 나거나 가래가 끈끈하고 피가 섞여 나오기도 한다.

(3) 폐허증   폐허증에는 폐기(肺氣)의 허증과 폐음(肺陰)의 허증이 있다.

폐기허(肺氣虛) : 안색이 희고 피부가 거칠어져 비늘이 일어나고 모발의 탈락이 쉽다. 몸은 냉하고 감기에 잘 걸리며 호흡이 약하고 힘이 없으며 언성이 낮고 연약하며 자한(自汗)이 많고 목구멍이 건조하고 해수(咳嗽)가 오래 지속되며 숨이 차고 소변이 잦아지며 설(舌)은 담백(淡白)하며 맥은 허약하고 가늘다[虛細脈].

폐음허(肺陰虛) : 조열(潮熱)이 일어나고 두 뺨이 붉고 도한(盜汗)이 나며 모발 탈락과 몸이 마르고 목이 잘 쉬며 호흡이 거칠어지며 목구멍이 아프고 목이 마른다. 소변을 자주 보고 흉부 압박감이 있고 가래가 많고 배출이 잘 되지 않으며 피가 섞일 때도 있고 혀는 붉고 맥은 세삭맥(細數脈) 혹은 부삭맥(浮數脈)이 나타난다.

(4) 폐실증 폐실증에는 한실(寒實)과 열실(熱實)이 있다.

한실증(寒實證) : 한실증은 풍한(風寒)의 사기가 폐기(肺氣)의 승강을 막아 호흡이 장애 되고 수습(水濕)이 쌓이므로 천식이 발작하여 숨소리가 거칠며 가슴이 답답하고 심하면 어깨와 등이 당기며 구역이 일어난다. 맥상은 뜨고 강하다[浮大].

열실증(熱實證) : 폐에 기울(氣鬱), 혈울(血鬱) 등이 오랫동안 지속되어 일어나는데 각 사기(邪氣)에 따라 다르지만 대체로 기침이 심하고 상기가 되며 맥이 삭실(數實)하고 건구역(乾嘔逆)과 때로는 가래에 비린내가 나거나 악취가 나는 농담(膿痰)을 뱉어내기도 하며 흉협부(胸脇部)가 답답하면서 동통이 있어 똑바로 누울 수 없는 증상을 보일 때도 있다.

4) 대장병변증(大腸病辨證)

대장(大腸)은 음식물을 내려가게 하며, 수곡(水穀)이 변화되어 분변(糞便)이 되고 항문을 통하여 배출된다. 대장병의 증후는 한(寒), 열(熱), 허(虛), 실(實)이 있다.

(1) 대장한증 수족이 차고 싸늘하며 맥은 깊고 느리며[沈遲脈], 배가 아프고, 배에서 꾸룩꾸룩 소리가 나며, 설사 하거나 오리똥 같이 묽은 변을 보고, 소변은 맑고 많으며, 설(舌)은 희고 매끄러운 태가 낀다[白滑苔].

(2) 대장열증 대장에 열증이 일어나면 입이 마르고 입술이 건조하며 배가 그득하고 배꼽 둘레가 아프고 변비가 되거나 심한 냄새가 나는 설사를 하고, 항문이 붓고 아프며 장독(腸毒) 또는 치루(痔漏)가 된다. 때때로 혈변이 잦고 설태는 누렇고 건조하며 맥은 삭맥(數脈) 또는 활맥(滑脈)이 나타난다.

(3) 대장허증 대장이 허하면 항문이 빠지는 탈항(脫肛)이 되어 들어가지 않으며 부인의 경우 분만 때 힘을 지나치게 써서 직장(直腸)이 하수(下垂)하는 경우도 있다. 수족이 싸늘하며 맥은 가늘고 약하다[細弱脈]. 기가 하함(下陷)하여 배가 당기지만 유연하고 힘이 없어 무력하며 오랜 설사로 탈수현상이 오거나 허탈(虛脫)이 올 수 있다.

(4) 대장실증 열사(熱邪)가 대장에 침범하면 대변이 잘 안나오고 농혈(膿血)이 있으며 이질이 나타나고 대변을 본 뒤에 묵직한 감이 계속되며 배가 아프고 배를 만지지도 못하게 하고 번갈(煩渴), 섬어(譫語)가 있으며 설태가 건조하며 누렇고 끈끈하며 맥은 유삭(濡

數) 또는 활삭(滑數)하다.

5) 비병변증(脾病辨證)

비(脾)의 주요한 생리기능은 위에서 소화된 수곡정기를 전신으로 보내 자양하며, 또한 체내의 수액대사에 관여하고 혈액을 고섭(固攝)하는 작용이 있기 때문에 보통 후천(後天)의 근본이라 한다. 비의 병증(病證)은 대체로 소화가 되지 않아 수곡정기가 전신을 잘 영양하지 못하여 발생하는 것으로 한(寒), 열(熱), 허(虛), 실(實)로 구분된다.

(1) 비한증 양(陽)이 부족하고 음(陰)이 상대적으로 많은 까닭에 복통이 자주 오고 소화가 되지 않으며 소화되지 않은 대변을 보거나 물 같은 설사를 하고 소변보기가 어렵고 전신이 붓고 피부는 검고 누런 색이 된다. 수족은 싸늘하고 몸이 무거우며 혀에 희고 두꺼운 태[厚白苔]가 끼며 맥은 깊고 느리다[沈遲脈].

(2) 비열증 습열(濕熱)이 서로 흡증(吸蒸)하게 되므로 입술은 붉고 피부는 누렇게 되고 황달이 되기 쉬우며 복통은 있으되 간헐적으로 온다. 음식을 많이 먹지 못하고 소변은 붉고 소량이며 열리(熱痢)가 있는 설사를 한다. 머리는 무엇인가 뒤집어쓴 것 같고 몸이 무거우며 가슴이 답답하다. 입은 점탁(粘濁)하여 갈증이 오고 설태는 누렇고 맥은 빠르다[數脈].

(3) 비허증 허증은 소화기계의 허약을 뜻하므로 기능이 약화되어 입술은 건조하고 구역질이 잦다. 소화하지 못하여 음식 역시 많이 먹지 못하고 복통은 있으나 누르면 좋아한다. 안색은 누렇고 몸이 마르며 또는 붓고 수족이 차다. 대변은 묽고 몸이 권태로워 자꾸 누우려 하며 혀는 옅은 색의 매끄럽고[淡膩] 가래가 많고 맥은 허완맥(虛緩脈)이 나타난다.

(4) 비실증 실증(實證)은 대개 습사(濕邪)가 울체된 까닭에 몸은 무겁고 가슴과 명치 아래가 답답하고 윗배가 아프다. 그러나 배를 누르는 것을 싫어하고 메스꺼우며 허기가 있지만 대소변이 불리(不利)하고 설태는 누렇고 맥은 침활(沈滑)하다.

6) 위병변증(胃病辨證)

위(胃)는 음식을 받아들이고 소화시키는 기능이 있다. 위의 특성은 습기가 있는 윤활한 것을 좋아하나 마른 것은 싫어한다. 위는 비와 표리관계가 있고, 비는 운화 기능을 담당하며, 위는 수납을 담당한다. 비는 승(昇)을 담당하고 위는 강(降)을 담당하는데, 비와 위는 서로 협조하고 보완하는 관계에 있다. 그러므로 항상 병이 함께 발생한다. 위의 병증도 한(寒), 열(熱), 허(虛), 실(實)로 나눌 수 있다.

(1) 위한증　　위의 양기가 부족하고 음이 상대적으로 많은 까닭에 복통이 계속되고 그칠 듯 그치지 않는다. 맑은 침[涎]을 뱉고 가래[喀痰]가 끓어오르며 심하면 구토와 딸꾹질이 나타난다. 수족이 싸늘하고 복부도 냉하여 만지거나 따뜻하게 하면 기분이 좋다. 설태는 희고 매끄러운 태가 끼며 특히 오른쪽 관맥(關脈)이 침하면서 느리다[沈遲脈].

(2) 위열증　　열증은 열사(熱邪) 때문에 위내의 진액이 소모되기 쉬운 상태이므로 입술이 붉고 마르며 입안도 말라서 갈증이 나고 물을 마시고 싶어한다. 음식의 소화도 열이 많은 까닭에 잘 되어서 항상 배가 고프지만 가슴이 후끈후끈 달아오르고 타는 듯하다. 때로는 위열(胃熱) 때문에 구토가 나는 경우도 있으며 위열이 대장에 영향을 미치면 변비가 된다. 또한 입안에서 악취가 나기 쉽고 잇몸에서 출혈이 있거나 잇몸이 붓고 아플 때도 있다. 혀는 붉고 진액이 적으면서 맥은 활삭맥(滑數脈)이다.

(3) 위허증　　위기(胃氣)가 허약하기 때문에 연동운동이 원활치 못하여 식욕이 없고 명치 아래가 답답한 것이 소화가 잘 안되기 때문이다. 트림이 잦고 설사가 심하며 소화되지 못한 대변을 보게 된다. 입술과 혀는 핏기 없이 허옇고 음식이 목에 막혀 안 내리는 듯하고 맥은 약하다[弱脈].

(4) 위실증　　실증(實證)은 대부분 외감병(外感病)에 의해서 일어나기 때문에 이를 육경병(六經病) 중의 양명병(陽明病)이라 한다. 대개 위 부위가 더부룩하고 아프며 만지면 싫어한다. 특히 배꼽 둘레가 아프고 딱딱하다. 호흡이 짧고 급하며 입은 마르고 진땀이 나거나 열이 나는 경우도 있다. 대변이 정체되어 내결(內結)되며 변비, 복통까지 나타나는데 만일 소화가 덜 되면 위가 더부룩하고 고약한 냄새가 나는 트림을 하며 설사를 할 때도 있다. 설태(舌苔)는 누렇고 마른 태가 두껍게[黃厚苔] 끼며 맥은 침실(沈實)하고 힘이 있다.

7) 간병변증(肝病辨證)

간(肝)은 혈액을 저장하고 소설을 담당하며, 근육을 주관하고 눈에 개규한다. 간병(肝病)에는 혈허(血虛), 출혈성근맥경련(出血性筋脈痙攣) 등과 안병(眼病), 간기울결(肝氣鬱結)의 정서적 병변 등이 있다. 간의 병증도 한(寒), 열(熱), 허(虛), 실(實)로 구분할 수 있다.

(1) 간한증 간이 찬 것은 흔히 하초(下焦)에 나타나는데 차가우면 근맥(筋脈)이 수축되고 기혈이 응체되며 고환이 당겨져서 통증이 나타난다. 또는 아랫배가 아프거나 월경불순이 있거나 맑은 침을 토하거나 구토증 등도 나타난다. 검은 태(苔)가 끼는데 그 위에 흰 태(苔)가 낄 수도 있으며 맥은 침현맥(沈弦脈) 또는 지맥(遲脈)이 나타난다.

(2) 간열증 간열의 원인은 흔히 간목(肝木)이 너무 왕성하여 화(火)를 생산하는 데서 기인된다. 흉협부(胸脇部)가 아프고 어지러우며 노여움을 잘 타는 것과 열이 극심하면 풍이 동하는[熱極生風] 것은 간열증의 대표적인 증상들이며, 눈은 붉고 가슴은 번열이 일어나고 밤에 잠을 편히 잘 수가 없으며 깜짝 놀라 깨고 경련과 수족의 뒤틀림이 일어나기 쉽고 생식기 부위에 통증이 오면서 소변이 탁하고 때로는 혈뇨(血尿)가 나온다. 맥은 현삭맥(弦數脈)이다.

(3) 간허증 간허증은 일반적으로 간혈(肝血)의 부족으로 발생하거나 또는 신수(腎水)의 부족으로 간목(肝木)을 자양(滋養)하지 못하여 일어난다. 주요 증상은 눈이 어둡고 손톱에 핏기가 없이 메마르고 조잡하다. 또 근육에도 영양을 줄 수 없기 때문에 근육에 경련이 일어나고 수족이 마비되는 수도 있다. 혀는 축축하고 부드러우며 맥은 현세(弦細)하며 약하다.

(4) 간실증 간기(肝氣)가 지나치면 화를 잘 내고 기혈이 울결되어 가슴과 옆구리가 창만(脹滿)하고 아프며 때로는 아랫배가 당길 때도 있다. 기침이 나고 신트림을 하며, 수족은 뻣뻣해지며 토혈(吐血)·각혈(咯血)이 일어나기 쉽다. 혀는 자주색이며 누렇고 끈적한 설태(舌苔)가 낀다. 맥은 간병(肝病)의 기본맥인 현맥(弦脈)이고 강하다.

8) 담병변증(膽病辨證)

담(膽)은 담즙(膽汁)을 저장하였다가 소장으로 보내어 음식물을 소화시키는 데 도움을 준다. 간과 표리관계에 있어 대부분 담병은 간병과 같이 발생한다. 담병에는 협통(脇痛), 황달(黃疸) 등을 볼 수 있으며, 담병도 한(寒), 열(熱), 허(虛), 실(實)로 구분할 수 있다.

(1) 담한증 맑은 양기(陽氣)가 한사(寒邪)로 인하여 피어오르지 못하여 어지럽고 구토가 나며 불면증과 가슴과 위의 번민(煩悶) 등의 증상이 있다. 설태(舌苔)는 희고 끈적하며 맥은 지맥(遲脈)이 나타난다.

(2) 담열증 입맛이 쓰고 화를 잘 내며 어지럽고 쓴 물을 토하고 때로는 한열교차(寒熱交叉)가

일어난다. 밤에 잠을 편히 못 자고 이명(耳鳴)이 오고 습열이 끼면 황달이 발생하며 흉협통(胸脇痛)이 일어난다. 황점태(黃粘苔)와 현삭맥(弦數脈)이 나타난다.

(3) 담허증   간허(肝虛)와 담허(膽虛)는 근본이 같은 혈허(血虛)에서 오므로 간병과 담병의 증후가 동시에 나타난다. 머리가 어지럽고[眩暈], 잘 놀라며[驚氣], 잠을 편히 못 자고[不眠], 한숨을 잘 쉬고[嘆息], 시력이 감퇴된다. 설태는 담홍(淡紅)색으로 적으며, 현세맥(弦細脈)이 나타난다.

(4) 담실증   담이 실하면 화가 잘 나고 흉협통(胸脇痛)이 있으며 가슴이 그득하여 답답하고[胸悶], 흉협통이 심할 때는 옆으로 돌아누울 수가 없다[側臥不能]. 안색은 진한 자색(紫色)이거나 진한 홍색(紅色)이고 피부가 건조하고, 혀는 붉거나 선홍색이며 황태(黃苔)와 현실맥(弦實脈)이 나타난다.

9) 신병변증(腎病辨證)

    신(腎)은 선천의 정[先天之精]을 저장하며, 골(骨)을 주관하고 수(髓)를 생성하며, 수액(水液)과 납기(納氣)를 주관하고 전후음(前後陰)의 이규(二竅)에 통한다. 신병(腎病)은 생장·발육 지연과 생식기능 감퇴, 소변이상, 부종(浮腫), 뼈가 약해지고, 허리가 시리고, 유정(遺精), 발기불능(勃起不能), 불임(不妊), 어지러움, 건망, 이명(耳鳴), 이농(耳聾) 등의 병증을 보인다. 신의 주요 병증(病證)은 허증(虛證)으로 이는 다시 음허증(陰虛證)과 양허증(陽虛證)으로 나누어진다.

(1) 신음허   신음(腎陰)이 허(虛)하면 머리가 어지럽고, 이명·이농·시력감퇴·건망증·불면증이 나타나며, 허리와 무릎이 시리고 몸이 여윈다. 또한 인후(咽喉)가 건조하고, 잘 때 땀이 나고, 소변이 탁하고 진하다. 남자는 유정(遺精)이 발생하고, 여자는 경폐(經閉)나 경소(經小)가 발생하며, 혀는 홍색이며 맥은 세삭(細數)하다.

(2) 신양허   신양(腎陽)이 허(虛)하면 얼굴에 윤기가 없고, 몸과 사지가 차며, 새벽에 설사[五更泄瀉]하고 정신이 피곤하다. 남자의 경우 발기불능(勃起不能), 조루(早漏), 활정(滑精), 요탁(尿濁) 등이 나타나며, 여자의 경우 자궁의 기능부전으로 불임증상이 있고, 대변은 무르고 소변은 자주 보나 양은 적고 참기가 어려운 증상이 나타난다. 설태는 담백(淡白)하고 침세맥(沈細脈)이 나타난다.

10) 방광병변증(膀胱病辨證)

방광의 기능은 소변의 저장과 배뇨이고, 기화작용이 있으므로 수액대사의 일부분을 담당한다. 방광의 병증은 허(虛)와 실(實)이 있는데 실증(實證)은 습열(濕熱)로 인한 것이며, 허증(虛證)은 한상(寒象)에서 대부분 볼 수 있다.

(1) 실열증 실열증(實熱證)의 증상은 대개 소변이 잘 나오지 않고 소량으로 자주 보며, 통증이 있고 색은 황적색(黃赤色)으로 탁하며 뚝뚝 떨어지는데, 심하면 나오지 않는다. 하복부에 심한 동통이 있고 설태는 황태(黃苔)이며 맥은 빠르다.

(2) 허한증 허한증(虛寒證)의 증상은 소변을 자주 보며, 나오는 것이 힘이 없고, 용변 후에도 시원하지 못하다. 설태는 백색이며, 맥은 침세(沈細)하다.

3. 경락변증(經絡辨證)

경락변증은 침뜸의 임상응용에 중요하다. 『영추(靈樞)』「경맥(經脈)」편에 이르기를 "경맥의 변화에 의하여 생사를 결정하고 백병(百病)을 처리하며 허실을 조절하니 이는 통하지 않으면 안 된다."[37] 경락변증은 경락의 증후(證候)에 의거하여 분석하고 이에 따라 병의 소재를 알 수 있으니 병이 어떤 경락, 어떤 장부에 속함을 명확히 하는 것은 침뜸 치료의 혈 선택에 중요한 근거가 된다.

1) 수태음폐경(手太陰肺經)

풍한습사가 경맥을 막으면 견배통, 팔 내측 전연(前緣)에 묵직한 동통이 발생된다. 치료는 폐경 및 그 인근 부위의 경혈을 취한다. 사열(邪熱)이 경맥에 옹체(壅滯)되어 경락을 따라서 위로 올라오면 증상은 인후의 홍종(紅腫), 동통과 코피가 난다. 치료는 수태음·양명경혈을 위주로 취한다.

2) 수양명대장경(手陽明大腸經)

풍한습사가 경맥을 막으면 견전통(肩前痛)과 엄지의 옆 손가락인 검지의 통증이

---

37) 經脉者, 所以能決死生, 處百病, 調虛實, 不可不通.

생긴다. 치료는 수양명경혈을 위주로 취한다. 대장경의 열사가 경락을 따라 위로 올라오면 은종치통(齦腫齒痛), 후비(喉痺), 코피, 경종구취(頸腫口臭) 증상이 생긴다. 설질은 붉고 설태는 누렇고 맥은 홍활삭(洪滑數)이다. 치료는 수·족양명경혈을 위주로 취한다.

3) 족양명위경(足陽明胃經)

풍한습사가 경맥을 막으면 무릎이 붓고 하지의 앞부분이 차면서 아프다. 치료는 족양명경혈을 위주로 취한다. 양명의 기가 성하면 열이 나타난다. 위화(胃火)가 경맥을 타고 상염(上炎)하면 그 증상은 코피, 인후종통, 치통이 발생한다. 풍(風)이 경맥에 들어가면 구안와사가 발생한다. 치료는 수·족양명경혈을 위주로 취한다.

4) 족태음비경(足太陰脾經)

비경의 열이 경을 따라 위로 올라오면 설강통(舌强痛), 트림[애기(噯氣)], 구토, 위완통, 복창, 몸이 무겁고[身重] 혹은 설사, 황달 등의 증상이 나타난다. 치료는 족태음·양명경혈을 위주로 취한다. 풍한습사가 경맥을 막으면 하지의 앞면이 산중냉통(酸重冷痛)하고 하지의 운동 장애 또는 하지 무력 증상이 나타난다. 치료는 본경 및 그 인근의 경혈을 위주로 취한다.

5) 수소음심경(手少陰心經)

풍한습사가 외습하여 경맥을 막으면 견배통, 팔내측 후연(後緣) 통증, 경맥순행의 부위에 시고 묵직한 감이 생긴다. 심경의 사열(邪熱)이 경을 따라 위로 올라가면 인후가 건조해지고, 중설(重舌), 목설(木舌), 종기 등이 생긴다. 치료는 수소음·태양경혈을 위주로 취한다.

6) 수태양소장경(手太陽小腸經)

풍한습사가 경맥을 막으면 목, 어깨, 팔, 상지 외측의 후연에 통증이 생긴다. 치료는 본경 및 그 인근 부위의 경혈을 취한다. 사열이 경맥을 옹체(壅滯)하여 경을 따라 위로 올라오면 협종(頰腫), 이명, 이롱, 목황(目黃)이 생긴다. 치료는 수소음·태양경혈을 위주로 취한다.

7) 족태양방광경(足太陽膀胱經)

　　풍한습사가 침습되어 경맥을 막으면 경락을 따라 머리가 아프고 뒷목이 뻣뻣하며 허리가 아프고 코피가 나며 정신 상태가 착란(錯亂)되고 반신불수가 일어나며 오금, 다리, 등, 꽁무니, 장딴지, 발가락과 발이 무겁고 시고 차며 아프다. 치료는 본경 및 그 인근 부위의 경혈을 취한다.

8) 족소음신경(足少陰腎經)

　　풍한습사가 경맥을 막으면 하지 내측의 후연(後緣)이 시고 무겁다. 또 냉통 혹은 위약(萎弱)하여 걷지 못한다. 족소음의 분지는 폐에서 분출하여 심에 연락하므로 구열(口熱), 설질건조(舌質乾燥), 심번동통(心煩疼痛)이 발생한다. 치료는 본경과 인근 경맥의 경혈을 위주로 취한다.

9) 수궐음심포경(手厥陰心包經)

　　풍한습사의 외감으로 경맥이 상하면 심장과 가슴의 통증이 겨드랑이까지 미치며 마음이 번조롭고 겨드랑이가 붓는다. 또 경맥순행 부위의 동통, 마목(痲木)이 생기며 손바닥에 열나는 증상 등이 생긴다. 치료는 본경 경혈을 위주로 취한다.

10) 수소양삼초경(手少陽三焦經)

　　풍한습사가 경맥을 막으면 어깨, 상박(上膊), 팔꿈치, 팔 외측이 시고 팽창하거나 차거나 통증이 생긴다. 치료는 삼초경 및 인근 경의 경혈을 위주로 한다. 풍열외감 혹은 내열이 경을 따라 위로 올라왔거나 혹은 칠정(七情)이 억울되어 경맥(經脈)을 막으면 이롱(耳聾), 이명(耳鳴), 눈외각통, 협종(頰腫), 후비(喉痺), 액종(腋腫), 협통(脇痛), 신열구갈(身熱口渴), 설홍태박(舌紅苔薄) 등이 나타난다. 치료는 수·족소양경 경혈을 위주로 취한다.

11) 족소양담경(足少陽膽經)

　　담부의 사열이 경을 따라 위로 올라와서 경맥를 막으면 협통(脇痛), 이롱(耳聾), 입이 쓰며 한숨이 나온다. 치료는 본경 및 족궐음경 경혈을 위주로 취한다. 풍한습사가 경락을 막으면 고외(股外), 경(脛), 절골(絶骨), 외과전(外踝前) 및 여러 관절에 통증이 생기고 새끼발가락의 옆의 발가락인 네 번째 발가락을 쓰지 못한다. 치료는 본경 및 인근 경의 경혈을 위주로 취한다.

12) 족궐음간경(足厥陰肝經)

간의 경맥은 음기(陰器)를 돌아 아랫배에 이르는데 만약 한사가 경락을 엉키게 하면 산통(疝痛)이 생긴다. 그 증상은 고환이 아래로 처지며 팽창되는 통증을 느끼며 아랫배까지 당기며 아프다. 설태는 백활(白滑)이며 맥은 침현지(沈弦遲)이다. 치료는 본경 및 임맥 경혈을 위주로 취한다.

4. 육경변증(六經辨證)

외감성 질병이 진행되는 과정에 따라 질병의 형태를 삼양(三陽)과 삼음(三陰)의 여섯 단계로 구분한다. 육음 병사로 인한 외감병이 처음 발생하였을 때 가장 가벼운 단계를 태양병(太陽病)이라 하고 사기가 좀 더 속으로 발전하면 양명병(陽明病)이 되고 사기가 반표반리(半表半裏)에 머물면 소양병(少陽病)이 된다.

삼양 병기에 치유되지 않으면 정기(正氣)가 상당히 쇠약해져 사기는 태음병(太陰病)으로 이행된다. 다음에 소음병(少陰病)이 되고 최종적으로 궐음병(厥陰病)이 된다. 이것이 곧 육경의 전변이며 외감병의 발전규율을 명확히 파악하는 데 도움이 된다.

1) 태양병증(太陽病證)

태양은 가장 바깥의 체표를 주관하므로 겉부분의 사기침습(邪氣侵襲)을 가리킨다. 이는 정기가 실할 때는 사기에 저항하므로 체표에서 먼저 태양병이 나타난다. 태양병은 우선 갑자기 일어난 질병이므로 인체에는 침습한 사기에 대한 대처방안이 없어 열이 발생하여도 해열할 방법이 미흡하다. 따라서 갑작스런 자극에 피부가 조밀해져 땀구멍이 막히고 열이 나지만 땀은 나지 않는다. 태양병의 맥상은 대체로 부맥이며, 부맥이 나타나면 질병의 시일이 길든 짧든 태양병으로 진단할 수가 있다.

태양경에는 족태양방광경(足太陽膀胱經)과 수태양소장경(手太陽小腸經)이 있는데 족태양경은 머리부터 발끝까지 순행하므로 태양병의 사기를 받으면 두통과 목이 뻣뻣하고 아프며 오한(惡寒)과 오풍(惡風)이 들기도 한다.

2) 양명병증(陽明病證)

양명병증은 태양병이 낫지 않고 병사(病邪)가 계속 체내로 침범하여 나타나는 병증이다. 이는 외감병의 발전과정에서 양기가 항성(亢盛)하고 사기가 열을 발생시켜 열이 제일 심한 단계에서 이 증후가 나타난다. 즉 외사가 체내에서 정기와 다툼이 발생하여 정기의 저항이 거세어져 일어나는 병증이다. 양명병증은 공통적인 증상이 고열(高熱)과 발한(發汗)이며, 설태(舌苔)는 황태(黃苔)이며 맥은 활삭맥(滑數脈) 또는 홍대맥(洪大脈)이 나타난다.

3) 소양병증(少陽病證)

병사가 계속 진행하여 표(表)와 이(裏) 사이에 존재한 반표반리(半表半裏)의 위치에 있는 상태를 가리킨다. 때문에 병리변화에서 표증도 아니고 이증도 아닌 반표반리의 열증(熱證)에 속한다. 즉 담열(痰熱)이 열사(熱邪)에 증발되어 위로 상승하면서 입이 쓰고 진액이 열에 의하여 고갈되어 목이 마르다. 경락상으로 소양(少陽)은 족소양담경(足少陽膽經)과 수소양삼초경(手少陽三焦經)이 있기 때문에 눈이 아찔해지고 발열과 오한이 교차하는 증상이 나타나고, 또한 상초(上焦), 중초(中焦), 하초(下焦)에 대한 질환이 일어나서 가슴이 답답하고 위가 열에 자극되어 식욕이 떨어지고 위의 하강이 실조되어 구토가 일어나거나, 간화(肝火)가 상역(上逆)하여 흉협부(胸脇部)가 뻐근하게 아프기도 한다.

4) 태음병증(太陰病證)

태음병(太陰病)은 이증(裏證)으로 들어선 증후이다. 비는 태음(太陰)에 속하고 양명(陽明)과 표리 관계이므로 위양(胃陽)이 왕성하면 사기는 조열(燥熱)을 발생시키고 위양(胃陽)이 부족하면 사기는 한습(寒濕)을 발생시킨다. 때문에 양명병은 이실열증(裏實熱證)에 속하고 태음병은 이허한증(裏虛寒證)에 속한다. 태음병의 증후는 복부가 뻐근하고 구토(嘔吐)가 생기며 식욕이 떨어지고 목은 마르지 않고 때로 복통과 설사가 생기며 설태는 백니태(白膩苔)이며 침완(沈緩)하고 무력(無力)한 맥이 나타난다.

5) 소음병증(少陰病證)

소음병은 태음병에서 사기가 더욱 발병한 상태이며 전신적인 허한증(虛寒證)이 나타난다. 심과 신은 소음병에 속하며 인체의 근본이므로 심과 신의 기능이 쇠퇴되고 저항력이 약화되면 소음(少陰)이 병리변화를 일으킨다. 소음병은 음에 의해 한(寒)이 생기거나 양에 의하여 열이 발생할 수 있으므로 임상에서 두 가지로 구분하여 진단할 수 있다.

(1) 소음한화증(少陰寒化證)　이것은 소음병에서 흔히 볼 수 있는 증후이며 양기(陽氣)가 부족하고 병사가 체내로 침범하여 음(陰)이 항성(亢盛)해지고 한(寒)을 생성시켜 형성되는 것으로 전신적인 허한증(虛寒證)이 일어난다. 이 소음병의 증후는 오한이 생기고, 다리를 구부리고 눕기를 좋아하고, 사지는 싸늘하며 소화되지 않은 설사를 하고, 구역질은 나오나 토하지는 않고, 목이 마르지 않으며 목이 말라도 더운물을 마시고, 소변은 맑고 설태는 백태(白苔)이고 침지맥(沈遲脈)이 나타난다.

(2) 소음열화증(少陰熱化證)　보통 열사(熱邪)가 풀리지 않고 음(陰)을 손상하였거나 혹은 평소부터 음허(陰虛)로서 사기가 소음을 침범하여 양기가 성해지고 열을 발생시키며 열이 음을 손상시키는 원인으로 형성된 것이다. 신수(腎水)가 허약하여 심화(心火)를 억제하지 못하므로 심화가 항진되기 때문에 가슴이 답답하고 잠이 없고 입이 마르며 혀끝이 붉게 된다. 혀가 심홍색이며 설태가 적고 세삭맥(細數脈)이 나타난다.

6) 궐음병증(厥陰病證)

궐음병은 질병의 발생과정에서 보통 나중 단계에 나타나는 것으로 이 단계는 정기가 매우 쇠약해진 상태로 병리 변화가 매우 복잡하다. 간담(肝膽)과 심포(心包)는 궐음병에 속한 것으로 정기와 사기의 강약에 따라 한열(寒熱)의 교착으로 상열하한(上熱下寒) 또는 하열상한(下熱上寒)이 나타난다. 궐음병에서는 간의 소설 기능이 순조롭지 못하여 기의 승강이 실조되고 기혈의 순행 역시 문란하게 되며 음양이 실조됨에 따라 한열(寒熱)이 교착되는 증상이 나타난다. 구갈(口渴)이 생기고, 가슴이 막히고 열이 나며, 양열(陽熱)의 상역(上逆)으로 동통(疼痛)이 발생하고, 배가 고프나 음식을 먹지 못하며 몸은 싸늘해지고 구토와 설사가 생기는 음한(陰寒)의 침습현상이 나타난다. 한열의 교착으로 상부는 덥고 하부는 싸늘해져 기의 순행이 원활치 못하여 음양의 기가 조화롭지 못하게 되므로 사지 또한 싸늘해진다.

제6장
침뜸 치료

제1절 침법(鍼法)

1. 침의 종류

1) 고대의 침

예로부터 구침(九鍼)이 있었다.

(1) 참침   참침(鑱鍼. 鑱－보습쇠참, 송곳참)의 길이는 1촌 6푼이고 침 끝이 넓다. 주로 피부병에 자극을 주어서 열을 낮추고 종기를 째서 그 자리에 뜸하고 병을 치유하는 데 사용한다.

(2) 원침   원침(圓鍼)의 길이는 1촌 6푼이고, 침 끝이 원주(圓柱) 모양 즉 대롱 모양이다. 주로 근경을 따라서 안마(按摩)하는 데 쓰이는 것이다.

(3) 저침   저침(鍉鍼. 鍉－창끝저)의 길이는 3촌 5푼이고, 침 끝이 둥글면서 조금 예리하다. 이것은 기맥(氣脈)이 허하여 동통이 있을 때 쓰이는 것이다. 침몸[鍼體]은 굵은 실 정도인데, 침끝[鍼尖]이 좁쌀같이 둥글면서 약간 뾰족한 침구(鍼具)이다. 주로 경맥을 안마하고 기(氣)를 소통시킴으로써 사기(邪氣)를 몰아내는 데 사용한다.

(4) 봉침   봉침(鋒鍼. 鋒－칼날봉)의 길이는 1촌 6푼이고, 현재의 삼릉침(三稜鍼)이다. 화농(化膿)된 곳을 절개해 혈(血)을 빼내거나 만성병(慢性病)에 쓴다.

(5) 피침   피침(鈹鍼. 鈹－큰칼피)의 길이는 4촌 폭은 2푼 반이고, 칼날같이 되어 있으므로 칼침이라고도 한다. 곪은 종기를 째서 고름이나 피를 제거시키는, 현대의 수술 메스와 같은 것이다.

(6) 원리침   원리침(圓利鍼)의 길이는 1촌 6푼이고, 침 끝이 둥근데 조금 날카롭다. 용도는 몹

시 저린 데 자침하여 치유하는 것이다. 급성병(急性病)이나 종양(腫瘍)에 쓴다. 침몸이 가늘기 때문에 비교적 깊이 찌를 수 있게 되어 있다.

(7) 호침 호침(毫鍼)의 길이는 1촌 6푼이고, 침이 가는 털과 같고 끝이 예리하다. 동통·마비·냉증(冷症)·발열(發熱)에 쓴다. 현대인이 많이 사용하는 침이다.

(8) 장침 장침(長鍼)의 길이는 7촌이고, 침이 가늘고 길며 끝이 예리하다. 이 침은 깊은 관절부의 이상 즉 병적 요인을 제거해야 하기 때문에 신경과 골막 등을 고려하면서 서서히 놓아야 한다. 환도침(環跳鍼)이라고도 한다.

(9) 대침 대침(大鍼)의 길이는 4촌이고, 옷 바늘 모양이고 끝이 예리하다. 관절(關節) 속에 고인 물을 빼는 데 쓰인다. 일명 번침(燔鍼)이라고도 한다.

<그림 5> 침의 종류—구침

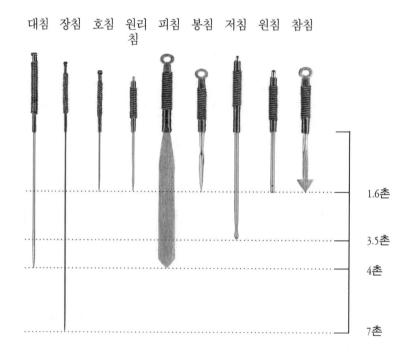

대침 장침 호침 원리 침 피침 봉침 저침 원침 참침

1.6촌

3.5촌

4촌

7촌

2) 현대(現代)의 침

사용방법으로 나누면 자입침(刺入鍼), 절개침(切開鍼), 피부침(皮膚鍼) 3가지이다.

(1) 자입침 자입침(刺入鍼)은 피부나 근육에 자입하는 침이다. 자입되는 부분은 원주(圓柱) 모

양이고 끝은 예리하다. 길고 짧고 가늘고 긴 종류가 여러 가지이다. 호침(毫鍼)이라 부르며, 흔히 침(鍼)이라고 하면 이것을 가리킨다.

(2) 절개침   절개침(切開鍼)은 피부나 약간 깊은 부위를 절개하는 데 쓴다. 길이에 따라 여러 종류가 있다. 삼릉침(三稜鍼)이라 부른다.

(3) 피부침   피부침(皮膚鍼)은 피부에 자극을 주는 데 쓴다. 피부침은 소아에게 사용하는 경우가 많아 소아침(小兒鍼)이라 부른다. 매화침(梅花針), 피내침(皮內鍼), 도장 모양의 집모침(集毛鍼), 차침(車鍼) 등이 있다.

(4) 침의 구조   **침자루[鍼柄]** : 침자루는 침을 지탱하고 침을 사용할 때 필요한 부분이다.

침몸[鍼體] : 몸 속에 자입(刺入)되는 원주(圓柱) 모양의 부분이다. 재질은 금(金), 은(銀), 철(鐵), 스테인리스 등이 있다. 호침의 침몸 길이는 49mm(1촌 6푼)이 기준이며, 30~90mm의 여러 종류가 있다. 침몸의 굵기는 10가지 종류로 나뉜다.

침끝[鍼尖] : 침끝은 자침(刺鍼)할 때의 통증, 자입(刺入)의 난이(難易), 내구력(耐久力) 등에 대해 중요하다. 요즘 많이 쓰이는 호침(毫鍼)은 침끝이 솔잎 모양이나 모기의 주둥이와 닮아 자침하기 쉽고 통증이 거의 없다. [그림 6 참조]

<표 3> 침의 재질에 따른 장단점

재질	좋은 점	나쁜 점
금	유연하다/ 조직 손상이 적다/ 부식이 적다	값이 비싸다
은	유연하다/ 조직 손상이 적다/ 열전도율이 높다	검게 부식한다
스테인리스	절침(折鍼)이 잘 안 된다/ 자입하기 쉽다/ 부식하지 않는다	조직을 손상하기 쉽다

<표 4> 침의 굵기

굵기	1번	2번	3번	4번	5번	6번	7번	8번	9번	10번
mm	0.15	0.20	0.25	0.30	0.35	0.40	0.45	0.50	0.55	0.60

주 : 통상적으로 호침이라고 칭하는 침의 굵기는 6번까지이다.

호침의 길이   1촌 ………… 약 3cm   1촌 3푼 …… 약 4cm
                1촌 6푼 …… 약 5cm   2촌 ………… 약 6cm
                3촌 ………… 약 9cm

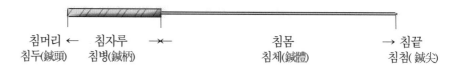

침머리 ← 침자루 →　←　　　　　　　 침몸　　　　　　　 → 침끝
침두(鍼頭)　 침병(鍼柄)　　　　　　　　침체(鍼體)　　　　　　　침첨(鍼尖)

침관(鍼管) : 호침을 자침할 때 보조적으로 쓰는 관(管)이다. 침관을 이용하면 자침하기 쉽고 천피(穿皮)할 때 동통(疼痛)이 적어지고 술자(術者)의 피로(疲勞)를 덜 수 있다.

2. 자침방식(刺鍼方式)

1) 연침법(撚鍼法)

침몸[鍼體]과 침자루[鍼柄]를 오른손 엄지와 검지로 잡는다. 침끝[鍼尖]을 가볍게 피부에 접착하고 왼손 엄지와 검지의 사이에 침을 고정하고, 오른손으로 침에 압력(壓力)을 넣어 침 끝을 피부 속으로 자입(刺入)한다. 이어서 오른손에 침을 종축(縱軸)으로 대고 압력을 가해 더 자입하고 왼손은 침을 고정하면서 자입 상태를 느낀다. 목표한 깊이로 자입되면 알맞은 수기(手技)를 한다. 침을 뺄 때는 왼손으로 잡고 오른손으로 가만히 빼낸다.

2) 타침법(打鍼法)

왼손 엄지를 제외한 네 손가락을 나란히 자침할 부위에 놓고, 둘째와 셋째손가락 사이로 침을 세워 잡고, 침끝을 피부의 약간 위에 둔다. 이어서 오른손에 든 작은 망치로 침두(鍼頭)를 두드려 한 번에 천피(穿皮)한다. 자입하는 깊이는 보통 5~10mm이다. 자침 부위는 경혈(經穴)에 관계없이 압통(壓痛), 경결(硬結), 근긴장(筋緊張) 등의 반응이 나타나는 곳에 쓰고 있다.

3) 관침법(管鍼法)

천피(穿皮)할 때 동통을 덜기 위해 고안된 방법이다. 자침은 침을 침관 안에 넣고,

왼손 엄지와 검지를 시술(施術) 부위에 대고, 침관을 그 사이에 바로 세우고, 오른손 검지로 1~2회 침자루[鍼柄]를 두드려 천피한다. 이어서 왼손은 그대로 침을 고정하고, 오른손으로 침관을 빼 넷째와 다섯째손가락으로 쥐고, 오른손 엄지와 검지로 침자루를 세워 잡고 자입한다.

침관에 침을 넣는 삽관법(揷管法)은 양수삽관법(兩手揷管法)과 편수삽관법(片手揷管法)이 있다. 양수삽관법은 오른손으로는 침관 왼손으로는 침을 쥐고 침자루를 침관 안으로 삽입한다. 편수삽관법은 오른손의 새끼손가락을 굽혀 침관을 쥐고 엄지와 검지로 침자루를 쥔 다음, 침관의 한 쪽 입구를 엄지에 대고 침자루에 가깝게 해 침자루를 침관으로 들어가게 한다.

3. 자침수법(刺鍼手法)

1) 유압(揉壓)

유압은 지두(指頭)로 자침 부위에 행하는 수법(手法)이다. 자침 전에 하는 전유법(前揉法)과 발침(拔鍼) 뒤에 하는 후유법(後揉法)이 있다.

(1) 전유법 자침할 경혈을 왼손 가운데손가락이나 둘째 또는 엄지손가락으로 주무르거나 누르고, 때로는 가볍게 문질러 주는 것이다. 전유법은 혈의 흐름을 좋게 해 치료 효과를 높이면서 자침할 때 통증을 덜어주기 위해 필요한 조치이다.

(2) 후유법 침을 빼고[拔鍼] 나서 그 자리를 손가락으로 막아주듯이 주무르거나 누른다. 후유법은 자침으로 높아진 지각신경의 기능을 진정시키고, 침을 뺀 뒤에 남아 있는 동통성(疼痛性) 감각을 없애준다. 또한 조직 내의 혈관 손상으로 출혈이 있더라도 흡수를 촉진시키기 위해 필요한 조치이다.

2) 압수(押手)

압수는 자침할 부위의 피부를 누르고 침을 고정하는 수법이다. 흔히 오른손잡이의 경우 왼손의 엄지와 검지를 부위에 대고 그 사이에 침을 고정시킨다. 엄지와 검지로 침을 잡는 모양에 따라 만월형(滿月形) 압수와 반월형(半月形) 압수를 많이 쓰는데, 근육이 많은 부위나 좁은 부위에 따라 편리한 방법을 선택한다. 압수는 자침을 돕고,

자침할 때 동통을 덜어주고, 환자가 움직여 침을 손상시키는 것을 막고, 술자(術者)가 자침감각을 느끼는 데 중요한 역할을 한다.

3) 자수(刺手)

자수는 침을 자입하는 손가락으로 오른손잡이는 오른손이 된다. 자수는 엄지와 검지를 밀착시켜 그 사이에 침자루와 침몸을 잡고 침이 자입되도록 힘을 준다. 자수는 치료 효과를 좌우할 정도로 중요한 수법인데, 조직 내에 자입되는 감각을 느끼며 온 정신을 집중해 신속하고 정확하게 행한다.

4) 천피(穿皮)

침끝으로 피부표면을 뚫는 것으로 관침법의 경우에는 침관에서 밖으로 나와 있는 침자루 부분을 가볍게 두드려 꽂는다. 천피에는 속도와 리듬, 강약의 조절이 중요한데 천피할 때 힘이 지나치게 드는 경우에는 환자에게 불안감과 고통을 주고 침끝이 휘어지게 하며, 천피가 늦어지거나 너무 힘이 약할 경우에는 피부가 뚫리지 않아서 통증을 유발하게 된다. 전유(前揉)도 천피를 통증 없이 하기 위한 과정이다.

5) 자입(刺入)

천피를 한 후에 침을 목적한 부위까지 집어넣는 동작으로 정신을 집중해야 하며 자입압은 침체의 축방향으로 똑바르게 주고 압수와 자수를 안정시켜 매끄럽게 자입되도록 해야 한다. 또한 침을 밀어 넣는 힘은 침체의 탄력보다 강하지 않도록 하며, 조직의 저항을 무시해서도 안 된다.

4. 자침수기(刺鍼手技)

1) 자침 각도(角度)

침을 자입하는 각도는 목적에 따라 다른데, 피부에 대한 각도에 따라 직자(直刺), 사자(斜刺), 횡자(橫刺) 등 3종류로 나눈다.

(1) 직자　　피부면에 자입되는 각도가 70도 이상 90도에 가깝다. 직자는 가장 많이 이용되는

방법으로 근육층(筋肉層)이 두꺼운 곳에 쓴다.

(2) 사자　피부면에 자입되는 각도가 20도에서 70도이다. 근육층이 두꺼운 곳, 건(腱), 건초(腱鞘) 등에 쓰는데, 인대(靭帶) 아래나 뼈의 간극(間隙) 등 좁은 곳에 자입할 때도 쓴다.

(3) 횡자　지평자(地平刺)라고도 하는데, 피부면에 평행 방향으로 20도 이내이다. 호침(毫鍼), 장침(長鍼), 피내침(皮內鍼) 등으로 피하(皮下)에 길게 침을 자입하거나 많은 경혈을 자극하려 할 때 또는 표면이 저릴 때 쓴다.

<그림 7> 자침의 각도

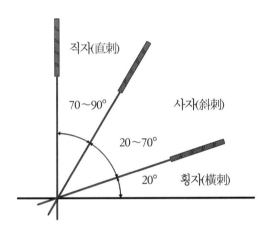

2) 자발(刺拔)만 하는 것

(1) 단자술　단자술(單刺術)은 침을 회전시키지 않고 멈춤 없이 자입하고, 목적한 깊이에 도달한 뒤에 발침(拔鍼)하는 기본 수기이다. 자극을 가볍게 줄 때 사용한다. 호흡기병, 소화기병, 부인병, 기타 질환에 응용한다.

(2) 간헐술　간헐술(間歇術)은 자입한 침을 중간까지 빼고 약간 멈췄다가 다시 자입하기를 반복하는 방법이다. 약한 자극이지만 단자술보다는 조금 강하다. 소화기 질환, 요통, 어깨 결림 등에 응용한다.

(3) 옥루술　옥루술(屋漏術)은 목적하는 깊이까지 자입하는 데 3단계로 나눠 처마의 물이 떨어지는 모양과 같이 자입한다고 하여 붙인 이름이다. 여기에 작탁(雀啄)을 더하는 경우가 있다. 약간 강한 자극이 된다. 복통, 신경통, 마비 등에 응용된다.

3) 빠르게 움직이는 것

(1) 작탁술 작탁술(雀啄術)은 목적하는 깊이로 자입한 침을 참새가 모이를 쪼듯이 상하로 빠르게 진퇴(進退)시켜 강한 자극을 준다. 내장의 동통, 사지의 동통, 근육 경련 등에 응용된다.

(2) 난침술 난침술(亂鍼術)은 여러 가지 수기(手技)를 조합해 깊게 얕게, 빠르게 늦게, 찌르고 [刺] 빼고[拔], 침을 회전시키거나 회전시키지 않고 상하로 움직여 가장 강렬한 자극을 준다. 격통, 경련 등에 응용된다.

4) 회전하는 것

(1) 선연술 선연술(旋撚術)은 침을 자입하거나 발침할 때 오른손 엄지와 검지로 손목시계에 밥을 주듯이 좌우로 회전하는 방법이다. 약간 강한 자극이 되는데, 침의 회전이 빠르면 자극이 한층 더 강해진다. 담석통, 근의 경련, 월경통, 두통 등에 응용된다.

(2) 회선술 회선술(回旋術)은 침을 오른쪽이나 왼쪽 중에 한 방향으로 회전하면서 자입해 목적하는 깊이에 이르면, 반대 방향으로 회전해 발침(拔鍼)하는 방법이다. 강한 자극을 준다. 동통, 변비, 감기, 경련 등에 응용된다.

5) 방향을 돌리는 것

(1) 전향술 전향술(轉向術)은 자입한 침을 피하(皮下)까지 빼고, 침끝의 방향을 바꾸어 다시 자입하는 것이다. 압수(押手)하는 손가락은 침끝과 반대쪽으로 힘을 준다. 약간 강하게 지속적인 자극을 준다. 혈행장애(血行障碍), 복통(腹痛), 구토(嘔吐), 복명(腹鳴), 변비(便秘) 등에 응용된다.

(2) 삼법술 삼법술(三法術)은 직자(直刺)한 뒤에 피하까지 빼 올리고, 침끝의 방향을 달리하여 앞에 1침(鍼), 뒤에 1침(鍼)을 자침하는 방법이다. 냉(冷)에 의한 피하의 통증에 응용된다.

6) 유침하는 것

(1) 치침술 치침술(置鍼術)은 1개 또는 여러 개의 침을 자입하고 1~2분에서 20~30분 또는 그 이상 침을 자입한 채로 두었다가 발침(拔鍼)하는 방법이다. 2개 이상의 침을 치침(置鍼)하고 맨 처음 자입한 침을 빼서 다른 곳에 교호(交互) 치침하는 방법이 있다.

이것은 치침을 능률적으로 할 수 있다. 내장의 기능을 진정시키고 냉을 없애는 데 응용된다. 냉증(冷症), 요통, 신경통, 경련, 부인병 등에 응용된다.

(2) 삼조술 삼조술(三調術)은 약 2mm 자입하고 1~2호흡(呼吸)하는 동안 유침(留鍼)하고, 또 약 2mm 자입하고 유침하고, 또 약 2mm 자입하고 유침한다. 처음 2mm는 폐기(肺氣)를 조절하고, 다음 2mm는 비기(脾氣)를 조절하고, 다음 2mm는 신기(腎氣)를 조절한다. 가벼운 자극이다. 위하수, 위장염, 늑막염, 신염 등에 응용된다.

7) 진동을 주는 것

진전술 진전술(振顫術)은 자입한 침자루로부터 침몸에 진동을 주는 방법으로 가벼운 파동(波動)의 자극을 준다. 진전술에는 다음과 같은 것들이 있다.

내조술(內調術)은 침자루를 침관(鍼管)으로 튕긴다. 용두술(龍頭術)은 침자루를 엄지 또는 검지의 손톱으로 두드린다. 효술(曉術)은 침관을 다시 삽입해 두드린다. 하리(下痢), 늑막염, 흉막염, 허약자 등에 응용된다.

8) 주위 조직을 진동하는 것

(1) 기박술 기박술(氣拍術)은 침을 목적하는 깊이로 자입하고 그 주위의 조직을 손가락이나 침관으로 두드리던가 손가락으로 진동을 주는 방법이다. 압수(押手)를 전후좌우로 누르는 것을 온침술(溫鍼術)이라 한다. 가벼운 자극을 오래 줄 때에 쓴다. 하리, 불면, 냉증 등에 응용된다.

(2) 전이술 전이술(轉移術)은 침을 피하에 얕게 자입하고 멈춘 뒤, 압수로 종횡(縱橫)이나 둥글게 주위 조직을 압박하며 이동한다. 침끝전이법[鍼尖轉移法]이라고 한다. 피하에 강한 자극을 줄 때 사용한다. 혈행 장애, 부인병, 피부 저림 등에 응용된다.

(3) 관산술 관산술(管散術)은 침을 쓰지 않고 침관을 환부(患部)에 세우고 침 관의 끝을 가볍게 두드린다. 아주 가벼운 자극을 준다. 지각과민, 자침(刺鍼) 뒤의 동통 등에 응용된다.

5. 특수 침법

1) 삼릉침(三稜鍼)

기혈이 옹체(壅滯)되거나 통하지 않아 생긴 질병에 침을 찔러 혈을 빼는 방법이다. 점자법(點刺法)은 손끝이나 발끝의 한두 점(點)에 침을 찌르고 주위를 가볍게 눌러 출혈시킨다. 고열, 중풍혼미, 중서(中暑), 급성 요뉴상(腰扭傷) 등에 사용한다. 산자법 (散刺法)은 환부(患部)의 주위를 둥글게 점자(點刺)한다. 어혈이나 수종(水腫), 각종 종기의 초기에 많이 사용한다. 사혈법(瀉血法)은 정맥(靜脈)을 찔러 출혈시킨다. 급성 토사(吐瀉), 중서(中暑), 발열(發熱) 등에 사용한다.

2) 산침(散鍼)

환부 주위나 압통(壓痛), 경결(硬結), 근(筋)의 긴장(緊張)이 있는 부위의 주변에 여러 개의 침을 자입하는 방법이다. 특별한 경혈과 관계없이 아시혈(阿是穴)을 쓰며 호침으로 천자(穿刺)하는 정도나 때에 따라서는 1cm 정도 자입하기도 한다. 어깨결림, 요통, 관절염 등에 응용된다.

3) 피부침(皮膚鍼)

피부에 가볍게 접촉성 자극을 주는 침법(鍼法)이다. 전용 피부침이 있지만 호침이나 삼릉침을 사용하기도 한다. 침을 피부에 직각(直角)으로 찌르면 자극이 강하고, 옆으로 뉘여 찌르면 자극이 가볍다. 국부 염증(炎症)성 질환이나 소아(小兒)의 질환에 응용된다.

4) 피내침(皮內鍼)

가늘고 짧은 침을 피하로 직자(直刺)하지 않고 피부 속에 수평으로 자입하며, 밖에 나와 있는 침자루에 반창고를 붙여 필요한 기간 동안 고정해두는 방법이다. 핀셋으로 침자루를 잡고 피부의 결을 따라 침 끝으로 피부를 꿰듯이 수평으로 자입한다. 피부에 닿아 있는 침자루의 뒷부분에 작은 반창고를 붙이고, 침자루의 앞부분에는 피내침 전체 길이 정도 크기의 반창고를 붙여 그 사이에 침을 고정시켜 둔다. 피내침은 동통(疼痛)에 특효가 있다. 동통의 범위가 넓을 때는 가장 아픈 점에 자입한다. 자입하는 방향은 관절(關節)을 굽히고 펼 때 근과 피부의 신축(伸縮)에 지장이 없게 옆으로 한다.(220쪽 <그림 8> 피내침의 자침 참조)

5) 동자(洞刺)

기관지 천식의 수술요법으로 경동맥구적출(頸動脈球摘出)이 유행할 때, 이것에서 힌트를 얻어 적출수술(摘出手術)을 하지 않고도 이 부분에 직접 자극을 줘 거의 같은 효과를 얻을 수 있다고 생각하여 고안된 특수 침법이다. 환자를 눕게 하고 목 받침을 빼어 하악(下顎)을 위쪽으로 젖히게 해 경동맥(頸動脈)이 박동하는 부위가 잘 드러나게 한다. 그 다음 후두융기(喉頭隆起)의 상연(上緣)에서 바깥쪽으로 약 1촌 5푼, 흉쇄유양근(胸鎖乳樣筋)의 전연(前緣), 경동맥(頸動脈)이 박동하는 부위에 호침을 맥관벽(脈管壁)에 닿을 정도로 약 0.5~1.5cm 자입하고, 침에 박동을 느끼게 되면 그대로 5~10초 동안 치침(置鍼)하고 발침(拔鍼)하는 것이다. 기관지 천식 외에도 고혈압증, 담석증, 위경련, 위궤양, 관절류마티스 등에도 효과가 있다.

6) 유자(兪刺)

고혈압증의 교감신경수술(交感神經手術)에 힌트를 얻어 고안된 자침법(刺鍼法)으로, 예로부터 많은 유혈(兪穴)에 자침하는 윤자(輪刺)와 비슷한 방법이므로 유자라고 이름하였다. 제7흉추에서 제2요추까지의 극돌기(棘突起) 양쪽 1촌 5푼 되는 곳에 호침을 척추(脊椎)를 향해(약 10도 정도) 3~4cm 자입하고 2~3초간 유침(留鍼)하거나 가볍게 작탁법(雀啄法)을 하고 살살 발침한다. 말하자면 격유(膈兪)에서 신유(腎兪)까지 유혈에 모두 자침하는 것이다. 자침하는 숫자가 적거나 얕게 자입되면 효과가 줄어든다. 고혈압증에 대해 혈압을 하강시키는 효과가 있다.

6. 침과 시술 부위의 소독

옛날에는 자침하기 전에 침이나 시술 부위를 소독하는 일이 없었으나, 요즈음은 알코올이나 크레졸액으로 소독하는 것이 습관이 되어 있다. 알코올 솜으로 닦아 소독하는 것이 가장 간편한 방법이지만 완전한 방법이라고는 할 수 없다. 소독이 불완전하다 해도 가는 호침으로는 자침 부위가 화농하는 위험은 거의 없다. 침이 미세(微細)하고 금속 자체의 살균작용이 있기 때문이다. 그러나 소독은 가능한 한 확실하게 하는 것이 좋다.

1) 손의 소독

시술하기 전에 술자는 손을 소독한다. 2~3% 크레졸액이 적당하다.

2) 시술 부위의 소독

보통 알코올 솜으로 피부를 문지른다. 알코올은 휘발성이 강하므로 사용하기 쉬운 반면에 일정한 농도를 유지하기가 곤란해 소독력이 감소하는 결점이 있다. 70% 알코올은 30초 정도로 살균이 많이 되는데, 60% 알코올은 1/30로, 80% 알코올은 1/40로 살균력이 줄어든다. 그러므로 70% 용액이 소독용으로 가장 적당하다.

3) 침의 소독

침과 침관 등은 고온 압력 멸균소독기를 사용하는 것이 좋다.

7. 자침과오(刺鍼過誤)와 대책

1) 절침(折鍼)

자침 중에 근육이 급격하게 수축되어 침이 비틀어져 끊어지는 경우가 있다. 과민한 사람에게서 일어나기 쉬운데, 허리 부위에 가장 많이 일어나고 배에도 일어나므로 주의해야 한다.

대책

먼저 침을 사용하기 전에 잘 점검하여 끊어질 염려는 없는지 확인한다. 구부러졌거나 꺾였던 흔적이 있는 침은 사용하지 않는다. 다음에는 환자에게 자침할 때 몸이 움직여지지 않게 기침 등을 하지 않도록 주의시킨다. 절침이 되었을 때는 환자가 놀라지 않도록 하고 그대로 며칠 관찰한다. 다소 묵직한 통증인 둔통(鈍痛)이 있는 경우도 있으나 곧 사라진다. 치료를 목적으로 일부러 침을 절침하는 방법을 쓰기도 하므로 그대로 놔두어도 거의 해는 없다. 그러나 절침된 부위에 동통(疼痛)이 있거나 염증(炎症)이 생길 것 같으면 피부를 절개해 빼낼 필요가 있다.

2) 뇌빈혈(腦貧血)

침에 대한 경험이 없는 사람이나 신경질이 많은 사람에게 특히 목이나 어깨 부위에 자침할 때 잘 일어난다. 환자는 갑자기 식은땀을 흘리고 가슴이 답답하고 얼굴이 창백해지고 심하면 정신을 잃기도 한다.

대책

빈혈이 있는 사람이나 침에 과민한 반응을 보이는 사람에게 자침할 때는 엎드리게 하여 목이나 어깨에 자침한다. 의자에 기대거나 앉아 자침하면 뇌빈혈이 일어나기 쉽다. 자침하여 뇌빈혈을 일으키면 베개를 빼고 다리를 높게 하여 눕히고 수삼리(手三里)·합곡(合谷)·족삼리(足三里)혈에 약간 강하게 자침하면 몇 분 만에 회복된다.

3) 피하조직의 팽륭(膨隆)

발침(拔鍼)한 뒤 자침 부위의 피하조직이 지름 1.5~5cm 정도 부어오르는 경우가 있다. 피하로 혈이 넘쳐 나와 일어난다. 출혈되기 쉬운 체질인 사람에게 잘 일어나고, 큰 침을 사용하거나 부주의하게 자침했을 때 일어난다.

대책

출혈되기 쉬운 체질인 사람에게는 가느다란 침을 쓰고, 자입을 조심스럽게 하고, 깊게 자입하지 않도록 한다. 만약 부어오르면 그 부분을 5~10분 가량 가만히 눌러 준다. 피하에 넘친 혈이 남아 있는 경우는 대개 7~9일 내에 흡수된다.

4) 특발성(特發性) 기흉(氣胸)

가슴의 폐가 있는 부위에 심자(深刺)했을 때 호흡 곤란, 맥박 미약, 가슴 답답한 증상이 일어나는 경우가 있다.

대책

가슴 부위에 심자는 피하고 늑막(肋膜)을 찌르지 않도록 주의한다. 호흡 곤란이 오거나 가슴이 아플 때는 하루 정도 안정시키면 대개 저절로 치유된다.

5) 발진(發疹)

자침한 뒤에 피부에 작은 발진이 생기는 경우가 있다. 과민체질인 사람에게 일어나기 쉽다. 2~3일이면 대부분 가라앉지만 다음에는 천자와 약자로 한다. 큰 침이나 소독이 잘 안 된 침을 써서 일어나는 경우도 있다.

대책

되도록 가는 침을 쓰고, 조직이 손상되는 수기(手技)를 피하고, 소독을 완전하게 한다. 그러나 과민체질인 사람은 어느 정도 이상은 막을 수가 없다.

6) 발침 곤란

자침할 때 갑자기 근육 경련이 일어나거나 수축하여 피하조직 속에서 침이 구부러졌기 때문에 침을 빼기 어려운 경우가 있다. 이때 무리하게 침을 빼면 절침(折鍼)이 된다.

대책

자침한 부위 주변을 손가락으로 살짝 누르고 30초에서 1분간 조용히 그대로 있으면서 근의 긴장이 조금 풀리는 무렵에 살살 조금씩 침을 빼면 좋다. 발침되지 않은 침은 그대로 놔두고 그 주변에 침을 더 자입해 근육의 긴장을 풀어 침을 빼는 것도 한 방법이다.

제2절 뜸법[灸法]

1. 뜸의 재료

1) 뜸쑥[艾]

뜸쑥의 재료는 국화과에 속하는 쑥으로 봄에 새싹이 나며 잎의 표면은 녹색이고 뒷면에 흰털이 있으며 가을에 꽃이 핀다. 6월에서 7월에 쑥을 베어 2~4일 동안 그늘에 자연 건조한다. 그 다음에 줄기를 버리고 잎만 모아 습기가 적은 장소에 보관한다. 11월에서 12월에 쑥잎을 약 120℃의 열기(熱氣)로 3~4시간 건조시킨 뒤 절단기로 자르고 맷돌로 잘게 부순다. 망(網)이 경사(傾斜)지어 회전하는 기계에 넣어 엽록

<표 5> 뜸쑥의 구별

뜸쑥의 구별	좋다	나쁘다
신구(新舊)	오래된 것	새 것
촉감(觸感)	부드럽다	뻣뻣하다
선유(線維)	가늘고 길며 치밀하다	굵고 길며 거칠다
잡물(雜物)	없다	있다
색조(色調)	담황색(淡黃色)	회백색(灰白色)
습도(濕度)	적다	많다
연소(燃燒)	빠르다	느리다
자극(刺戟)	작다	크다

소(葉綠素)나 협잡물(挾雜物)을 제거한다. 바람을 일으키는 기계인 풍구(風具)로 협잡물을 분리하고 쑥잎에 있는 가늘고 길게 이어진 선유(線維)를 모은다. 이 과정을 3~4회 반복하면 정선된 뜸쑥이 만들어진다. 생쑥을 자연 건조하면 무게가 약 30%로 줄고 그 건조한 쑥을 뜸쑥으로 만들면 온구용(溫灸用)은 10~40%로 되고 정선된 뜸쑥은 5% 정도가 된다.

2) 선향(線香)

선향은 뜸 치료를 할 때 뜸봉에 불을 붙이기 위해 쓰인다. 선향은 비교적 냄새가 적고, 단단해서 잘 부러지지 않고, 순조롭게 잘 타 도중에 꺼지지 않는 것이 좋다.

2. 뜸의 방식

뜸의 방식에는 여러 가지가 있으나 크게 나누어 뜸자국이 있는 유흔구(有痕灸)와 뜸자국이 없는 무흔구(無痕灸)가 있다.

1) 유흔구(有痕灸)

유흔구란 뜸자국을 남기는 것으로 뜸쑥봉을 올려놓고 거기에 불을 붙여서 몸에 화상을 입혀 그에 따라 나타나는 생체반응을 이용하는 것이다. 유흔구는 크기로 소구법(小灸法)과 대구법(大灸法)이 있다. 소구법은 여러 가지가 있지만 대표적으로 사상구(絲狀灸), 속립구(粟粒灸), 반미립구(半米粒灸), 미립구(米粒灸), 대두·소두구(大豆·小豆灸)가 있고, 대구법에는 초작구(焦灼灸)와 타농구(打膿灸)가 있다.

(1) 소구법(小灸法) 사상구(絲狀灸) : 뜸쑥을 실과 같이 가늘게 하여 큰 흔적을 남길 수 없는 부위에 사용한다.

속립구(粟粒灸) : 좁쌀 크기로 너무 허약한 사람, 극도로 민감한 사람, 소아에게 사용한다.

반미립구(半米粒灸) : 쌀 반알 크기로 처음 뜸을 시작한 사람이나 허약한 사람, 정신 노동하는 사람에 쓰이며 주로 많이 쓰는 뜸법이다.

미립구(米粒灸) : 쌀알 크기로 뜸에 익숙한 사람이나 육체 노동하는 사람, 건강한 사람에 쓰인다.

대두·소두구(大豆·小豆灸) : 콩알 크기로 뜸을 사법(瀉法)으로 할 때나 두꺼운 발바닥처럼 둔감한 곳에 쓰인다.

(2) 대구법(大灸法) 초작구(焦灼灸) : 뜸뜨는 부위의 피부조직을 강하게 태워 병적 조직을 파괴하는 뜸법이다. 절(癤)·옹저(癰疽)·봉와직염(蜂窩織炎) 등의 화농소, 또는 독사·뱀·지네·거미 등 동물이나 곤충에게 물린 부위에 직접 다장구(多壯灸)해 환부를 초작(焦灼)하는 것이다. 횟수는 한 번으로 끝낸다.

타농구(打膿灸) : 엄지손가락 머리 크기이거나 그 이상의 뜸봉으로 한 곳에 1~3장 뜸을 떠 피부에 화상을 만들고 그 위에 고약(膏藥) 등을 발라서 화농을 재촉해 배농시키는 방법이다. 예전에는 타농구를 전문업으로 하는 사람이 있었으나 지금은 화열(火熱)이 강하고 농(膿)이 나오고 화상(火傷) 흔적이 크게 남아 많이 쓰이지 않는다.

2) 무흔구(無痕灸)

무흔구란 뜸을 한 뒤 피부에 흔적이 남지 않는 뜸이다. 화상을 입히지 않고 은은한 온열 자극을 주는 방법이다. 무흔구에는 뜸쑥과 피부 사이에 여러 가지 물건을 올려놓는 격물구법(隔物灸法)과 일정한 공간을 유지해 피부에 화열(火熱) 대신 온열 자극을 주는 온열구법(溫熱灸法)이 있다.

(1) 격물구법 격물구법(隔物灸法)은 뜸쑥봉과 피부 사이에 물건을 놓고 뜸을 뜨는 방법으로 사이에 놓는 물체에 따라 각각 이름이 달리 불린다.

된장구 : 된장을 직경 1.5~2cm의 탄환 모양을 양쪽에서 납작하게 눌러 0.5~0.7cm 두께로 만들어 피부 위에 놓고, 그 위에 뜸쑥을 놓고 뜨거움이 느껴질 때까지 태운다.

마늘구 : 마늘을 0.5cm 전후의 절편(切片)으로 만들어 피부 위에 올려놓고, 그 위에 뜸쑥을 놓고 뜨거움이 느껴질 때까지 태운다. 동통(疼痛)이 있는 질환, 위장병, 운동 마비, 화농(化膿), 동물에게 물린 곳 등에 응용된다.

생강구 : 생강을 0.5cm 정도 두께로 잘라 피부 위에 올려놓고, 그 위에 뜸쑥을 놓고 뜨거움이 느껴질 때까지 태운다. 불임증, 경완증후군(頸腕症候群), 동통성 질환, 위장염, 늑막염 등에 응용된다.

소금구 : 피부 위에 한지를 깔고 그 위에 소금을 0.5~0.7cm 두께로 펴고, 그 위에 뜸쑥을 놓고 뜨거움이 느껴질 때까지 태운다. 설사, 장염(腸炎), 요통(腰痛) 등에 응용된다.

황토구 : 황토(黃土)를 물에 개어 환부에 발라 마른 뒤, 그 위에 뜸쑥을 놓고 뜸을 한다. 류머티스관절염 등에 응용된다.

(2) 온열구법 온열구법(溫熱灸法)은 피부와 뜸봉 사이에 일정한 공간을 만들어 온열 자극을 주는 방법이다. 예를 들면, 봉구(棒灸), 지열구(知熱灸), 온구기(溫灸器)를 이용한 뜸 등이 있는데 유흔구를 금기(禁忌)하는 부분, 어린이나 여성, 쇠약해진 사람, 그 외 유흔구가 부적당한 경우에 사용된다.

봉구(棒灸) : 뜸쑥을 종이로 단단하게 말아 직경 1.5~2.5cm, 길이 15~20cm 정도의 막대기 모양으로 만들어 그 한 쪽 끝에 점화해서 뜸하는 부위에 가까이 대거나 또는 적당한 위치를 유지하면서 원형이나 나선형으로 움직여서 뜸 부위가 약간 발적(發赤)하도록 복사열(輻射熱)에 의한 온열 자극을 주는 것이다. 중국에서는 애조구(艾條灸), 애권구(艾卷灸)라고도 한다.

지열구(知熱灸) : 소두(小豆)에서 대두(大豆), 그 이상 여러 가지 크기의 뜸쑥을 놓고 점화시켜 연소되는 열이 느껴지기 시작할 때 핀셋으로 집어내는 방법이다.

순간구(瞬間灸) : 실과 같이 가는 뜸쑥을 뜸할 부위에 놓고 점화시킨 뒤, 피부에 가깝게 거의 다 타들어 갔을 때 손가락으로 눌러 꺼서 순간적으로 자극을 주는 방법이다. 순간구는 염증 부위 주위에 약 1cm 간격으로 뜸을 해 소염(消炎)시킬 때 이용된다.

압구(押灸) : 뜸쑥을 뜸할 부위에 고루 펴서 놓고 점화시킨 뒤 살에 닿기 전에 납작한 것으로 눌러서 끄는 방법이다. 압구는 따뜻한 기운이 피부로 들어가게 하는 것이 목적이다.

온통구(溫筒灸) : 온통에 쑥을 뭉쳐 넣어 점화시킨 뒤, 시구면(施灸面)과 뜸쑥 사이에 공기층을 만들어서 쑥이 탈 때의 온열 자극이 그 공간을 통해 환부에 전달되도록 하는 뜸법이다.

3) 선향(線香) 취급법

뜸법에서 가장 기본적이며 또한 대표적인 방법인 투열구(透熱灸)에서, 뜸쑥에 불을 붙일 때 쓰는 선향을 다루는 방식은 3가지로 나뉜다.

(1) 회제법 회제법(灰除法)은 왼손은 뜸쑥을 쥐고 살며시 비벼 원뿔 모양의 뜸봉을 만들고, 오른손은 집게손가락과 가운데손가락 사이에 선향을 끼고 엄지와 집게손가락으로 왼손의 뜸봉을 떼어내 뜸할 부위에 올려놓은 다음, 집게손가락을 펴며 선향 끝의 재(灰)를 떨어내고 엄지와 집게손가락으로 선향을 잡아 뜸봉에 불을 붙인다. 재를 떨어내므로 선향에 뜸봉이 붙지 않아 좋다.

(2) 고정법 고정법(固定法)은 왼손은 뜸쑥을 쥐고 살며시 비벼 원뿔모양의 뜸봉을 만들고, 오른손을 가운데 손가락과 넷째 손가락 사이에 선향을 끼고 엄지와 집게손가락으로 왼손의 뜸봉을 떼어내 뜸할 부위에 올려놓은 다음, 고정되어 있는 그대로 선향을 쥐고 뜸봉에 불을 붙인다. 재를 떨 때는 엄지손가락으로 선향의 밑부분을 건드려 떤다. 많은 부위에 뜸을 할 때 적절한 방법이다.

(3) 교환법 교환법(交換法)은 왼손에 뜸쑥을 쥐고 살며시 비벼 원뿔 모양의 뜸봉을 만들고, 왼손의 셋째와 넷째 손가락 사이에 선향을 끼워놓는다. 오른손은 선향을 쥐지 않고 엄지와 집게손가락으로 왼손의 뜸봉을 떼어내 뜸할 부위에 올려놓은 다음, 오른손 엄지와 집게손가락으로 왼손에 끼어 있는 선향을 빼내 쥐고 뜸봉에 불을 붙인다. 좁은 부위에 뜸할 때 적절한 방법이다.

4) 뜸의 자극량(刺戟量)

(1) 장수 한 부위에 뜸 하는 횟수를 장수(壯數)라고 한다. 적을 때는 1장에서 많을 때는 수백 장에 이르는 경우도 있다. 보통 3~5장(壯) 이하는 가벼운 자극이고, 그 이상은 강한 자극이 된다. 초작구(焦灼灸)에서는 뜸 부위가 새카맣게 타도록 50~100장 정도

한다. 면정(面疔)이나 옹(癰)에서 치료 경혈(經穴)에 뜸할 때는 뜨거움이 느껴질 때까지 100~500장까지 하는 경우도 있다.

(2) 대소   뜸봉의 크기에 따라서도 자극량에 차이가 있다. 크기를 나타내는 것으로 사상대(絲狀大), 속립대(粟粒大), 반미립대(半米粒大), 미립대(米粒大), 맥립대(麥粒大), 서분대(鼠糞大), 소두대(小豆大), 대두대(大豆大), 완두대(豌豆大) 등이 있다. 보통 미립대(米粒大)나 반미립대(半米粒大) 이하는 가벼운 자극이고, 그 이상은 강한 자극이다.

(3) 단단하기   뜸봉이 단단하게 뭉쳤으면 오래 타고 자극량이 계속 증가한다. 뜸봉이 성기게 뭉쳤으면 일찍 불이 꺼져 자극량이 감소한다.

5) 뜸 치료 기간

급성병(急性病)이나 가벼운 증상은 1~3회 뜸하여 치료되는 경우도 많지만, 만성병(慢性病)은 수주간에서 수개월, 때에 따라서는 수년간 계속해야 하는 경우도 있다. 체질을 바꿀 목적으로 끈기 있게 뜸을 계속하여 불치(不治)의 병이라 생각했던 병을 치료한 예는 적지 않다. 만성병에 대한 뜸의 치료 효과 여부는 6주 이상 뜸을 계속하고서 따져볼 일이다.

경증(輕症)인 병은 약 한 달쯤 뜸 치료를 하면 낫는다. 필요에 따라서는 침 치료를 함께 한다. 경증에 속하는 질병은 침뜸 치료의 대부분을 차지한다. 신경통, 류머티스, 위장병, 호흡기병, 비뇨기병에서 1개월로 완쾌되는 경우가 매우 많다. 늑막염 같은 병도 경증이라면 한 달 정도 뜸 치료로 낫는 경우가 있다. 다 치유되었다고 해도 뜸을 계속하면 재발 방지가 되며 건강 유지에 큰 도움이 된다.

중증(重症)인 병은 대체로 두 달 내지 석 달의 뜸 치료 기간이 필요하다. 신경쇠약, 신경통, 류머티스 등이 중하면 대개 석 달이 걸린다. 중한 늑막염, 폐문림프절 결핵, 위장병, 비뇨기병, 부인병 등 웬만한 병은 석 달 치료로 낫는다.

석 달 동안 뜸 치료를 하여도 낫지 않는 것은 완고한 만성병이다. 오랫동안 앓아 온 폐병, 늑막염, 위하수와 위무력, 위궤양 등이 3~4개월 치료해도 거의 아무런 효과가 없다가 5개월 가량 지났을 때 놀라울 정도로 급속한 치료 효과가 나타나는 경우가 많다. 만성병인 경우는 치료 기간을 미리 정하기는 어렵다. 한편 체질 개선을 위한 뜸이나 전체 치료를 위한 뜸은 오래할수록 좋다. 선천적인 체질의 경우 석 달 이상 뜸을 하면 어느 정도 체질이 개선된다.

3. 뜸의 주의사항

1) 뜸을 해서는 안 될 곳

머리의 측발제(側髮際)에 있는 혈관 위나 목 앞쪽의 양쪽 경동맥 부근, 다리의 가래톳 자리, 손의 맥 보는 자리, 무릎 뒤쪽 오금, 얼굴과 심장의 바로 위, 젖꼭지, 음부 등의 부위는 뜸을 피한다.

2) 큰 뜸을 해서는 안 될 때

전염병, 열이 많은 병, 악성종양(암), 화농성 병일 때, 각종 피부병일 때, 임신 중, 중병 후 매우 쇠약해 있을 때, 혈압이 비정상적으로 높을 때, 출혈하기 쉬운 체질인 사람의 경우에는 큰 뜸을 하지 않는다.

3) 뜸의 반동(反動)

뜸을 한 다음날이나 며칠 동안 온 몸이 심하게 나른해지는 경우가 있다. 느닷없이 열이 나고, 머리가 무겁고, 하품이 잘 난다. 때로는 발열(發熱), 하리(下痢), 식욕부진(食慾不振) 등이 따른다. 대개 일시적인 현상으로 뜸을 계속하면 사라진다. 그러나 증상이 오래 계속되면 뜸을 중지하고 경과를 관찰하는 것이 좋다. 뜸의 자극량이 너무 커서 생기는 경우가 많으므로 이를 적절하게 조절한다.

4) 수포(水疱)와 가피(痂皮)

뜸을 한 뒤에 수포가 생기는 경우가 있다. 작은 수포는 곧 흡수되어 없어지는데 큰 수포는 소독한 침 끝으로 수액을 빼낸다. 그 위에 뜸을 계속해도 된다. 뜸을 오래 계속해 딱지인 가피(痂皮)가 생기면 뜨거운 열감(熱感)이 느껴지지 않지만 그 위에 뜸을 계속하는 것이 좋다. 나중에 뜸에 의한 상처 자국이 빨리 없어지는 데 도움이 된다.

5) 뜸자리의 화농(化膿)

뜸자리가 곪는 경우가 있다. 화농되기 쉬운 체질인 사람이 있고 큰 뜸을 해도 곪지 않는 사람이 있는데 작은 뜸으로도 곪는 경우가 있다. 곪은 뜸자리는 일단 뜸을 쉬고 다른 뜸자리가 화농하지 않도록 주의한다. 화농시킬 목적으로 뜸을 하는 타농구(打膿灸)의 방법도 있으므로 뜸자리가 화농한다고 크게 걱정할 필요는 없다.

6) 참기 어려운 열통(熱痛)

감수성이 예민한 신경질적인 사람이나 소아, 처음에 뜸을 하는 사람은 때로 뜸의 열통을 참지 못하는 경우가 있다. 뜸 하는 부위의 주변을 손가락으로 눌러주거나, 처음에 뜸을 할 때 2~3장은 뜸이 거의 타들어갔을 때 손가락으로 눌러 꺼주어 뜨거움에 적응하도록 해준다.

4. 뜸의 보(補)와 사(瀉)

1) 송풍(送風)

뜸쑥이 타들어갈 때 바람을 막거나 보낸다.

보(補)   뜸쑥이 자연히 타게 한다.

사(瀉)   뜸쑥이 타들어갈 때 바람을 보내거나 입으로 불어 빨리 연소시킨다.

2) 장수(壯數)

병의 상태, 개인차에 따라 다르다.

보(補)   뜸 장수(壯數)를 적게 한다.

사(瀉)   뜸 장수를 많이 한다.

3) 뜸봉[艾炷]

뜸쑥의 분량이 많고 적음에 따른다.

보(補)   뜸봉을 작게 한다.

사(瀉)   뜸봉을 크게 한다.

4) 단단하기[硬軟]

뜸봉의 단단하기에 따른다.

보(補) 뜸봉을 단단하지 않게 한다.

사(瀉) 뜸봉을 단단하게 한다.

5) 뜸쑥의 질(質)

뜸쑥의 질에 따른다.

보(補) 잘 건조되고 선유(線維)가 치밀하고 협잡물이 없는 뜸쑥으로 한다.

사(瀉) 잘 건조되지 않고 협잡물이 있는 뜸쑥으로 한다.

6) 뜸재[灸灰]

뜸쑥이 타고 남은 뜸재[灰]의 처리에 따른다.

보(補) 뜸쑥이 타고 남은 재 위에 그대로 올려놓고 뜸을 계속한다.

사(瀉) 뜸쑥이 타고 남은 재를 뜸할 때마다 치우고 뜸을 한다.

7) 눌러주기[傍壓]

뜸 하는 부위의 주변을 손가락으로 눌러주는 데 따른다.

보(補) 뜸쑥이 타는 부위 주변을 세 손가락으로 눌러주어 열감을 줄여준다.

사(瀉) 손가락으로 누르지 않고 열감을 그대로 느끼게 한다.

8) 속도(速度)

뜸을 거듭하는 속도에 따른다.

보(補) 뜸을 서서히 거듭한다. 허증(虛證)의 경우

사(瀉) 뜸을 빠르게 거듭한다. 실증(實證)의 경우

제3절 침뜸 활용

1. 침뜸의 치료원칙

1) 침뜸의 치료원리(治療原理)

음양의 조화

침뜸은 경락(經絡)을 통해 음양(陰陽)의 치우침을 조절하여 평형을 이루게 함으로써 정상적인 생리기능을 하게 한다.

정기(正氣)를 북돋고 사기(邪氣)를 누른다

침뜸은 질병의 저항능력인 정기를 왕성하게 하고, 병의 요인이 되는 사기를 내보내 몸의 저항력을 높인다.

경락(經絡)을 소통(疏通)시킨다

침뜸은 경락의 기혈을 원활하게 소통시켜 경락과 연계된 장부를 비롯한 모든 조직과 기관의 기능을 정상적으로 유지시킨다.

2) 침뜸의 치료법칙(治療法則)

허(虛)하면 보(補)하고 실(實)하면 사(瀉)한다

허는 정기가 부족한 것이고, 실은 사기가 왕성한 것이다. 보법(補法)은 정기를 왕성하게 하는 작용이 있고, 사법(瀉法)은 병의 사기를 없애는 작용이 있다.

열은 식히고 한은 따뜻하게 한다

질병의 성질은 열(熱)과 한(寒)의 두 종류이다. 열은 한으로 치료하고, 한은 열로 치료한다.

병의 현상과 본질, 그리고 완급(緩急)을 구별한다

병의 치료에 선후(先後)를 구별해야 한다. 병이 급할 때는 현상을 치료하고, 병이 완만할 때는 본질을 치료한다.

부분과 전체의 관계를 헤아린다

한 부위의 증상은 부분만의 문제일 수도 있고 전체의 문제일 수도 있다. 부분 치료와 전체 치료를 적절하게 한다.

같은 질병에 다른 치료방법, 다른 질병에 같은 치료방법

병든 위치와 증상이 같아도 병의 원인이나 과정이 다르면 치료 방법이 다르다. 병든 위치와 증상이 달라도 병의 원인이나 과정이 같으면 치료 방법이 같다.

개체(個體)의 특성(特性)을 중시한다

계절, 생활환경, 거주지역, 기후상태, 생활습관, 체질, 성별, 직업, 병력 등을 고려해 치료 방법을 선택해야 한다.

2. 경락치료(經絡治療)

1) 경락치료의 개념

경락치료는 경락이론을 바탕으로 '진단 즉 치료'를 하는 침뜸술이다. '진단 즉 치료'란 진단점이 치료점이 될 수 있어서 진단을 함과 동시에 치료 방법이 결정되어 곧 치료를 하고 치료 효과를 기대할 수 있다는 말이다. 경락치료는 '자격요법(刺激療法)' 이른바 '국소요법(局所療法)'에 그치는 것이 아니라 몸 전체 상태를 경락으로 관찰하고 조절하는 '전체요법(全體療法)'이다. 환자의 병태(病態)는 경락의 변동(變動)이고, 경락의 변동은 경락에너지의 허 또는 실로 나타나니 경락을 보사(補瀉)하여 경락의 변동이 조정되면 병이 낫는 것이다.

경락치료의 수단이 되는 침뜸술은 이론만 습득하는 것으로는 가치가 없다. 술(術)이란 몸으로 체득해야 진가를 발휘하는 것이기 때문이다. 어떤 사람은 이론을 잘 소화하고 지식을 충분히 쌓은 다음에 경락치료를 해야 한다고 말하는데 꼭 그렇지도 않다. 지식과 기술은 서로 도와야 진보할 수 있다. 지식은 기술을 이끌어주는 반면 기술에 의해 진정한 지식이 된다. 지식에 의해 이끌어진 기술은 새로운 단계의 지식을 낳고, 새로운 지식은 다시 더 뛰어난 기술을 낳아 높은 경지에 이르게 되는 것이다.

2) 표(標)와 본(本)

표(標)는 국소의 현상이요, 본(本)은 전체의 본질이다. 경락치료는 표치법(標治法)과 본치법(本治法)이 있다. 표치법은 국소에 나타난 질병 현상을 다스리고, 본치법은

병의 본질인 경락의 변동을 조정하는 치료법이다. 표치법은 다른 치료 방법으로도 할 수 있다. 그러나 본치법은 경락치료에서만 할 수 있으니 경락치료의 진수는 본치법이다. 그렇다고 해서 경락치료가 본치법에만 국한되는 것은 아니다. 본치법과 표치법은 동시에 상호 보완적으로 이루어져야 가치가 있다. 다시 말하면 국소 치료를 무시해서도 안 되며 본치법 없는 국소 치료도 가치가 떨어진다.

국소는 전체와 따로 떨어져 존재할 수 없다. 따라서 한 국소에 나타난 병은 국소의 병에 그치는 게 아니라 전체의 병이다. 전체의 병이 한 국소에 나타난 것이니 한 국소의 병을 일으킨 전체를 고쳐야 근치(根治)되는 것이다. 옛말에 '위(胃)가 많이 아프다면 먼저 통증을 가라앉히고 나서 본치법을 하라'고 했다. 실제로 추간판 탈출로 오는 심한 좌골신경통, 담석이나 신장 결석으로 인한 발작통 등의 응급조치는 표치법이 우선이다. 조금 병세가 누그러진 다음에 본치법을 쓰는 것이 좋다. 본치법은 오래 치료하여야 되므로 약하게 천자(淺刺)한다. 강하게 심자(深刺)하면 오히려 효과가 없는 경우도 있다.

(1) 표치   증상이 나타나는 부위와 관련된 국소혈, 근린(近隣)혈, 경락의 유주(流注)에 따른 원도(遠道)혈 및 특효혈로 증상을 경감하거나 완화시킨다. 화상 치료는 물론이고 모든 증상에서 아시혈(阿是穴)은 매우 중요한 치료점이다.

(2) 본치   생명활동의 바탕인 심신(心身)의 에너지를 14경락으로 조절하여 몸 속에 내재되어 있는 자연치유력을 증대시켜 질병의 근본을 치료하는 것이다.

상합(相合) 치료

3음과 3양의 상대 경락에서 표리관계로 상합 치료를 한다.

3음(陰)	3양(陽)
수태음폐경(手太陰肺經)	수양명대장경(手陽明大腸經)
족태음비경(足太陰脾經)	족양명위경(足陽明胃經)
수소음심경(手少陰心經)	수태양소장경(手太陽小腸經)
족소음신경(足少陰腎經)	족태양방광경(足太陽膀胱經)
수궐음심포경(手厥陰心包經)	수소양삼초경(手少陽三焦經)
족궐음간경(足厥陰肝經)	족소양담경(足少陽膽經)

교상합(交相合) 치료

3음과 3양의 상대 경락에서 수족(手足)관계로 교상합 치료를 한다.

3음(陰)	3양(陽)
수태음폐경(手太陰肺經)	족양명위경(足陽明胃經)
족태음비경(足太陰脾經)	수양명대장경(手陽明大腸經)
수소음심경(手少陰心經)	족태양방광경(足太陽膀胱經)
족소음신경(足少陰腎經)	수태양소장경(手太陽小腸經)
수궐음심포경(手厥陰心包經)	족소양담경(足少陽膽經)
족궐음간경(足厥陰肝經)	수소양삼초경(手少陽三焦經)

복합(複合) 치료

좌우에 각각 상합·교상합으로 복합 치료를 한다.

혼합(混合) 치료

오행혈(五行穴), 원혈(原穴), 극혈(郄穴), 낙혈(絡穴), 교회혈(交會穴) 및 특효혈(特效穴), 경험혈로 혼합 치료를 한다.

3) 경락치료에 잘 쓰이는 혈 선택

각 경(經)의 허실(虛實)에 따라 각 경(經)을 보사(補瀉)한다.

(1) 모자혈(母子穴) 허(虛)의 경우는 모(母)를 보(補)하고, 실(實)한 경우는 자(子)를 사(瀉)한다. 예를 들어 신경(腎經)이라면 허(虛)의 경우는 자경에서 금혈(金穴)인 복류(復溜)에 보법을 하고 타경인 금경(金經)의 금혈(金穴)인 경거(經渠)를 취한다. 실(實)의 경우는 자경에서 목혈(木穴)인 용천(涌泉)에 사법을 하고 타경인 목경(木經)의 목혈(木穴)인 대돈(大敦)을 취한다.

(2) 생물시간 오전 10시경 치료하는 경우라면 신허(腎虛)에 대해서 그 시각에 가장 왕성한 경(經)인 비경(脾經)의 수혈(水穴)인 음릉천(陰陵泉)을 취혈한다. 정오는 간경의 에너지가 약한 시각이므로 간허(肝虛)를 보하는 데 간경을 이용하면 효과가 적다. 그럴 때는 정오에 가장 왕성한 심경(心經)의 목혈(木穴)인 소충을 취하거나 원혈(原穴) 등을 이용하는 것이 좋다. 이것은 유주(流注) 침법의 응용이다.

(3) 유모혈(兪募穴) 각 경을 치료하는 대신에 등의 방광경상에 제1의 유혈(兪穴)과 복부의 모혈(募穴)을 치료하여 각 경에 영향을 주는 방법도 있다. 예를 들어, 소화기계가 허약한 환

자를 배부에서 비의 유혈(兪穴)인 비유(脾兪)와 복부의 모혈(募穴)인 장문(章門)을 취혈하여 치료하는 방법이다. 유모혈 취혈법은 사지의 치료와 함께 쓰는 경우도 있고, 단독으로 응용하는 경우도 있다. 만성병으로 체력이 떨어진 사람에게는 유혈만 치료한다. 유혈의 자극이 각 경락에 영향을 미쳐 치료효과가 있다는 것은 많은 실험관찰로 입증되었다.

(4) 상하 취혈 상지와 하지의 상관(相關)혈은 단혈(單穴)취혈보다 나은 효과를 기대할 수 있다. 그래도 효과가 없으면 제3의 혈을 더한다. 제3의 혈은 정중선상의 임맥이나 독맥, 안면과 두부의 연관혈이 좋다. 예를 들어 하지의 간경과 상지의 심포경에서 취혈해도 기문의 압통이 사라지지 않으면 간경이 갈라지는 백회(百會)나, 간경이 교차하는 임맥상의 혈-중완, 관원, 중극, 곡골-중 하나를 제3의 혈로 한다.

3. 취혈(取穴)과 배혈법(配穴法)

1) 침뜸의 혈 선택

(1) 국소 취혈 국소(局所) 취혈은 병환, 동통이 있는 부위 또는 그 근처의 혈(穴)을 취혈(取穴)하는 방법이다. 침뜸 치료의 가장 원시적인 형식이나 아주 간단명료하고 꽤 효과가 있어 많이 이용된다. 환자가 호소하는 주소(主訴)는 대개 국소 취혈을 잘 하면 해결된다. 치유되지 않는다 해도 경쾌감을 주어 환자를 만족시킬 수 있다. 그래서 많은 술자(術者)들이 이 취혈법을 중심으로 치료하고 있다. 침뜸 취혈법의 묘미는 국소 취혈 이외의 취혈법에 있다. 고도의 침뜸술로 나아가기 위해서는 이 벽을 넘어서야 한다. 일시적으로 치료성적이 떨어지는 것을 각오하고 국소 취혈을 완전히 그만두고 원격(遠隔) 취혈만으로 치료해봐야 한다. 그래야 인체 각 부분이 어떻게 연관되어 있는지 체득할 수 있다. 어떤 유명한 침구사가 치질 치료에 백회(百會 : 督) 공최(孔最 : 肺)를 취혈하는 것은 무의미하다고 발표한 적이 있다. 이 침구사는 제대로 수련하지 않았기 때문에 원격 취혈의 법칙과 실제 효과를 알지 못하는 것이다. 일반적으로 침뜸 관련 책에는 처방 예(例)로서 국소 취혈의 실례가 많이 나와 있다. 예를 들면 안 질환에는 눈 안쪽의 정명(睛明)과 눈썹머리의 찬죽(攢竹)이고, 요통에는 허리의 신유(腎兪)·요유(腰兪)이고, 하리(下痢)에는 배꼽 위 신궐(神闕)과 배꼽 옆의 천추(天樞)이고,

폐병에는 등 위쪽의 폐유(肺兪)와 고황(膏肓)이다. 이러한 국소 취혈은 저자(著者)에 따라 다르고 한 저자라도 환자에 따라 다르게 취혈하기도 한다. 그러니 국소 취혈을 암기하려면 끝이 없다. 중요한 것은 그 원칙이다.

(2) 근린 취혈　근린(近隣) 취혈은 일상적으로 많이 쓰이는 취혈법 중 하나로 환부에서 조금 떨어진 경혈을 취혈하는 방법이다. 국소 취혈의 효과를 높이기 위해 단독으로 쓰이기도 한다. 일반적인 처방 예는 <표 6>과 같다.

<표 6> 국소 취혈과 근린 취혈

부위	국소 취혈	근린 취혈
앞이마[頭部, 前額]	상성(上星), 백회(百會)	천주(天柱)
입[口] 뺨[頰]	지창(地倉), 협거(頰車)	천용(天容)
눈[眼]	정명(睛明), 사죽공(絲竹空)	상성(上星)
코[鼻]	영향(迎香), 화료(禾髎)	통천(通天)
목[頸]	염천(廉泉), 천돌(天突)	아문(瘂門)
가슴[胸]	전중(膻中) 부근	불용(不容)
윗배[上腹]	중완(中脘) 부근	중정(中庭)
아랫배[下腹]	관원(關元) 부근	천추(天樞)
옆머리[側頭]	태양(太陽), 솔곡(率谷)	풍지(風池)
귀[耳]	청회(聽會), 예풍(翳風)	천용(天容)
옆가슴[側胸]	식두(食竇), 기문(期門)	간유(肝兪)
옆배[側腹]	대맥(帶脈), 오추(五樞)	기문(期門)
뒷목[項部]	풍부(風府), 풍지(風池)	대저(大杼)
척주[背腰] 1~7추(椎)	대추(大椎), 고황(膏肓)	천주(天柱)
9~13추	간유(肝兪), 위유(胃兪)	경문(京門)
14~21추	명문(命門), 대장유(大腸兪)	환도(環跳)
항문[後陰]	장강(長強), 회양(會陽)	백환유(白環兪)
어깨[肩] 윗팔[上腕]	천종(天宗), 견정(肩井)	비유(脾兪)
팔꿈치[肘] 아랫팔[前腕]	곡지(曲池), 외관(外關)	견우(肩髃)
손[手] 손목[腕]	합곡(合谷), 후계(後谿)	외관(外關)
볼기[臀] 넓적다리[股]	환도(環跳), 승부(承扶)	양관(陽關)
무릎[膝] 정강이[脛]	삼리(三里), 현종(懸鍾)	풍시(風市)
발[足] 복숭아뼈[踝]	태계(太谿), 내정(內庭)	부양(跗陽)

(3) 원격(遠隔) 취혈　침뜸술은 서양의학의 개념으로는 생각이 미치지 않는 취혈을 흔히 한다. 병이 상부에 있으면 하부에 취혈한다

예를 들면 담경의 두통에 눈 옆의 동자료(瞳子髎)를 취하지 않고 다리의 규음(竅陰)을 취혈한다. 위의 병에 다리의 삼리(三里), 요통에 다리의 위중(委中), 두정부(頭頂部)의 병에 팔의 열결(列缺), 안면 부위의 병에 손의 합곡(合谷)을 취한다.

병이 아래에 있으면 상부에 취혈한다

손가락이 저리고 움직이지 않을 때 손의 합곡을 취하지 않고 견우(肩髃)를 취혈하고, 슬관절염(膝關節炎)에 무릎의 독비(犢鼻)를 쓰지 않고 엉덩이의 환도(環跳), 상료(上髎), 차료(次髎)를 취혈하고, 치질환(痔疾患)에 머리의 백회(百會)를 취혈한다.

경락의 허실과 환자의 주소(主訴) 관련 경락을 취혈한다

맥진(脈診)으로 경락의 허실을 가려 치료 경혈을 결정하거나, 환자의 주소(主訴)가 어떤 경락과 상관이 있는가를 판단해 취혈한다. 예를 들면 측두통을 호소하면 담경(膽經)과 관계가 있고, 혀의 병은 심경(心經)과 관계가 있고, 좌골신경통은 방광경의 병이라고 판단하는 것이다. 그래서 각 경락에는 주치증(主治症)이 있다.

2) 침뜸의 혈 배합

(1) 단측 취혈 환측(患側) 또는 건측(健側)에만 취혈한다. 건측을 먼저 치료하고 안 되면 환측을 치료하거나, 환측을 먼저 치료하고 안 되면 건측을 취혈한다. 전후, 상하, 좌우로 혈(穴)을 배합할 때 전병후치(前病後治), 후병전치(後病前治), 상병하치(上病下治), 하병상치(下病上治), 좌병우치(左病右治), 우병좌치(右病左治)를 우선한다.

안면신경마비, 반신불수에는 대개 환측에 취혈하지만 때로는 건측에 취혈한다. 우측의 치통에 좌측의 합곡[大腸], 좌측의 치통에는 우측의 합곡을 취한다. 대장경은 입술 위에서 좌우로 교차한다. 환자의 합곡을 좌우 비교해 더 긴장된 쪽을 사(瀉)한다.

(2) 양측 취혈 좌우의 같은 혈을 함께 취혈한다. 인후통(咽喉痛)에 양쪽의 소상(少商)을 취혈하고, 위의 동통에 좌우 족삼리(足三里)를 취혈한다. 병 기운이나 동통이 한쪽에 있으면 반대쪽만 취혈한다. 등의 유혈(兪穴)은 좌우 같은 높이에 있지만 반응점에 따르면 높이가 다른 경우도 있다. 한쪽에만 있는 장기나 장기의 한쪽이 병든 경우 반응점은 한쪽으로 나타나는데, 양쪽을 취혈할 필요는 없다. 전후, 상하, 좌우로 상대되는 혈(穴)을 취혈한다.

전후는 가슴과 배의 모혈(募穴), 등의 유혈(兪穴)을 함께 취혈한다거나, 머리·허리·

팔다리에서 앞뒤로 상대되는 혈(穴)을 함께 취혈한다. 상하는 허리의 위쪽과 아래쪽, 팔과 다리에서 함께 취혈한다. 좌우는 왼쪽과 오른쪽을 함께 취혈한다.

(3) 상하 양단 취혈 상지에는 좌우 양쪽을 취혈하고, 하지에는 한쪽을 취혈하거나 반대로 상지에 한쪽 하지에 양쪽을 취혈한다. 상복통에 상지에는 양쪽의 내관(內關)을 취혈하고 하지에는 한쪽의 공손(公孫)을 취혈한다. 예로부터 이것을 상담하절(上擔下截)이라 하고, 반대로 내관 한쪽과 공손 양쪽을 취혈하는 것을 하담상절(下擔上截)이라고 하였다.

(4) 교차 취혈 복부의 압통점을 관찰하면 우상복부와 좌하복부에 압통이 있는 경우가 많다. 이것은 증상이 교차된 것으로 갱년기장애나 혈행 장애 등에 잘 나타난다. 인체의 상반신과 하반신의 경계는 배꼽 선에 있다. 한 장기에 관련되지 않은 전체적인 압통점은 배꼽을 중심으로 한쪽 또는 양쪽, 혹은 교차해서 나타난다. 복부의 양쪽으로 좌우대칭으로 압통이 있고 동시에 중심선인 임맥 위에도 압통이 있으면, 상·하지의 한쪽 취혈로는 한쪽의 압통에 영향은 있어도 임맥상의 압통에는 영향을 주기 어렵다. 이때에 상·하지에 교차로 취혈하면 임맥상의 압통도 사라진다. 교차 취혈하면 양쪽의 압통과 임맥상의 압통에도 영향을 주는 특이한 효과가 나타나므로 취혈 수를 줄이는데 유용하다.

(5) 표리 취혈 장부와 경락은 겉과 속으로 표리관계를 이루고 있다. 장부·경락에 병이 생기면 표리관계에 있는 경락의 경혈을 취혈한다. 예를 들면 폐경(肺經)은 대장경(大腸經)과 표리관계이므로 폐 질환에 대장경의 합곡(合谷)과 폐경의 태연(太淵)을 배합한다.

(6) 원근 취혈 병 부위의 가까운 근부(近部)와 먼 원부(遠部)의 혈(穴)을 배합한다. 근부는 머리·얼굴·몸통 부위의 혈을 가리키며, 원부는 팔다리 부위의 혈을 가리킨다. 예를 들면 위(胃)의 병은 근부의 중완(中脘)과 위유(胃兪)를 취하고, 원부의 족삼리(足三里)·내관(內關)·공손(公孫) 등을 취혈한다.

3) 주요 혈의 응용

사람에 따라서 경락 상에 잘 쓰는 혈이 다르다. 전신에 360여 개 혈이 있는데 그 안에는 거의 쓰지 않는 혈도 있고 늘 쓰고 있는 혈도 있다. 혈의 수를 제한하고 취혈을 간단하게 하려면 효과가 좋은 상용혈(常用穴), 치료 효과의 융통성(融通性)이 많은 혈을 응용하는 것부터 시작하는 것이 좋다.

(1) 반응점 어느 경(經)을 절진(切診)해 경혈에 미세한 감각을 찾아 여기를 취혈하는 술자도 있다. 또한 압통을 목표로 하는 술자도 있다. 압통은 사지의 말단에서는 판별하기 어려운 결점이 있다. 정혈(井穴)에서 손가락으로 짚어 과민한 부위를 찾아도 좋다. 경혈을 찾는 단서가 되는 것은 이렇게 피부상의 촉진에 의한 소견이다. 그러나 반응점으로서의 혈과 작용점으로서의 혈은 반드시 일치하는 것은 아니다. 하나의 혈 주위 자극으로 비슷한 효과를 내는 영역이 있고, 그 범위 내에서 취혈이 잘못되어도 작용에 큰 차이가 없다. 경혈의 위치가 책마다 저자마다 조금씩 다른 것은 그 때문이다. 어쨌든 손가락 끝의 촉각을 훈련해 피부상의 변화를 판별하는 것이 중요하다. 맹인이 촉각으로 사물을 파악하듯이 인간의 감각은 훈련하면 점차 예민해진다.

압통을 찾지 않고 피부를 짚어 국소적으로 부종감(浮腫感)이 있는 영역을 찾아 거기에 천투침(穿透鍼)을 여러 개 자입하는 방법도 있는데, 이것은 경혈이라기보다 영역대(領域帶) 치료이다. 견비통에 하지의 승산(承山)에서 비양(飛陽)까지 전체 양경(陽經)을 횡단해 투자(透刺)하는 법도 있는데, 이것은 원도자(遠導刺)로서 효과가 있다.

압통(壓痛) 손가락 끝으로 눌렀을 때 아픈 압통점은 곧 치료점(治療點)으로써 쓰이고 있다. 압통점은 신경(神經)의 경로와 일치하는 곳이 많고, 특히 하부(下部)에 뼈와 인대 등 단단한 조직이 있을 때 나타나기 쉽다. 압통점은 내장 질환의 체벽반사(體壁反射), 병(病)에 관련된 통증, 조직의 병변(病變)과 같은 생리적인 반응점이다. 압통은 점(點)으로만이 아니고 타원(橢圓)이나 선(線) 모양으로 나타나는 경우도 있다.

경결(硬結) 피부, 피하조직, 근육 등에 쌀알 크기에서부터 손가락 크기로 단단해져 나타나는 경결(硬結)은 중요한 치료점인 경우가 많다. 경결 부위는 손가락 끝으로 가볍게 어루만져야 찾기 좋은데, 좁은 부위에 국한되지 않고 둥그렇게 또는 막대 모양으로 만져지는 경우도 있다. 경결 부위를 눌러서 아프면 실(實)이고, 아프지 않으면 허(虛)이다.

함하(陷下) 피부를 가볍게 어루만져 저항(抵抗)이 줄고 함몰(陷沒)된 듯이 느껴지는 곳을 함하(陷下)라고 한다. 크기는 보통 대두(大豆)에서 대추 열매 정도인데, 더 크거나 도랑 모양인 경우도 있다. 함하 부위는 중심에 경결이 있거나 압통이 느껴지기도 한다. 『영추(靈樞)』「경근(經筋)」편에서도 말했듯이, 함하(陷下)한 곳은 뜸이 잘 적용된다.

반점(斑點) 피부에 희거나 검은색, 회백색이나 붉게 나타나는 반점은 치료점이 되기도 한다. 백색 또는 회백색 반점은 치료에 깊은 관계가 있다. 반점은 없고 반문(斑紋)이 나타나는 경우에는 색이 다른 곳이 치료점이 된다. 허하면 빈혈로 창백(蒼白)하고 오목하게 보인다. 실하면 충혈되거나 높게 부풀고 오래된 것은 흑갈색을 나타낸다. 관절(關節) 부위에 잘 나타난다.

구진(丘疹) 피부에 난 좁쌀 만한 구진(丘疹)이 치료점이 되는 경우가 있다. 구진점(丘疹點)은 내장의 반응이 나타나는 헤드씨의 반응대와 일치하며 압통이 함께 나타난다. 압통은 체액(體液)의 변화로 기계적인 자극이 가해져 생기는 것으로 여겨지고 있다.

수종(水腫) 피부를 손가락으로 가볍게 누르면 고무풍선에 물을 넣은 느낌처럼 연약하고 힘이 없는 물혹 모양의 느낌이다. 대두나 대추 열매 크기로 넓게 나타나는 경우도 있다. 수종은 체액이 응체(凝滯)된 것으로 보이는데 침(鍼)을 찔러도 물이 나오는 것은 적다. 복부(腹部), 배부(背部), 요부(腰部), 사지(四肢) 안쪽 부위에 많이 나타나는데 치료점으로 효과가 있는 경우가 있다.

지각이상(知覺異常) 기능이 항진되거나 감퇴되었을 때 지각이상이 나타난다. 기능항진일 때는 과민대(過敏帶)가 넓게 나타나는데, 좁게 나타나는 반응은 과민점(過敏點)이나 압통점(壓痛點)과 같다. 기능감퇴일 때는 마비감(痲痹感)이나 지각소실(知覺消失)이 나타난다. 손가락 크기 정도의 지각이 저하되는 곳이 치료점이 되는 경우가 있다.

온도이상(溫度異常) 피부를 가볍게 누르면 타각적(他覺的)으로 계란 크기나 주먹 크기로 국한성(局限性) 냉감(冷感)이나 국한성 열감(熱感)이 느껴지는 경우가 있다. 이 부위에서 압통이나 경결 등이 있는 작은 반응점을 치료에 응용한다. 내장 질환으로 인한 자율신경계의 반사(反射)로 온도 감각에 이상이 오는데, 복부에 자주 나타나며 배부(背部), 요부(腰部)에도 보인다.

습도이상(濕度異常) 피부에 가볍게 손을 대면 국한(局限)된 부위에 건조하거나 습윤한 느낌이 드는 경우가 있다. 경락의 흐름에 따라 넓게 나타나므로 그 속에서 압통이나 경결 등이 나타나는 작은 반응점을 찾아 치료점으로 응용한다. 내장 질환에 의한 발한이나 지방(脂肪)의 반사(反射)로 습도이상이 나타나는 것으로 보인다.

(2) 팔맥교회혈(八脈交會穴) 응용

경맥에는 정경(正經)인 12경 외에 기경 팔맥(독맥, 임맥, 양교맥, 음교맥, 충맥, 대맥, 양유맥, 음유맥)이 있다. 기경(奇經)은 몸의 생리상태가 비정상이 되어 기혈이 그

순환로인 십이경맥을 넘쳐 나왔을 때 흐르는 길이다. 기경은 경락 변동의 안전판인 셈이다. 그래서 병기(病機)가 있을 때 정경보다 기경에 먼저 변화가 나타나므로 치료에서 정경보다 먼저 기경을 치료해야 한다는 의견도 있다. 팔맥교회혈(八脈交會穴)의 취혈은 기경 치료의 한 방법으로 다음과 같이 각각 상대되는 혈을 한 조로 사용한다.

공손(公孫) : 비(脾), 충맥(衝脈)　　⇔　　내관(內關) : 심포(心包), 음유맥(陰維脈)

임읍(臨泣) : 담(膽), 대맥(帶脈)　　⇔　　외관(外關) : 삼초(三焦), 양유맥(陽維脈)

후계(後谿) : 소장(小腸), 독맥(督脈)　　⇔　　신맥(申脈) : 방광(膀胱), 양교맥(陽蹻脈)

열결(列缺) : 폐(肺), 임맥(任脈)　　⇔　　조해(照海) : 신(腎), 음교맥(陰蹻脈)

<표 7> 팔맥교회혈

경맥(經脈)	혈(穴)	주치(主治) 범위
충맥(衝脈), 음유맥(陰維脈)	공손(公孫), 내관(內關)	심(心), 가슴(胸), 위(胃)
대맥(帶脈), 양유맥(陽維脈)	임읍(臨泣), 외관(外關)	눈외각(目外角), 귀뒤, 어깨, 목 앞, 뺨
독맥(督脈), 양교맥(陽蹻脈)	후계(後谿), 신맥(申脈)	눈내각(目內角), 목 뒤, 귀, 어깨
임맥(任脈), 음교맥(陰蹻脈)	열결(列缺), 조해(照海)	폐계(肺系), 인후(咽喉), 흉격(胸膈)

충맥을 치료할 때는 공손과 내관을 치료하고, 음유맥을 치료할 때도 공손과 내관을 한 조로 취혈한다. 공손만 단독으로 사용하면 충맥 치료라 할 수 없는 것은 공손이 충맥상의 경혈임과 동시에 비경의 경혈이기 때문이다.

기경 취혈의 다른 방법은 기경의 시작 혈과 끝 혈 또는 그 근처의 혈을 취혈하는 것이다. 예를 들면 음교맥을 치료할 때는 시작 혈 조해(照海)와 끝 혈 정명(睛明)을 취하고, 양교맥을 치료할 때는 시작 혈 신맥(申脈)과 끝 혈 풍지(風池)를 취한다.

기경에서 일어나는 여러 가지 증상은 관련된 기경을 치료한다.

독맥(督脈)　하복부에서 심(心)까지 상충(上衝)해 아프고, 대변이나 소변이 나오지 않는다[衝疝症]. 여자 불임증(不妊症), 치질환(痔疾患), 유뇨(遺尿), 인후(咽喉)의 건조감(乾燥感),

척주강직(脊柱强直) 등이다.

임맥(任脈) 남자는 산통(疝痛),[38] 여자는 적백대하(赤白帶下. 자궁질환), 배 속에 각종 혹[腫瘤]을 생기게 한다.

충맥(衝脈) 기가 상충(上衝)해 배가 불룩해지는 느낌이 든다.

대맥(帶脈) 허리, 배가 팽만(膨滿)해 주머니에 물을 넣은 것 같이 된다.

음교맥(陰蹻脈) 양기가 쇠하고 음기가 성해 잠이 많은[嗜眠] 증상이 나타난다.

양교맥(陽蹻脈) 음기가 쇠하고 양기가 성해 잠이 오지 않는[不眠] 증상이 나타난다.

음유맥(陰維脈) 의지력(意志力)이 약해져 정신(精神)이 평온하지 못한 상태가 된다. 심할 때는 심중(心中)에 통증이 느껴진다.

양유맥(陽維脈) 팔다리와 몸의 힘이 빠지고, 심하면 오한(惡寒)·발열(發熱)한다.

(3) 팔회혈(八會穴) 응용

장(臟), 부(腑), 근(筋), 수(髓), 혈(血), 골(骨), 맥(脈), 기(氣)의 정기(正氣)가 모이는 곳이라 그 병에 특효가 있다.

장회(臟會): 장문(章門)－간경(肝經) 장문혈은 비(脾)의 모혈(募穴)이고, 오장은 비에서 영양을 받으므로 오장의 병에 효과가 있다.

부회(腑會): 중완(中脘)－임맥(任脈) 중완혈은 위(胃)의 모혈이고, 육부는 위기(胃氣)에 의해 영양을 받으므로 육부의 병에 효과가 있다.

근회(筋會): 양릉천(陽陵泉)－담경(膽經) 양릉천혈은 근(筋)이 모이는 곳으로 근육이나 건(腱)의 병에 효과가 있다.

수회(髓會): 현종(懸鐘)－담경(膽經) 현종혈은 뼈 위에 있으며 뼈와 수(髓)는 신(腎)이 주관한다. 골수(骨髓)와 뇌수(腦髓)의 병에 효과가 있다.

혈회(血會): 격유(膈兪)－방광경(膀胱經) 혈을 저장하는 간과 통하는 간유(肝兪)와 혈을 주관하는 심과 통하는 심유(心兪)의 사이에 있는 격유는 혈이 모이는 곳으로, 혈액의 병과 부인병에 효과가 있다.

골회(骨會): 대저(大杼)－방광경(膀胱經) 대저혈은 뼈에 관련되는 곳으로, 골(骨)이나 관절(關節)의 병에 효과가 있다.

맥회(脈會): 태연(太淵)－폐경(肺經) 태연혈은 맥진(脈診)하는 부위이고, 맥(脈)은 모두 여기

---

38) 아랫배를 잡아당기는 통증.

에 모이므로 맥박(脈搏)이나 순환기계(循環器系)의 병에 효과가 있다.

　기회(氣會): 전중(膻中)—임맥(任脈)　　상·중·하초에서 오른 기(氣)는 전중혈로 가므로, 기의 병인 노이로제와 같은 신경계(神經系)의 병에 효과가 있다.

(4) 오행혈(五行穴) 응용

　　　음양오행의 이치에 따른 용법으로 취혈법과 자침법은 예로부터 아주 중시되어왔다. 내장을 오행의 다섯 계통으로 분류하고, 오행의 상생(相生)과 상극(相剋)의 관계를 응용하는 것이다. 모자관계를 중심으로 허하면 모(母)를 보하고 실하면 자(子)를 사(瀉)한다는 원칙으로 치료법을 정한다.

　　　경락은 오행에 배당되고 각 경락에는 오행의 성질을 가진 다섯 개의 경혈이 있어 이것을 오행혈(五行穴)이라 한다. 오행혈은 오수혈(五腧穴)과 함께 자리하고 있다. 오행혈은 팔에는 주관절(肘關節) 아래, 다리에는 슬관절(膝關節) 아래에 있고, 손발 끝에서 음경(陰經)은 목화토금수, 양경(陽經)은 금수목화토의 순으로 배열되어 있다.

　　　폐경(肺經)을 예로 들면 금경(金經)인 수태음폐경의 11혈 안에 목(木)혈인 소상(少商)은 목경(木經)인 간경(肝經)의 성질이 가장 강하게 나타나는 혈이다. 경혈은 기가 드나드는 문(門)이므로, 소상은 폐경 속에서 간경의 목기(木氣)가 드나드는 문이고, 어제(魚際)는 심경의 화기(火氣), 태연(太淵)은 비경의 토기(土氣), 경거(經渠)는 폐경의 금기(金氣), 척택(尺澤)은 신경의 수기(水氣)가 드나드는 문이다.

<표 8> 오행혈(五行穴)

음경(陰經)	목(木)[井]	화(火)[滎]	토(土)[輸]	금(金)[經]	수(水)[合]
폐경(肺經, 金)	소상(少商)	어제(魚際)	태연(太淵)	경거(經渠)	척택(尺澤)
심경(心經, 火)	소충(少衝)	소부(少府)	신문(神門)	영도(靈道)	소해(少海)
간경(肝經, 木)	대돈(大敦)	행간(行間)	태충(太衝)	중봉(中封)	곡천(曲泉)
비경(脾經, 土)	은백(隱白)	대도(大都)	태백(太白)	상구(商丘)	음릉천(陰陵泉)
신경(腎經, 水)	용천(湧泉)	연곡(然谷)	태계(太谿)	복류(復溜)	음곡(陰谷)
심포경(心包經, 火)	중충(中衝)	노궁(勞宮)	대릉(大陵)	간사(間使)	곡택(曲澤)
양경(陽經)	금(金)[井]	수(水)[滎]	목(木)[輸]	화(火)[經]	토(土)[合]
대장경(大腸經, 金)	상양(商陽)	이간(二間)	삼간(三間)	양계(陽谿)	곡지(曲池)
소장경(小腸經, 火)	소택(少澤)	전곡(前谷)	후계(後谿)	양곡(陽谷)	소해(小海)
담경(膽經, 木)	규음(竅陰)	협계(俠谿)	임읍(臨泣)	양보(陽輔)	양릉천(陽陵泉)
위경(胃經, 土)	여태(厲兌)	내정(內庭)	함곡(陷谷)	해계(解谿)	삼리(三里)
방광경(膀胱經, 水)	지음(至陰)	통곡(通谷)	속골(束骨)	곤륜(崑崙)	위중(委中)
삼초경(三焦經, 火)	관충(關衝)	액문(液門)	중저(中渚)	지구(支溝)	천정(天井)

모자혈(母子穴) 모자혈은 오행혈 가운데 가장 많이 쓰는 경혈이다. 폐경(肺經)에서라면 폐경은 금(金)이고 금의 모(母)는 토(土)이므로 폐경의 모혈(母穴)은 토혈(土穴)인 태연(太淵)이 되고, 폐경의 자혈(子穴)은 수혈(水穴)인 척택(尺澤)이 된다. 폐경이 허한 경우 허하면 모를 보(補)한다는 원칙에 따라 태연혈(太淵穴)에 보법(補法)을 하고, 폐경이 실한 경우 실하면 자를 사(瀉)한다는 원칙에 따라 척택혈(尺澤穴)에 사법(瀉法)을 한다. 모자혈은 보점(補點)·사점(瀉點)이라고도 하고 흥분점(興奮點)·억제점(抑制點)이라고도 한다. 보사(補瀉)의 방법으로 모자혈을 이용하는 외에, 다른 경(經)에서 이용하기도 한다. 폐경이 허하면 토경(土經) 중에 토혈(土穴)인 태백(太白), 또는 토경 중에 금혈(金穴)인 상구(商丘)를 보(補)하는 방법이다.

<표 9> 모자혈(母子穴)

五行	金		水		木		火				土	
							군화(君火)		상화(相火)			
臟腑	肺	大腸	腎	膀胱	肝	膽	心	小腸	心包	三焦	脾	胃
母穴	태연	곡지	복류	지음	곡천	협계	소충	후계	중충	중저	대도	해계
子穴	척택	이간	용천	속골	행간	양보	신문	소해	대릉	천정	상구	여태

<표 10> 오수혈(五腧穴)

정(井)	所出	경맥(經脈)의 기(氣)가 나오는 부위. 구급(救急), 심하만(心下滿), 신지병(神志病) 치료. 오장(五臟)에 병이 들면 정혈(井穴)을 취한다.
형(滎)	所溜	물이 가늘게 조금씩 흐르는 것에 비유. 발열(發熱), 신열(身熱), 심화병(心火病) 치료. 질병의 변화가 얼굴색에 나타나면 형혈(滎穴)을 취한다.
수(輸)	所注	물이 점차 크고 깊게 흐르는 것에 비유. 관절통(關節痛), 신경통(神經痛), 체중절통(體重節痛) 치료. 병세가 때로 가볍고 때로 중해지면 유혈(俞穴)을 취한다.
경(經)	所行	물이 왕성하게 흘러 경과하는 것에 비유. 기침, 감기, 인후병(咽喉病) 및 호흡기계통의 질병 치료. 질병의 영향으로 음성(音聲)에 변화가 생기면 경혈(經穴)을 취한다.
합(合)	所入	강물이 바다로 들어가는 것에 비유. 경맥의 기가 깊게 들어가 장부(臟腑)에 이른다. 만성병(慢性病) 치료. 경맥(經脈)이 가득 차거나 위(胃)에 생긴 병 및 음식으로 상한 질병은 합혈(合穴)을 취한다.

오수혈(五臉穴)　　십이경맥(十二經脈)의 팔꿈치, 무릎 이하의 정(井), 형(榮), 수(輸), 경(經), 합(合) 다섯 혈을 오수혈(五臉穴)이라 한다. 오수혈은 십이경맥의 기가 출입하는 곳이다. 그러므로 장부(臟腑)의 병변(病變)을 주치(主治)하는 작용이 있다.

(5) 교회혈(交會穴) 응용

교회혈은 두 경맥(經脈)이나 두 경맥 이상이 교차하여 회합되는 부위의 혈이다. 그러므로 교차되는 경맥의 병증을 치료한다. 예를 들면 삼음교(三陰交)는 족태음비경에 속하는데 족삼음(足三陰)의 경맥이 교회하는 곳이기 때문에 족태음비경의 병증을 치료할 뿐 아니라 교회하는 족궐음간경과 족소음신경의 병증도 치료한다. 배 부위의 관원(關元)혈은 임맥(任脈)이며 역시 족삼음(足三陰)의 경맥이 교회하므로 임맥의 병증과 족태음비경, 족궐음간경, 족소음신경의 병증도 치료한다.

<표 11> 교회혈(交會穴)

경맥	중심선 (中心線)	머리, 얼굴, 몸통, 팔다리	표리(表裏) 삼양삼음(三陽三陰)
폐경			대장, 비
대장경	승장, 수구	병풍, 각손, 지창	폐, 위
위경	승장, 상완, 중완, 신정, 수구, 대추	정명, 상관, 함염, 현리, 영향	비, 대장
비경	하완, 관원, 중극	중부, 기문, 일월, 삼음교	위, 폐
심경			소장, 신
소장경	상완, 중완	정명, 대저, 부분, 동자료, 화료	심, 방광
방광경	신정, 백회, 뇌호, 대추, 도도	곡빈, 솔곡, 부백, 두규음, 완골, 두임읍, 환도	신, 소장
신경	관원, 중극, 회음	삼음교, 장강	방광, 심
심포경			삼초, 간
삼초경	중완	병풍, 권료, 청궁, 동자료, 상관, 함염, 현리, 견정	심포, 담
담경	대추	장문, 천지, 병풍, 청궁, 예풍, 각손, 화료, 하관, 두유	간, 삼초
간경	관원, 중극, 곡골	삼음교, 충문, 부사	담, 심포

(6) 원혈(原穴)과 낙혈(絡穴) 응용

원혈(原穴) 원혈(原穴)은 인체에 생명력을 불어넣어 활기를 돋우는 삼초(三焦)의 기가 각 경에 나타나는 곳이다. 그래서 병과 싸우는 힘, 자연치유력을 키우기 위해서는 원기를 강하게 하는 원혈을 사용해야 한다. 예로부터 오장육부에 병이 있는 것은 모두 그 경의 원혈을 취한다고 했다. 각 경에는 허실에 모두 사용되는 원혈이 있다. 오행의 분류로 말하면 음경(陰經)에서는 토혈(土穴)이고 오수혈로 말하면 수혈(輸穴)로 완관절(腕關節), 족관절(足關節) 부근에 위치한다. 양경(陽經)에서는 오행혈과 따로 원혈이 독자적으로 존재한다

낙혈(絡穴) 낙혈(絡穴)은 본경(本經)에서 낙맥(絡脈)이 갈라져 나오는 곳에 있는 혈(穴)로 표리관계의 두 경(經)을 연락한다. 그래서 표리 두 경에 관계 있는 병증을 치료한다. 예를 들면 비경(脾經)의 낙혈(絡穴)인 공손(公孫)혈은 비의 병을 치료할 뿐 아니라 표리관계인 위의 병도 치료한다. 장강(長强), 구미(鳩尾), 대포(大包)는 혈 주변 부위의 병변과 내장의 병을 치료한다.

낙혈(絡穴)에는 경(經)의 병 반응이 잘 나타나는데, 경결(硬結)·팽륭(膨隆)이 되거나 압통이 심하거나, 주변의 부위보다 함하(陷下)해 눈에 띄는 경혈이다. 경맥의 활

<표 12> 15낙혈(絡穴)의 주치(主治)

낙혈(絡穴)	실(實)	허(虛)
열결(列缺)	수관절(手關節), 손바닥[手掌]의 발열	하품, 소변이 잦음
편력(偏歷)	충치(蟲齒), 난청(難聽)	치조농루(齒槽膿漏)
풍륭(豊隆)	정신분열(精神分裂), 전간(癲癇)	하지운동마비(下肢運動麻痺)
공손(公孫)	장통(腸痛)	고창(鼓脹)
통리(通里)	횡격막(橫隔膜) 부위의 울증(鬱症)	언어불능(言語不能)
지정(支正)	팔꿈치[肘]의 운동마비(運動麻痺)	피부종양(皮膚腫瘍)
비양(飛陽)	비폐(鼻閉), 두통(頭痛), 배통(背痛)	비루(鼻漏), 비출혈(鼻出血)
대종(大鍾)	변비(便秘), 뇨폐(尿閉)	요통(腰痛)
내관(內關)	심부통(心部痛)	두부(頭部)가 뻣뻣함
외관(外關)	팔꿈치의 경련(痙攣)	팔꿈치의 운동마비(運動麻痺)
광명(光明)	상기(上氣)	보행불능(步行不能)
여구(蠡溝)	음기(陰器)의 종창(腫脹)	음기(陰器)의 급격한 가려움증
구미(鳩尾)	뱃가죽[腹皮]의 통증	뱃가죽[腹皮]의 가려움증
장강(長强)	척주강직(脊柱强直)	두중(頭重), 어지러움증[眩暈]
대포(大包)	전신(全身) 통증(痛症)	관절(關節)의 무력증(無力症)

<표 13> 원혈(原穴)과 낙혈(絡穴)

경맥 經脈	폐 肺	대장 大腸	위 胃	비 脾	심 心	소장 小腸	방광 膀胱	신 腎	심포 心包	삼초 三焦	담 膽	간 肝	임맥 任脈	독맥 督脈	비(脾) 大絡
원혈 原穴	태연 太淵	합곡 合谷	충양 衝陽	태백 太白	신문 神門	완골 腕骨	경골 京骨	태계 太谿	대릉 大陵	양지 陽池	구허 丘墟	태충 太衝			
낙혈 絡穴	열결 列缺	편력 偏歷	풍륭 豊隆	공손 公孫	통리 通里	지정 支正	비양 飛陽	대종 大鍾	내관 內關	외관 外關	광명 光明	여구 蠡溝	구미 鳩尾	장강 長强	대포 大包

동이 약할 때는 함하 부위에 힘이 없게 나타나고, 더 심해지면 압통이 있거나 경결·팽륭이 나타나므로 진찰에도 중요한 곳이다. 낙혈(絡穴) 주위를 잘 어루만져 반응을 살피면 경이 약해 있는지 심해졌는지를 진찰할 수 있어, 극혈의 급성병에 대해서나 모든 만성병에 효과를 얻을 수 있다.

원혈을 운용하는 한 가지 방법은 수족(手足)의 삼음삼양(三陰三陽) 중에서 같은 이름의 경에서 2개의 원혈을 한 조로 취혈하는 것이다. 예를 들면 수태양소장경(手太陽小腸經)과 족태양방광경(足太陽膀胱經)의 원혈인 완골(腕骨)과 경골(京骨)을 취혈한다. 다른 방법으로는 같은 이름의 경에서 원혈과 낙혈(絡穴)을 각각 수(手)와 족(足)에서 취혈하여 사용한다. 예를 들어 팔에서 수양명대장경(手陽明大腸經)의 원혈인 합곡(合谷)과 다리에서는 족양명위경(足陽明胃經)의 낙혈(絡穴)인 풍륭(豊隆)을 조합하는 것이다. 만약 충분한 효과를 얻지 못하면 제3의 점을 더한다. 제3의 점은 그 경맥과 관계가 있는 임맥·독맥의 반응을 찾아 반응이 나타나는 혈을 취혈한다. 위경(胃經)이라면 중완(中脘)을 취한다.

(7) 극혈(郄穴) 응용

극(郄)은 간극(間郄)으로 틈 사이를 말하므로 극혈(郄穴)은 틈 사이로 기혈이 깊이 모이는 곳이라 반응이 깊이 나타난다. 급성병으로 기가 응어리져 혈이 모이는 곳이다. 치료 효과가 극히 빠르고 크다. 효과가 많은 혈이므로 본치법에도 표치법에도 크게 활용된다. 수(手)와 족(足)의 극혈(郄穴) 2혈을 한 조로 이용하기도 한다.

극혈(郄穴)의 특효(特效)는 다음과 같다.

폐경(肺經)의 공최(孔最) - 각혈, 치(痔)출혈
신경(腎經)의 수천(水泉) - 월경통, 월경곤란, 자궁탈출
간경(肝經)의 중도(中都) - 자궁출혈, 산기(疝氣)

심경(心經)의 음극(陰郄) – 심통(心痛), 협심증, 전간(癲癎)

비경(脾經)의 지기(地機) – 급성 카타르, 수종(水腫)

심포경(心包經)의 극문(郄門) – 심장병, 늑간신경통, 신경성 심계항진

대장경(大腸經)의 온류(溫溜) – 풍사, 치통

방광경(膀胱經)의 금문(金門) – 비장근 경련, 소아경기

담경(膽經)의 외구(外丘) – 광견병, 전간(癲癎)

소장경(小腸經)의 양로(養老) – 목현(目眩), 이명(耳鳴)

위경(胃經)의 양구(梁丘) – 위통(위경련, 위카타르)

삼초경(三焦經)의 회종(會宗) – 심통(협심증 등), 장염(충수염)

(8) 모혈(募穴) 응용

모혈은 복부에 있는 각 경의 진단·치료점으로, 모(募)는 모집(募集)에서처럼 모인다는 뜻으로 경(經)의 기가 모이는 곳이다.

등의 척(脊)은 양(陽)이고 배의 복(腹)은 음(陰)의 부위라고 한다. 음의 기와 양의 기는 늘 교류하고 있고, 병에는 양병(陽病)과 음병(陰病)이 있어 병이 처음 발생했을 때에는 발열하고 동통이 있는 양병의 증상이 음의 부위인 배에 잘 나타난다. 낙혈(絡穴)에서와 같이 경결이나 압통 등이 나타나는데, 양병이 음에 이끌린다는 것은 양의 병이 음의 부위에 나타나기 때문이다. 치료 효과도 이 반응점에서 크다.

폐경(肺經)의 모혈 : 중부(中府) – 폐경에 속하고 비경과 만난다.

심경(心經)의 모혈 : 거궐(巨闕) – 임맥에 속한다.

간경(肝經)의 모혈 : 기문(期門) – 간경에 속한다. 담경, 비경과 만난다.

비경(脾經)의 모혈 : 장문(章門) – 간경에 속한다. 담경과 만난다.

신경(腎經)의 모혈 : 경문(京門) – 담경에 속한다.

대장경(大腸經)의 모혈 : 천추(天樞) – 위경에 속한다. 대장경과 만난다.

소장경(小腸經)의 모혈 : 관원(關元) – 임맥에 속한다. 신, 간, 비경과 만난다.

담경(膽經)의 모혈 : 일월(日月) – 담경에 속한다. 간, 비경과 만난다.

위경(胃經)의 모혈 : 중완(中脘) – 임맥에 속한다. 위, 폐, 심포, 삼초, 간, 소장과 만난다.

방광경(膀胱經)의 모혈 : 중극(中極) – 임맥에 속한다. 신, 비경과 만난다.

삼초경(三焦經)의 모혈 : 석문(石門) – 임맥에 속한다.

심포경(心包經)의 모혈 : 전중(膻中) – 임맥에 속한다.

(9) 유혈(兪穴)의 응용

유혈은 등에 있는 진단·치료점이다. 치유(治癒)의 유(癒)와 뜻이 통하는데, 병을 치유하는 혈이라는 의미이다.

등은 양(陽)이다. 음양이 교류하므로 음기(陰氣)가 흐르는 곳이다. 병기(病氣)가 있으면 음기가 유혈에 뭉치기 때문에 경결·압통이 나타난다. 음병(陰病), 만성(慢性) 증상이 된 병에 효과가 있다. 예를 들어 신(腎)의 병은 신유(腎兪)에 위치하고 또 여기에 치료 가치가 있다.

폐(肺)는 제3흉추에 붙어 있고 폐유(肺兪)로 통한다. 대장(大腸)의 상구(上口)는 배꼽 위 1촌에 있고 대장유(大腸兪, 16椎)로 통한다. 위(胃)의 상구(上口)는 상완(上脘), 중구(中口)는 중완(中脘), 하구(下口)는 하완(下脘), 등 부위에는 위유(胃兪, 12椎)로 통한다. 비(脾)는 제11흉추에 붙어 있고 비유(脾兪)로 통한다. 심(心)은 제5흉추에 붙어 있고 심유(心兪)로 통한다. 소장(小腸)의 상구(上口)는 위의 하구(下口)인 배꼽 위 2촌의 하완, 하구는 대장(大腸)의 상구인 배꼽 위 1촌의 수분(水分), 몸 뒤에는 소장유(小腸兪, 18椎)로 통한다. 방광(膀胱)은 제19추에 붙어 있고 방광유(膀胱兪)로 통한다. 신(腎)은 제14추에 붙어 있고 배꼽과 평행하며 신유(腎兪)로 통한다. 심포(心包)는 궐음유(厥陰兪)로 통한다. 삼초(三焦)에서 횡격막 위쪽의 상초(上焦)는 전중(膻中)으로 통하고, 횡격막에서 배꼽까지 중초(中焦)는 중완(中脘)이 대표이고 배꼽 옆의 천추(天樞)로 통하고, 배꼽 아래의 하초(下焦)는 방광(膀胱)의 윗부위가 대표이고 배꼽 아래 1촌의 음교(陰交)로 통하고 이를 종합해서 삼초유(三焦兪)로 통한다. 담(膽)은 제10추에 붙어 있고 담유(膽兪)로 통한다. 간(肝)은 제9추에 붙어 있고 간유(肝兪)로 통한다.

유혈은 동신촌(同身寸)으로 취혈하면 되는데, 등 부위에는 압통, 근육의 함하(陷下)와 같은 반응점을 취혈하면 더 효과가 나기도 한다. 어떤 종류의 만성병은 유혈만 치료해도 효과가 있다. 또한 복부 장기의 동통에 대한 치료혈로 중요하다. 뜸은 압통(壓痛)·경결(硬結)이 나타나는 경혈에서 효과가 난다. 뜸 효과가 나는 경혈은 유혈(兪穴), 원혈(原穴), 낙혈(絡穴)에 아주 많다.

(10) 회양구침(回陽九鍼) 응용

회양구침은 갑자기 인사불성이 되거나 혼절한 경우 정신을 차리게 하는 취혈법의 하나이다. 9혈 중에서 처음에 3혈로 치료하고, 그래도 효과가 없으면 다음 3혈, 또 3혈을 순차적으로 취혈하는 방법이다.

우선 아문(瘂門), 노궁(勞宮), 삼음교(三陰交)를 취하고, 다음으로 용천(湧泉), 태계(太谿), 중완(中脘)을 취하며, 이어서 환도(環跳), 삼리(三里), 합곡(合谷)을 취한다.

(11) 사총혈(四總穴) 응용

배의 병은 삼리(三里), 허리와 등 부위의 병에는 위중(委中), 머리와 목의 병에는 열결(列缺), 얼굴이나 눈병에는 합곡(合谷)혈을 쓴다. 『침구취영(針灸聚英)』에 "두복(肚腹)은 三里[胃]에 머물고, 요배(腰背)는 委中[膀胱]에서 구하고, 두항(頭項)은 列缺[肺]에서 찾고 면목(面目)은 合谷[大腸]에서 거둔다."고 기록되어 있는데 이것이 사총혈이다. 늘 쓰이는 혈이고 효과가 많은 혈이다.

(12) 생물시간 응용

인체는 생물(生物)시간이 있는데, 천체(天體)의 시간과 거의 같은 리듬이다. 인체에는 정중선(正中線)을 빼고 십이경(經)이 달리고 있는데, 그 속으로 기혈이 운행하고 있고 시간에 따라 성하기도 하고 쇠하기도 한다. 예를 들어 낮 12시는 심경(心經) 치료가 최적이고 담경(膽經) 치료는 부적합하다. 이때에는 심경의 목혈(木穴)인 소충(少衝)을 치료한다. 만성 간염인 환자로 담경에 동통이 있고 측흉부에 극통이 있는 환자를 정오에 가까운 시간에 소충혈을 사혈하여 치료하는데 이 취혈법은 생물시간을 응용한 것이다.

간경(肝經)이나 담경을 치료한다고 환자를 한밤중에 치료하는 것은 실제로 가능하지 않고, 가장 왕성한 시간이 아니라도 효과가 전혀 없는 것도 아니다. 그러나 어떤 취혈을 해서 효과가 의외로 기대에 미치지 못하는 경우에는 시간적인 요건을 고려해 보는 것도 한 방법이다. 어떤 사람이 두통 때문에 침 치료를 받았는데 치료되지 않았다. 그 날 밤 아들이 백회(百會)를 지압해주니 경쾌해졌다. 그 뒤 다시 두통이 일어났을 때 스스로 백회에 지압했는데 치료되지 않았다. 밤이 되어 집에 가 아들에게 백회를 지압받으니 간단하게 치료가 되었다. 이러한 예는 같은 혈(穴)이라도 시간에 따라 효과가 다르다는 것을 말해준다.

<표 14> 인체의 생물시간

인체	생물시간	인체	생물시간	인체	생물시간
폐(肺)	3~5시 인(寅)	대장(大腸)	5~7시 묘(卯)	위(胃)	7~9시 진(辰)
비(脾)	9~11시 사(巳)	심(心)	11~13시 오(午)	소장(小腸)	13~15시 미(未)
방광(膀胱)	15~17시 신(申)	신(腎)	17~19시 유(酉)	심포(心包)	19~21시 술(戌)
삼초(三焦)	21~23시 해(亥)	담(膽)	23~1시 자(子)	간(肝)	1~3시 축(丑)

4. 무극요법(無極療法)

무극요법은 근본치료로서 몸의 뿌리인 정(精)과 마음의 뿌리인 신(神)을 다스려 본치(本治)를 하며, 대증(對症)치료로서 아시혈(阿是穴)과 표치(標治)를 해서 치우침이 없도록 하는 것이다. 사람에게 있어서 무극(無極)은 정신(精神)이요, 태극(太極)은 마음이요, 황극(皇極)은 몸이다. 태극인 마음은 선과 악이라는 음양이 맞서서 갈등하고, 황극인 몸은 기혈이 끊임없이 자양하며, 무극인 정신은 마음과 몸을 다스린다. 정(精)은 몸의 뿌리이고 신(神)은 마음의 뿌리이다.

오장육부의 기가 모이고 흘러드는 모혈(募穴)과 유혈(兪穴)을 중심으로 독맥(督脈)과 임맥(任脈)으로 음양 보사(補瀉)하며, 오행혈로 오행 보사하여 경락에너지의 평형을 이루어 본치를 하고, 병증(病症)이 나타나는 아시혈과 관련된 경혈로 표치를 한다.

무극보양뜸

무극요법에서 모든 병 치료는 기혈과 음양오행의 평형을 이루는 무극보양뜸[無極保養灸]을 바탕으로 한다.

처방

음양과 오행의 원리에 맞게, 중앙 토(土)로 오장육부를 담고 있는 몸통에 1혈[중완(中脘)], 중앙 토인 몸통에서 사방으로 퍼져 목화금수(木火金水)의 역할을 하는 양팔과 양다리에 1혈씩[곡지(曲池), 족삼리(足三里)], 역시 중앙 토인 몸통에서 빠져 나와 토의 역할을 대행하는 머리에 1혈[백회(百會)]로 오방(五方)을 다스려 오장육부의 오행 질서를 바르게 하고, 음으로서 몸 앞쪽이며 아래쪽에서 생명의 에너지인 원기가 고도로 농축되는 하단전이 있는 아랫배에 2혈[관원(關元), 기해(氣海)], 양으로서 몸 뒤쪽이며 위쪽에서 몸 전체의 기를 주관하는 종기를 생산하는 폐가 있는 등에 2혈[폐유(肺兪), 고황(膏肓)]을 취하여 음과 양, 기와 혈을 보양(保養)하는 것이다.

무극보양뜸은 20여 년 동안 옛 서적에 기록된 모든 뜸술법을 임상에서 거듭 검증하여 창안된 뒤, 40년 가까이 수만 명에 이르는 사람들에게서 그 효능이 입증된 뜸요법이다. 무극보양뜸은 어느 누구나 어떤 질병에도 쓸 수 있는 모든 사람의 의술이다.

누구나 손쉽게 할 수 있으면서도 그 효험이 뛰어나 어떤 고급 의술도 흉내낼 수 없는 최고의 의술이다. 만성병은 뜸만 오래 뜨면 낫지 않는 병이 없다. 무극보양뜸은 모든 만성병을 치료하는 뜸요법이요, 미리 병을 예방하는 뜸요법이다. 병이 있어도 병이 없어도 무극보양뜸은 필요하다.

5. 침의 활용

1) 따기[瀉血法]

날카롭고 뾰족한 침이나 바늘로 경혈이나 압통점을 따주어 피가 나오게 하면 막힌 기혈의 운행을 도와 경락의 흐름이 원활하게 되고 장부의 기능이 정상으로 되므로 질병을 치료하고 예방할 수 있다.

(1) 장점 따기는 쉽고 편리하다 : 따주는 자리가 꼭 맞지 않더라도 효과가 잘 난다.

특별한 경우를 제외하고 거의 모든 병에 적용할 수 있다 : 어느 부위의 병이라도 원인이 가벼우면 따기를 해서 즉시 효과를 볼 수 있다.

즉시 효과가 나타난다 : 따기를 하면 즉시 그 자리에서 효과가 난다. 그러나 따기는 한두 번에 효과가 나는 것이며 반복해서 계속하는 경우는 드물다(환자를 지치게 하므로 약한 사람은 신중하게 사용한다).

경맥을 소통시키고 각성시킨다 : 따기는 정신이 혼미할 때 정혈(井穴)을 따주면 정신이 돌아오게 하므로 구급 치료에 많이 사용한다.

(2) 요령 따기에 쓰는 침은 반드시 소독해서 쓰거나 일회용을 사용한다 : 끝이 뾰족한 바늘 종류는 모두 쓸 수 있는데, 스프링식의 삼릉침, 일회용 사혈침이 편리하다.

출혈되는 양이 많아야 효과가 있는 것은 아니다 : 따는 깊이는 소아의 경우 약 0.2∼0.4mm, 청소년은 약 0.5∼1mm, 성인은 약 1∼2mm 정도이다.

체질이나 체력, 또한 병의 경중에 따라 따기 점의 숫자와 횟수를 조절한다 : 뇌빈혈을 일으키기 쉬운 체질, 따기 뒤에 기운이 떨어지는 체질, 따기할 때 통증을 심하게 느끼는 체질 등은 따기를 가볍고 짧게 한다. 빈속이거나 지나치게 피로하면 식사를 하게 하고 체력이 회복된 뒤에 따기를 한다. 만성병이나 기능성 질환은 따기 횟수를 조절하면서 치료한다.

반드시 엎드리거나 누운 자세로 따기를 한다 : 빈혈이 있거나 침에 과민한 반응을 하거나 기혈이 허약한 사람은 특히 의자에 앉은 자세로 하면 안 된다.

따기 부위가 부어오르면 가볍게 눌러주면 된다 : 피하 출혈이 남는 경우도 있으나 일주일 정도면 원상으로 회복된다.

따기 뒤에는 휴식을 취하며 심신의 안정을 꾀한다 : 과로, 과음, 과색을 피하고, 따기 부위는 12시간 동안 물에 대지 않는 것이 좋다.

따기 후유증 대처방안 : 얼굴이 창백해지고 땀이 흐르며 호흡이 곤란해지거나 기절 하는 경우에는 편하게 눕히되 머리는 낮게 발은 높게 하여 안정을 취하면 곧 회복된 다. 다른 방법으로는 손가락 끝의 십선(十宣)과 발가락 끝의 십기단(十氣端)을 따주 고, 무릎 아래의 족삼리(足三里)와 팔꿈치 아래의 수삼리(手三里), 손의 합곡(合谷)혈 을 가볍게 따주면 즉시 깨어난다.

따기를 해서는 안 되는 경우 : 심한 저혈압, 백혈병, 극도의 기혈 허약, 심한 출혈이 나 땀의 배설, 심한 설사를 한 뒤에는 따지 않는다.

(3) 혈 자리   기본적으로 따기는 오른손과 왼손 손가락 끝 십선(十宣)혈, 오른발과 왼발 발가락 끝 십기단(손톱, 발톱의 1分 아래)이다. 기본 따기는 병의 원인, 종류를 불문하고 모 든 급성질병 치료의 기본으로, 장부의 모든 기능을 원활하게 해주는 효과가 있다. 사 혈법을 살펴보면 다음과 같다.

폐(肺)   좌우 손가락 제1지 손톱 안쪽의 소상(少商)혈. 폐의 기능 이상으로 인한 인후(咽喉) 병, 기관지병, 해수, 천식, 콧병이나 폐 경락의 흐름 이상으로 인한 견배통, 흉통, 팔 안쪽 통증 등에 사혈한다.

대장(大腸)   좌우 손가락 제2지 손톱 안쪽 상양(商陽)혈. 대장 기능 이상으로 인한 배꼽 부위 통증, 변비, 설사나 대장 경락 흐름 이상으로 인한 코피, 하치통, 팔과 손가락 통증이 나 감각 장애 등에 사혈한다.

위(胃)   좌우 발가락 제2지 발톱 바깥쪽 여태(厲兌)혈. 위 기능 이상으로 인한 모든 위장 질환과 위 경락의 흐름 이상으로 인한 두통, 안면부 발열감, 코막힘이나 코피, 상치 통, 입술이 부르튼 증상, 인후통, 안면신경마비, 흉통, 하치통이나 냉감, 정신질환 등 에 사혈한다.

비(脾)   좌우 발가락 제1지 발톱 안쪽 은백(隱白)혈. 비장 기능 이상으로 인한 설사, 소화되 지 않은 변, 오심, 구토, 음식량 감소, 몸이 무거울 때, 손발을 꼼짝하기 싫을 때, 뱃속에서 꾸르륵 소리가 날 때, 비 경락의 흐름 이상으로 인한 경락 주위의 통증이나 감각 이상, 하지 부종 등에 사혈한다.

심(心)　좌우 손가락 제5지 손톱 안쪽 소충(少衝)혈. 심장 기능 이상으로 인한 두통, 인후건조감, 갈증, 심장 부위 통증, 가슴 답답증, 불면증, 현기증, 신체 열감, 정신장애 등과 심 경락 흐름 이상으로 인한 손바닥 통증이나 감각 이상, 손바닥 열감, 수족 냉감, 팔 안쪽 통증 등에 사혈한다.

소장(小腸)　좌우 손가락 제5지 손톱 바깥쪽 소택(少澤)혈. 소장 기능 이상으로 인한 인후통, 아랫배가 아프면서 혀가 아픈 증상, 입안과 혀가 허는 증상, 고환 부위가 땅기며 아랫배가 아픈 증상, 설사, 소변 불통, 소장 경락의 흐름 이상으로 인한 목 뻣뻣한 증상, 팔 바깥쪽의 통증 등에 사혈한다.

방광(膀胱)　좌우 발가락 제5지 발톱 바깥쪽 지음(至陰)혈. 방광 기능 이상으로 인한 소변 불리, 소변 곤란, 오줌이 저절로 나오는 증상, 하복부의 팽만감이나 통증 등과, 방광 경락 흐름 이상으로 인한 오한 발열, 두통, 눈 아픈 증상, 코막힘, 척추통, 대퇴부, 무릎 뒤쪽, 장딴지 및 발 바깥쪽 통증 등에 사혈한다.

신(腎)　좌우 발바닥 용천(湧泉)혈. 신장 기능 이상으로 인한 요통, 비뇨생식기 질환, 현기증, 안면부종, 시력 감퇴, 정력 감퇴, 발의 냉감이나 무력증 등과 신 경락 흐름 이상으로 인한 대퇴부나 하퇴부 안쪽 통증, 발바닥 통증 등에 사혈한다.

심포(心包)　좌우 손가락 제3지 손톱 안쪽 중충(中衝)혈. 심포는 심(心)과 함께 활동하므로 심장의 기능 이상으로 인한 증상과 심포 경락 흐름 이상으로 인해 겨드랑이가 붓고 아픈 증상, 팔의 경련이나 굴신 불리, 손바닥 열감 등에 사혈한다.

삼초(三焦)　좌우 손가락 제4지 손톱 바깥쪽 관충(關衝)혈. 삼초의 기능 이상으로 인한 소변 불통, 빈뇨, 유뇨, 복부 팽만감, 피부 부종, 열성 질환 등과 삼초 경락 흐름 이상으로 인한 귀울림, 귀 뒷부분 통증, 머리 측면 통증, 눈의 충혈과 통증 등에 사혈한다.

담(膽)　좌우 발가락 제4지 발톱 바깥쪽 족규음(足竅陰)혈. 담의 기능 이상으로 인한 옆구리 통증, 소화 불량, 구토, 오한 발열, 입안이 쓴 증상 등과 담 경락 흐름 이상으로 인한 두통, 눈의 통증, 목 부위 임파선 결핵, 난청, 다리 바깥쪽 통증 등에 사혈한다.

간(肝)　좌우 발가락 제1지 발톱 바깥쪽 대돈(大敦)혈. 간의 기능 이상으로 인한 현기증, 두통, 시력감퇴, 울화병, 수족 경련, 비뇨생식기 질환, 정신 질환 등과 간 경락 흐름 이상으로 인한 하복통, 구토, 황달, 복부에 만져지는 덩어리, 목에 무언가 걸린 듯한 느낌, 누런 소변 등의 증상에 사혈한다.

(4) 증상에 따른 따기

중풍으로 졸도   기본적으로 좌우 손·발가락 끝을 딴다. 손톱이 붉은 빛으로 돌아오도록 충
분히 피를 빼준 다음 다른 손가락·발가락을 따기 한다. 더하기는 머리 정수리의 백
회(百會), 입술 위 중앙 홈의 인중(人中)을 딴다. 그러나 회복 가망이 없는 증상ー손이
반쯤 구부러져 있다, 혀가 위쪽으로 말려 있다, 입이 반쯤 열려 있다, 눈이 반쯤 떠
있거나 동공이 완전히 풀려 있다, 대소변이 저절로 나온다, 이마에서 식은땀이 나온
다, 동공이 수축되고 손을 꽉 쥐고 입도 다물고 눈도 감은 상태로 있다ー중에서 3가
지 이상 나타날 때는 조금만 강하게 자극을 주어도 중풍이 재발할 수 있으므로 따기
를 강하게 하지 않는다.

어린아이 경기   머리 뒷부분에 손을 대고 들어올리면 머리와 몸이 뻣뻣하게 올려지며 손에
몸무게가 많이 느껴질 때에는 기본 따기로 좌우 손·발가락 끝에 약하게 하고, 더하
기는 신(腎)의 용천(湧泉), 손바닥의 노궁(勞宮)을 딴다. 그래도 깨어나지 않으면 오른
쪽 소상(少商), 왼쪽 소상, 왼쪽 은백(隱白), 오른쪽 은백 순서로 따면 경락이 조절되
어 완전히 깨어난다. 다른 방법으로 둘째손가락의 제1·2·3마디 가로줄 중앙 부위(남
자는 왼손에서 오른손으로, 여자는 오른손에서 왼손으로)를 따주면 땀이 나면서 회
복된다.

     소아병의 치료는 바닥에 눕혀 따기를 해야 좌우 경락의 균형이 맞아 경락이 조절
된다. 손톱·발톱이 흰색을 나타내면 허약한 상태이니 따기를 하면 안 되며, 손바닥과
발바닥을 문질러 준다. 눈동자를 살펴 동공이 풀려 있을 때 따기를 하면 안 된다.

두통   저혈압으로 인한 두통 즉 머리가 흔들리는 듯한 현기증이 있고, 눈이 깜깜해지고,
안면이 창백한 경우에 따기를 하지 않는다. 옆으로 누워 있으면 잠시 뒤에 두통이
없어진다. 기본 따기로 좌우 손·발가락 끝에, 따기로 비의 은백(隱白), 심의 소충(少
衝), 간의 대돈(大敦), 신의 용천(湧泉)에 사혈한다. 왼쪽 편두통이면 왼쪽 부위, 오른
쪽 편두통이면 오른쪽 부위를 딴다.

다래끼   기본으로 좌우 손·발가락 따기를 하고, 비의 은백, 소장의 후계(後谿)에 사혈하는
데 왼쪽 다래끼는 오른쪽 은백, 오른쪽 다래끼는 왼쪽 은백에 시행한다. 더하기는 좌
우 귀의 이첨(耳尖)에 사혈한다.

눈병   기본으로 좌우 손·발가락 끝을 따고, 심의 소충, 비의 은백, 위의 여태(厲兌) 등을

따기로 사혈한다. 왼쪽 눈병은 오른쪽, 오른쪽 눈병은 왼쪽 경혈을 사혈한다. 더하기는 등뼈 4·5번 극돌기 아래 양 옆 압통점에, 그래도 변화가 없으면 간의 대돈에 사혈한다.

코 안 헐기 따기로 폐의 소상(少商), 위의 여태에, 더하기는 등뼈 5~11번 극돌기 아래 양 옆 압통점에 사혈한다.

비후성 비염 따기로 폐의 소상(비염이 있는 반대쪽 따기)에, 더하기는 코 안의 콧날개(비염이 있는 쪽 따기), 등뼈 5~11번 극돌기 아래 양 옆 압통점에 사혈한다.

알레르기성 비염 폐의 소상, 독맥의 상성(上星)에 따기를 하고, 더하기는 코 안의 콧날개, 등뼈 5~11번 극돌기 아래 양 옆 압통점에 사혈하는데, 코 안의 콧날개는 한쪽만 먼저 따고 1개월 뒤에 다른 한쪽을 딴다.

축농증 따기로 폐의 소상(병이 있는 쪽 따기), 간의 대돈, 담(膽)의 규음(竅陰)(병이 있는 반대쪽 따기) 등에 사혈하고, 더하기는 코 안의 콧날개, 뒷목의 풍지(風池), 완골(完骨)을 가볍게 딴다.

코막힘 따기로 폐의 소상에 시행하고, 더하기는 앞이마의 상성(上星), 두유(頭維), 신회(顖會)에 행한다.

입안 헐기, 혓바늘 입안에 병이 있으면 비의 은백, 위의 여태에, 혀에 병이 있으면 심의 소충(少衝)에 사혈하고, 더하기는 머리 뒷부분 천주(天柱), 등뼈 2·3번 극돌기 아래 양 옆 압통점에 시행한다.

감기 기본으로 좌우 손·발가락 끝을 따주고, 폐의 소상을, 열이 심하면 대추(大椎), 외관(外關), 풍지(風池)에 사혈한다. 격일로 2~3차례 따기를 하면 감기가 쉽게 낫는다.

기관지염 폐의 소상에 사혈한다.

편도선염 기본으로 좌우 손·발가락 끝을 따주고, 폐의 소상에 사혈한다. 반복되어 염증이 생기면 직접 목 안의 편도선에 사혈하면 쉽게 치료가 되며 재발이 거의 없다.

가슴 통증 가슴 부위의 양 유두 사이의 중간 전중(膻中)혈 주위가 아플 때는, 우선 좌우 손·발가락 끝을 따주고, 심의 소충, 심포(心包)의 중충(中衝)에 사혈한다.

소화 불량 기본으로 좌우 손·발가락 끝을 따주고, 비의 은백, 위의 여태, 사봉혈(四縫穴)에 사혈한다. 어떤 원인이든 급성으로 소화가 잘 안 되는 경우 2~3차례 따기를 하면 즉시 효과가 나타난다. 만성인 경우에는 뜸을 함께 뜨는 것이 빠르다.

식체(食滯) 음식 먹고 체했을 때는 기본으로 좌우 손·발가락 끝을 따주고, 폐의 소상, 위의 여태, 내정(內庭)에 사혈한다.

위장 기능 이상 기본으로 좌우 손·발가락을 따고, 위의 여태에 사혈한다.

위경련 기본으로 좌우 손·발가락 끝을 따주고, 손톱·발톱 부근의 12정혈(十二井穴), 양구(梁丘)에 사혈한다.

변비 기본으로 좌우 손·발가락 끝을 따주고, 비의 은백, 폐의 소상, 신의 용천, 대장의 상양(商陽)을, 더하기는 하퇴 뒷부분 중앙 부위의 승산(承山), 허리뼈 4·5번 극돌기 사이에서 왼쪽으로 나타난 압통점에 사혈한다.

방광염 기본으로 좌우 손·발가락을 따고, 방광(膀胱)의 지음(至陰)에 사혈한다.

요도염 기본은 좌우 손·발가락 따기이며, 경락으로는 방광(膀胱)의 지음(至陰)에 사혈한다.

자궁내막염 기본은 좌우 손·발가락 끝이며, 간의 대돈, 신의 용천에 사혈한다.

좌골신경통 신의 용천, 방광의 지음에 사혈한다.

손·발가락 염좌 출혈해서 부어오른 부위 따준다.

손목·발목 염좌 삔 손목이나 발목 부위의 압통점(출혈이 된 압통점)을 따준다.

고관절 통증 신의 용천, 비의 은백, 간의 대돈에 사혈하고, 발가락 사이의 팔풍(八風)을 더해준다.

동상(凍傷) 기본으로 좌우 손·발가락을 가볍게 따주고, 더하기로 동상 부위를 직접 딴다.

서혜부 통증 아랫배와 허벅다리 사이가 무리한 운동이나 장거리 보행을 한 뒤에 아프거나 간·비·신이 허해서 아픈 경우 간의 대돈, 비의 은백에 사혈한다.

습진 좌우 손·발가락 끝을 2~3일 간격으로 따주고, 더하기로 습진 부위를 딴다. 갓난 아이의 태열로 인한 머리 부위의 습진은 가볍게 따준다.

두드러기 기본으로 좌우 손·발가락 끝을 따고, 비의 은백에 사혈한다.

월경 이상 간의 대돈에 사혈한다.

2) 피내침(皮內鍼)

길이 1cm 내외의 짧고 가는 침을 피부층에 얇게 찔러 넣어 고정시켜 두는 방법이다. 침이 피하나 근에 이르지 않고 진피(眞皮)에만 머물도록 수평으로 자침한다.

(1) 장점

첫째, 방법이 간단하고 쉽다. 둘째, 자극량이 일정하고 자극시간이 지속된다. 셋째, 모든 병에 적용할 수 있고 부작용이 없다.

(2) 자침 요령

피부층에 수평으로 자입한다 피내침은 수평을 유지해야 효과가 크다.

피부가 신축하는 방향에 대해 십자형으로 자입한다 피부의 결을 따라 자침하여 피부가 신
축할 때 자침된 침이 피부를 찌르지 않도록 한다.

자침된 침을 테이프로 고정하여 침 자극이 지속되게 한다 피내침의 침자루가 피부에 닿으
면 침감이 낮아지므로 피부와 침자루 사이에 (가) 테이프를 붙이되 침자루에 붙도록
한다. 자침된 전체 부위를 덮을 만큼의 크기로 (나) 테이프를 침과 피부 위에 붙인다.

피내침을 자입한 뒤에는 움직이게 하여 침이 피부를 찌르지 않는가를 확인한다 움직일 때
침이 찌르는 느낌이 있으면 침을 빼고 다시 자입한다. 피내침은 오랫동안 자입된 채
로 있어야 하므로 이물감이 없어야 한다.

<그림 8> 피내침의 자침

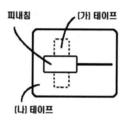

(3) 활용

압통점 치료법 가장 통증이 심한 자세에서 압통점을 찾아 자입한다.

병증별 침뜸 치료법

1. 질환별 주요 혈

1) 강장혈(强壯穴)

중추신경(中樞神經) 자극 혈

주로 머리카락이 있는 부위 혈로 상성(上星), 신회(顖會), 백회(百會), 통천(通天), 승광(承光), 후정(後頂), 풍부(風府), 아문(瘂門), 풍지(風池), 천주(天柱), 완골(完骨) 등이다. 이 가운데 기의 상충(上衝), 고혈압, 정신 불안, 두통 등에는 백회와 후두부의 혈이 효과가 있다. 특히 완골은 불면증에 좋은 효과가 있다. 신경과민인 환자는 머리부위에 강자극을 주면 증상이 악화되었다고 호소하는 경우도 있다. 처음 치료에는 반응을 보기 위해 약하게 자극한다. 보사(補瀉)를 잘못해서는 안 된다. 길항 자극으로서 하반신에 취혈해도 좋다.

말초신경 자극 혈

통증이 있는 부위의 혈, 말초신경이 가는 방향의 혈을 취혈하는 경우가 많다.

비(鼻)

상성, 통천을 주혈(主穴)로 하고, 병용(倂用)혈로서 비중격 부근의 혈을 쓴다.

인후(咽喉)

풍지, 천주, 견정(肩井), 예풍(翳風)을 주요 혈로 한다.

폐(肺), 기관지(氣管支) 질환

신주(身柱), 폐유(肺兪), 백호(魄戶), 고황(膏肓), 독유(督兪) 등을 주혈로 한다.

감기(感氣) 예방

풍문(風門), 신주(身柱), 폐유 등이 주요 혈이다.

심장(心臟) 질환

궐음유(厥陰兪), 심유(心兪), 독유(督兪), 식두(食竇) 등을 주혈로 한다.

순환계(循環系)

관원(關元), 기해(氣海), 혈해(血海), 극문(郄門) 등을 주혈로 한다.

임파계

격유(膈兪), 장문(章門), 기타 심포경(心包經), 삼초경(三焦經)의 요혈을 선택한다.

소화기(消化器)

간유(肝兪), 비유(脾兪), 위유(胃兪), 대장유(大腸兪), 상료(上髎), 족삼리(足三里), 상하거허(上下巨虛) 등을 주혈로 한다.

비뇨(泌尿), 생식기(生殖器)

명문(命門), 신유(腎兪), 양관(陽關), 관원유(關元兪), 소장유(小腸兪), 방광유(膀胱兪), 팔료(八髎), 관원(關元), 기해(氣海), 수도(水道) 등을 주혈로 한다.

운동기관(運動器官)

백회(百會), 도도(陶道), 대저(大杼), 양관(陽關), 상료(上髎), 양릉천(陽陵泉) 등을 주혈로 한다.

내분비선(內分泌腺), 성선(性腺)

백회, 명문, 양관, 관원 등을 주혈로 한다.

일반적인 강장혈(強壯穴)

간유, 비유, 신유, 명문, 관원, 족삼리, 신주(身柱), 고황 등을 더하면 좋다.

2) 진정혈(鎭靜穴)

상기(上氣)를 막고 경련(痙攣)을 풀고 소염(消炎)·진정(鎭靜) 작용을 하는 혈이다. 때에 따라 원격 자극, 반대측 자극[左右, 腹背, 上下]을 이용할 필요가 있다. 급성인 경우에는 소염(消炎)을 주로 하고, 만성인 경우에는 국소 자극을 주로 한다. 한편 소염과 유도(誘導) 자극을 배합한다. 같은 혈이라도 소염은 자극 시간을 짧게 강자극을 주고, 유도 자극은 약하게 지속하는 치침(置鍼), 피내침(皮內鍼) 등이 적절하다.

두부(頭部), 안면(顏面)의 염증(炎症)

후계(後谿), 합곡(合谷), 족임읍(足臨泣), 지음(至陰) 등에 원도(遠道) 자침한다.

구강(口腔), 인두(咽頭)의 염증

소상(少商), 어제(魚際), 내정(內庭), 조해(照海)에 원도(遠道) 자침한다.

심폐(心肺)의 염증

내관(內關), 대릉(大陵), 열결(列缺), 태연(太淵) 등을 이용한다.

흉강내(胸腔內)의 염증

소부(少府), 내관(內關), 양릉천(陽陵泉), 구허(丘墟) 등이 요혈이다.

위장(胃腸)의 염증

족삼리(足三里), 공손(公孫), 내정(內庭), 행간(行間), 이내정(裏內庭) 등이 상용 혈이다.

간담(肝膽)의 염증

구허(丘墟), 태충(太衝), 외관(外關), 합곡(合谷) 등이 요혈이다.

비뇨기(泌尿器)의 염증

열결(列缺), 조해(照海), 곡천(曲泉), 음릉천(陰陵泉), 삼음교(三陰交)를 주혈로 하고, 위중(委中), 척택(尺澤), 팔다리[四肢]의 정혈(井穴) 등을 자락(刺絡)하기도 한다.

경련성(痙攣性) 해수(咳嗽), 구토(嘔吐), 복통(腹痛)

천돌(天突), 중완(中脘), 기해(氣海), 태연(太淵), 내관(內關), 족삼리(足三里), 공손(公孫), 대돈(大敦), 삼음교(三陰交), 정천(定喘) 등을 선택한다.

3) 조제혈(調制穴)

변통(便通)

대장유(大腸兪), 천추(天樞), 수도(水道), 지구(支溝), 승산(承山) 등을 선택한다.

이뇨(利尿)

중극(中極), 음릉천(陰陵泉), 족삼리(足三里), 삼음교(三陰交) 등이 주요 혈이다.

발한(發汗)

대추(大椎), 합곡(合谷), 외관(外關), 경거(經渠) 등이다.

이상과 같은 작용은 건강체에게는 효과가 뚜렷하지 않다. 자율신경 긴장으로 불균형이 된 경우에 효과가 크다.

4) 상용 특효혈

질환	상용 특효혈
비결핵성(非結核性) 경부(頸部) 임파종	간유(肝兪), 천정(天井)
서경(鼠經) 서혜부 임파종	승산(承山)
비(脾) 질환	의사(意舍), 황문(肓門), 비유(脾兪)
폐결핵(肺結核)	신주(身柱), 폐유(肺兪), 독유(督兪)
심장병(心臟病)	심유(心兪), 신문(神門), 통리(通里), 내관(內關)
신(腎) 질환	삼초유(三焦兪), 신유(腎兪)
방광(膀胱) 질환	차료(次髎), 방광유(膀胱兪), 중극(中極)
항문(肛門) 병	장강(長强), 백회(百會), 극문(郄門), 승산(承山), 공최(孔最), 누곡(漏谷)
위(胃) 질환	중완(中脘), 내관(內關), 족삼리(足三里), 위유(胃兪)
대장(大腸) 질환	대장유(大腸兪), 천추(天樞), 상거허(上巨虛)
소장(小腸) 질환	기해(氣海), 관원유(關元兪), 소장유(小腸兪)
난소(卵巢), 자궁(子宮) 질환	수도(水道), 중극(中極), 삼음교(三陰交)
눈[眼] 질환	풍지(風池), 태양(太陽), 정명(睛明), 찬죽(攢竹), 간유(肝兪), 광명(光明)
코[鼻] 질환	상성(上星), 영향(迎香), 합곡(合谷), 간유(肝兪)
귀[耳] 질환	예풍(翳風), 청궁(聽宮)
구강(口腔) 질환	대릉(大陵), 중충(中衝), 지창(地倉)
치통(齒痛)	하관(下關), 합곡(合谷)
인후(咽喉) 질환	소상(少商), 어제(魚際)
상지(上肢) 질환	도도(陶道), 대저(大杼), 견우(肩髃), 곡지(曲池)
하지(下肢) 질환	양관(陽關), 환도(環跳), 양릉천(陽陵泉), 위중(委中), 족삼리(足三里)
정신병(精神病)	구미(鳩尾), 상완(上脘), 신문(神門), 풍륭(豊隆), 후계(後谿), 소상(少商), 십삼귀혈(十三鬼穴)[1]
황달(黃疸)	지양(至陽), 완골(腕骨), 구허(丘墟)

---

1) 십삼귀혈(十三鬼穴): 고대 전광(癲狂) 등의 정신질환을 치료하던 13개의 경험효혈(經驗效穴)이다. 옛날에는 정신질환이 귀신의 작용으로 발생한다고 여겼으므로 혈위(穴位)에 '鬼'자를 써서 치료했다고 하였다. 십삼귀혈에 대해 고대 문헌의 기록을 보면 약간의 차이가 있다. 인중(人中), 소상(少商), 은백(隱白), 대릉(大陵), 신맥(申脈), 풍부(風府), 협거(頰車), 승장(承漿), 노궁(勞宮), 상성(上星), 남회음여옥문두(男會陰女玉門頭), 곡지(曲池), 통천(通天) 혈이다.

5) 급성증 특효혈

질환		급성증 특효혈
두통(頭痛)		백회(百會), 풍부(風府), 천주(天柱), 신주(身柱), 수삼리(手三里), 지음(至陰)
편두통(偏頭痛)		천주(天柱), 천료(天髎), 정영(正營), 통천(通天), 백회(百會)
이통(耳痛)		예풍(翳風), 청회(聽會), 태계(太谿), 소해(少海), 사독(四瀆), 수삼리(手三里)
구내염(口內炎)		궐음유(厥陰兪), 곡지(曲池), 견우(肩髃)
치통(齒痛)	상치통	궐음유(厥陰兪), 내정(內庭), 천정(天鼎), 견우(肩髃)
	하치통	온류(溫溜), 폐유(肺兪), 합곡(合谷)
	치내염	곡지(曲池), 수삼리(手三里), 궐음유(厥陰兪)
비색(鼻塞)		신회(顖會), 천주(天柱), 수삼리(手三里), 소해(少海)
뉵혈(衄血)		풍부(風府), 상성(上星), 대추(大椎)
뇌출혈(腦出血)		백회(百會), 풍문(風門), 수삼리(手三里), 족삼리(足三里), 합곡(合谷)
뇌빈혈(腦貧血)		극문(郄門), 수삼리(手三里), 족삼리(足三里), 신문(神門), 소택(少澤), 신회(顖會)
목통(目痛)		화료(禾髎), 곡지(曲池), 간유(肝兪), 합곡(合谷)
인후통(咽喉痛)		태계(太谿), 척택(尺澤), 신주(身柱), 대저(大杼), 열결(列缺), 예풍(翳風)
흉통 (胸痛)	일반	천종(天宗), 고황(膏肓)
	세로 통증	태계(太谿)
	가로 통증	기문(期門)
	전반적 통증	극문(郄門)
심통(心痛)		극문(郄門), 천종(天宗), 신문(神門), 영대(靈臺), 전중(膻中), 거궐(巨闕)
유방통(乳房痛)		전중(膻中), 천종(天宗), 소택(少澤)
위통 (胃痛)	위경련	양구(梁丘), 위창(胃倉), 장문(章門)
	공복시 위통	지양(至陽), 격유(膈兪), 중정(中庭), 거궐(巨闕)
담석산통(膽石疝痛)		중완(中脘), 우 양문(梁門), 우 기문(期門), 우 불용(不容), 우 담유(膽兪), 위창(胃倉), 외구(外丘), 구허(丘墟)
맹장부통(盲腸部痛)		기해(氣海. 뜸 30장), 양구(梁丘), 곡천(曲泉), 우 대장유(大腸兪) 외측 1횡지 아시혈
복통 (腹痛)	복전면통(腹全面痛)	장문(章門), 경문(京門), 수분(水分), 중완(中脘), 양구(梁丘)
	산통(疝痛)	황유(肓兪), 중완(中脘), 기해(氣海), 위창(胃倉)

질환		급성증 특효혈
방광통(膀胱痛)		중극(中極), 관원(關元), 수도(水道), 기해(氣海), 곡천(曲泉), 차료(次髎)
요도통(尿道痛)		곡천(曲泉), 곡골(曲骨), 중극(中極), 대혁(大赫)
치통(痔痛)		공최(孔最), 중료(中髎), 요유(腰兪)
치출혈(痔出血)		공최(孔最), 차료(次髎), 중료(中髎), 소장유(小腸兪), 십칠추하(十七椎下), 신유(腎兪), 양관(陽關)
탈항(脫肛)		차료(次髎), 중료(中髎), 백회(百會), 양관(陽關)
위궤양·십이지장궤양		양릉천(陽陵泉)
장출혈		소장유(小腸兪), 양릉천(陽陵泉)
자궁 출혈(子宮出血)		양릉천(陽陵泉), 소장유(小腸兪)
각혈(喀血)		극문(郄門), 삼양락(三陽絡), 태계(太谿)
늑막염(肋膜炎)		극문(郄門), 양교(陽交), 견정(肩井), 기문(期門), 격유(膈兪)
복막염(腹膜炎)		장문(章門), 수분(水分), 곡천(曲泉)
심계항진(心悸亢進)		극문(郄門), 신문(神門)
폐렴·유행성 감기		후계(後谿), 대저(大杼), 신주(身柱), 풍문(風門)
풍사(감기)		풍문(風門), 신주(身柱. 뜸 20장 이상)
식상(食傷)		내정(內庭), 이내정(裏內庭. 뜸 20장 이상)
하리 (下痢)	수성(水性) 하리	양구(梁丘)·중료(中髎)
	계명(鷄鳴) 하리	곤륜(崑崙)
변비(便秘)		신문(神門), 좌 복결(腹結)
난산(難産)		지음(至陰)
오조(惡阻)		양지(陽池), 중완(中脘), 거궐(巨闕)
정(疔)·절(癤)		곡지(曲池), 수삼리(手三里), 합곡(合谷), 양로(養老)
담마진(蕁麻疹)		견우(肩髃), 풍문(風門), 곡지(曲池)
피부염(습진, 땀띠)		견우(肩髃), 곡지(曲池), 신주(身柱), 풍문(風門)
이명(耳鳴)		소해(少海), 예풍(翳風)
현훈(眩暈)		협계(俠谿), 완골(完骨)
월경 이상	월경 과소	삼음교(三陰交), 혈해(血海)
	월경 과다	양릉천(陽陵泉)
중독(中毒)		축빈(築賓)
종골병(踵骨病)		복삼(僕參)
언어장애(言語障碍)		아문(瘂門)
수종(水腫)		태계(太谿), 용천(湧泉), 내정(內庭), 백회(百會)

2. 주요 통증 질환 표치법(標治法)

1) 동통(疼痛) 치료에 필요한 착안 사항

① 한 번 치료로 다소라도 통증이 경쾌해지면 장기간의 치료도 받는다. 그래서 표치법이 중요하다.

② 환자는 한 번의 치료로 될 수 있는 한 통증이 전부 치료되기를 바라면서 취혈을 많이 하도록 요구하는 경우가 많다. 어느 정도는 희망에 따라주지만 그 때문에 치료가 과도하게 되지 않게 페이스를 지켜야 한다.

③ 취혈은 한 혈 한 혈 정확히 해야 하는데, 동시에 2~3혈을 조합해 취혈하면 한 혈 취혈과 같거나 그 이상의 효과를 얻을 수 있다. 이러한 취혈 조합을 배우는 것도 진통 요법에 필요하다.

④ 동통의 정도가 심하다고 침뜸술의 적응증이 아니라고 할 수는 없다. 상당한 극통이 침뜸으로 속히 치료되는 경우가 많다. 그러나 일단 경쾌해진 동통이 몇 번 해도 재발하는 경우는 경계해야 한다.

⑤ 동통이 강하면 강자극으로 흥분을 억제해야 한다고 하는 종래의 치료 이론이 반드시 옳은 것은 아니다. 치료에는 자극의 강약보다 자극의 질이 더 중요하다.

⑥ 피내침과 같은 표층(表層) 자극이 효과가 있는지, 장침(長鍼)을 쓰는 심층(深層) 자극이 효과가 있는지 단언하기 어렵다. 그러나 천층(淺層)에도 심층(深層)에도 자극에 대한 감수체(感受體)가 있어서 심층부의 통증이 천층 자극으로 치료되는 경우도 있다. 일반적으로 신체의 상부는 천층 자극이 좋고 하부는 심층 자극이 좋다고 하는데, 상반신은 근육층이 얇고 일반적으로 과민하기 때문이다.

⑦ 취혈수를 증가시키거나 치료 간격을 짧게 하는 것만이 효과를 크게 하는 방법은 아니다. 때로는 취혈수를 줄이고 치료 간격을 길게 해도 큰 효과를 보는 경우가 있다.

⑧ 책에는 대개 각 혈에 대해 침 몇 푼, 몇 호흡, 뜸 몇 장이라고 정해져 있다. 이것은 대략적인 제안으로 사람과 부위에 따라 가감해야 한다. 침의 경우는 수기(手技)로 영향을 주는 방법도 있으나 침을 꽂아 두고 지속적으로 자극을 주는 방법이 더 안

정적이다.

⑨ 현재 침뜸을 하는 사람들은 대부분 경험에 의해 자극량을 가감하고 있다. 환자의 관용도도 크므로 대체로 큰 허물없이 치료가 가능한데, 문제가 없는 것은 아니다. 기법의 변화보다도 기본적인 기법으로 자극량, 반응도를 관찰하고 조절하는 것을 상당 기간 노력하지 않으면 안 된다. 임상 경험이 쌓인 술자에게 배우면 시간을 단축할 수도 있다.

⑩ 동통에는 정서(情緒)가 관여하는 경우가 많다. 그래서 정서적으로 악화된 경우라면 역으로 정서적으로 진통이 가능하다. 치료에 암시(暗示)를 이용하여 환자에게 불안을 주지 않고 잘 설득해 치료를 하는 것도 필요하다.

2) 두통(頭痛)

(1) 두통에 자주 쓰이는 치료 경혈

백회(百會)

뇌출혈·뇌충혈일 때는 자락(刺絡)해서 사혈(瀉血)하면 좋다. 정신이 흥분해 과민되어 있을 때는 침을 유침(留鍼)하거나 전방 또는 후방을 향해 2~3cm 정도 사자(斜刺)한다. 뜸은 반미립대로 3~7장 뜬다. 정신이 흥분해 있을 때는 뜨거움을 많이 느낀다. 뇌빈혈일 때는 뜨거움을 느끼지 않는 경우도 있다. 그럴 때는 뜨거움을 느낄 때까지 뜸을 뜬다. 불면증, 신경증, 두중(頭重), 두통, 혈압항진증, 뇌출혈 후유증, 타박으로 인한 내출혈의 사혈(瀉血), 뇌연화증, 정신 흥분 진정에 응용된다.

현로(懸顱)

3차신경통의 경우 측두통, 저혈압증 또는 뇌저동맥경화에 의한 측두통, 녹내장성 두통에 쓰인다. 침이나 뜸을 쓰는데, 침은 외측 방향으로 3cm 정도 잘 사자(斜刺)하면 효과가 크다. 동맥경화성 두통에는 이 혈과 객주인(客主人)혈을 사혈하면 큰 효과가 있다.

찬죽(攢竹)

이 혈이 충혈되어 있으면 호침으로 점자(点刺)해 사혈해도 좋다. 3차신경 제1지의 전두신경통에 효과가 있다. 또한 일반 두통, 신경성 두통에도 효과가 있고, 눈 질환과 코 질환에서 오는 두통에도 쓴다. 특히 급성녹내장성 두통에는 필수혈이다.

하관(下關)

침을 찌르면 윗, 아래턱의 이틀에 영향을 준다. 3차신경통(제2지, 제3지)에 쓰인다.

영향(迎香)

비염(鼻炎)이나 상악동(上顎洞) 축농증에 쓰인다.

천주(天柱)

자침 깊이는 2~2.5cm이다. 여기에 침을 놓으면 대후두신경의 경로에 영향을 끼친다. 두중, 두통, 비폐색, 축농증, 안저출혈, 시력감퇴, 녹내장 등에 쓰인다. 대후두신경통, 근긴장성 두통에는 필수 혈이다.

풍지(風池)

자침하면 후두부 또는 측두부에 영향이 간다. 자침 깊이는 2.5cm이고 두통, 편두통, 난시, 시력감퇴, 안신경통, 비후성비염, 축농증, 후두신경통 등에 쓰인다.

완골(完骨)

자침 깊이 2.5cm이고 두통, 편두통, 측두통 등에 쓰인다. 뇌충혈·뇌출혈에 의한 두통에는 이 혈의 하부를 자락(刺絡)해 사혈하면 좋다.

합곡(合谷)

합곡이란 사총혈의 하나로 목 이상 머리 일체의 통증, 즉 두통, 뇌일혈, 안면통증, 치통, 축농증, 안질환, 동맥경화, 혈압항진, 무지통(拇指痛), 건초염 치료에 좋다. 각종 동통에도 많이 쓴다.

열결(列缺)

사총혈의 하나로 후두통, 경항통(頸項痛), 편도선염, 구안와사, 삼차신경통, 인후증에 잘 듣는다. 대흉근, 무지마비(拇指麻痺), 요골(橈骨)부 근염 치료에도 사용한다.

내정(內庭)

전두통, 안면부종, 치통, 뉵혈(衄血), 위통, 급만성위장염, 급만성장염을 치료한다. 족배수종(足背水腫), 족 제2지 마비에 잘 듣는다. 특히 식중독 치료에 명혈이다.

두유(頭維)

횡자로 앞에서 뒤로 침 방향을 하고 피부를 따라서 투자하되 1.5~3cm 자입한다. 현훈(眩暈) 즉 중풍으로 뇌에 이상이 생겨 사목이 하나가 둘로 보일 때 사용하는 요혈이다. 머리가 쑤시고 몹시 아파 쪼개질 듯 한 두통, 편두통, 정신분열증, 안면신경 마비, 앞이마 신경통, 눈이 아파 튀어나올 듯할 때, 눈부시거나 바람맞아 눈물날 때 잘 듣는다.

(2) 편두통(偏頭痛)

편측성(偏側性)으로 오는 박동성(拍動性)의 두통이다. 뇌혈관의 이상 확장에 의한 것이라고도 한다. 우측(右側)으로 오는 편두통은 담경(膽經)의 이상(異常)이다.

치료	백회, 정영 또는 승령이 주요 혈이고, 천주, 풍지, 신주, 풍문, 지양, 간유, 수삼리, 양릉천, 중봉이 보조 혈이다. 백회, 정영, 승령은 평소에도 압통이 잘 나타나는데, 편두통이 발병하면 압통이 매우 강하다.

(3) 신경성(神經性) 두통

보통 일반적으로 두통이라 부르는 증상인데, 정신적인 영향으로 나타난다. 노이로제, 신경질, 히스테리, 피로, 기후변화 등으로 생긴다. 머리에 무엇을 덮어씌운 것 같은 느낌, 머릿속이 텅 빈 느낌이고 아프다고 호소한다. 일반적으로 신경질이 많고 저혈압인 사람에게 잘 일어난다.

치료	백회, 정영, 천주, 풍지, 풍문, 외관, 합곡, 족삼리, 상천주, 신주, 양릉천

(4) 후두신경통(後頭神經痛)

후두부에 돌발적으로 통증이 일어나 항부(項部)에서 두정부(頭頂部)에 걸쳐 방산(放散)한다. 때로는 귀 뒤 부위도 아프다. 심한 경우에는 털끝에 닿기만 해도 아프다. 머리와 목을 굽히거나 회전할 때 아픈 경우가 많다. 대후두신경이 피하로 나오는 상천주(上天柱) 근처를 누르면 단단한 응어리가 있고 신경통과 같은 통증이 일어나는 것이 많다.

치료	천주, 상천주, 풍지, 완골(자침 2~3cm), 후정, 승령에는 얕게 천자(淺刺), 얼굴의 찬죽(攢竹)에서도 큰 효과가 나타난다.

(5) 근수축성(筋收縮性) 두통

근긴장성(筋緊張性) 두통이라고도 하는데 장시간의 작업이나 스트레스에 의해 두부(頭部) 근육에 긴장이 가해져 생기는 두통이다. 두개골(頭蓋骨) 상에 압통점이 있기도 하고 측두근, 항부(項部)의 근육에 경결(硬結)이 있고 압통이 따르기도 한다.

치료	백회, 상천주, 풍지, 찬죽, 합곡, 족삼리, 천료, 격유, 완골, 중봉, 양릉천

(6) 안과(眼科) 질환에 따른 두통

녹내장은 심한 두통과 구토가 일어나고 시력장애가 온다. 급성녹내장에 의한 두통은 침뜸이 큰 효과를 낸다. 그 외에도 굴절이상, 조절장애, 난시 등으로 인한 두통도 침뜸으로 효과를 볼 수 있다.

치료	찬죽, 미충, 양백, 객주인, 목창, 풍지, 완골이 주요 혈이고, 승령, 합곡이 보조 혈이다.

(7) 코 질환에 따른 두통

급성부비강염은 심한 두통이 일어나고, 만성부비강염은 두중감이 있다.

치료	급성증인 경우에는 찬죽, 영향, 거료, 신회, 천주, 풍지, 만성증인 경우에는 찬죽, 영향, 사백, 천주, 풍지, 대저

(8) 뇌혈관 장애에 의한 두통

뇌졸중(腦卒中), 고혈압, 뇌빈혈 등으로 두통이나 두중(頭重)이 생기는 경우가 많다.

치료	백회, 신회, 정영, 천주, 풍지, 완골, 대저, 객주인, 신문, 합곡, 중봉, 뇌가 매우 흥분해 있는 경우에는 소택(少澤)에 뜸 5장을 뜬다.

3) 경완증후군(頸腕症候群)

경완(頸腕)증후군의 약 50%는 추간판증(椎間板症)이 원인이고, 외상(外傷)에 의해 갑자기 일어나는 경우는 약 10%이고, 그밖에는 어느 사이에 만성화된 것이다.

추간판증이 가장 일어나기 쉬운 곳은 제5경추와 제6경추 사이로 약 50%이며, 제6경추와 제7경추 사이에 약 40%, 제4경추와 제5경추 사이는 약 10%, 제3경추와 제4경추 사이는 극히 적다. 또한 제2경추와 제3경추 사이에 추간판증이 일어나면 후두통이 생긴다. 약 1/3의 환자에게 저린감이 처음부터 나타나고, 그밖에는 도중에 일어난다. 신경(神經) 중에는 요골(橈骨)신경, 정중(正中)신경에 강하게 나타나고 척골(尺骨)

신경에는 저린감이 적다.

지각(知覺) 둔마(鈍麻)는 제2경추와 제3경추 사이면 목줄기(頸)의 주위에, 제3경추와 제4경추 사이면 쇄골(鎖骨) 부근에, 제4경추와 제5경추 사이면 상완(上腕)과 전완(前腕)의 외측에 나타나고, 제5경추와 제6경추 사이면 요골(橈骨)신경이 지배하는 엄지손가락[拇指]과 둘째손가락[示指] 사이인 합곡(合谷)혈 부근에, 제6경추와 제7경추 사이면 정중(正中)신경이 지배하는 가운데손가락[中指]에, 제7경추와 제1흉추 사이에는 척골(尺骨)신경이 지배하는 새끼손가락[小指]에 나타난다.

자발통(自發痛)은 환측(患側)으로 목을 선회하거나, 기침 또는 재채기할 때 일어나고, 보통 어깨 결림이 있다. 기침이나 재채기를 할 때 방산통(放散痛)이 있다면 척수(脊髓) 압박 증상이 있다고 여겨진다. 이때는 팔의 부전(不全)마비, 정교한 운동장애, 힘줄이 땅겨서 힘들게 걷는 경성보행(痙性步行), 상하지(上下肢)의 운동장애, 협심증 등이 동반된다.

치료	경추(頸椎)에 가장 큰 압통이 나타나는 점과 그 위·아래 모두 3점에 침뜸이 꼭 필요하다. 천주, 풍지, 견정, 천료, 곡원, 견외유, 견중유, 고황, 천정(天井), 내관, 극문, 합곡, 음극

4) 견비통(肩臂痛)

원인

견관절(肩關節)은 극상근(棘上筋), 극하근(棘下筋), 상완이두근(上腕二頭筋)의 활액포(滑液包) 통과와 뼈에 부착(附着) 상태, 견봉(肩峰)과 상완골(上腕骨) 및 견관절포(肩關節包) 등으로 복잡하기 때문에 관절 주위에 염증과 조직의 변성(變性)이 일어나기 쉽다.

본질적으로 극상근, 극하근 등이 부착되는 힘줄[腱]이 석회화(石灰化)되거나 석회화(石灰化) 점액포염(粘液包炎), 극상근, 극하근 등이 부착되는 상완골대결절(上腕骨大結節)에 부착된 부위에 생긴 변성(變性), 상완이두근(上腕二頭筋) 건초염(腱鞘炎), 견관절포염(肩關節包炎), 상지(上肢)의 외상(外傷)으로 인한 교감신경(交感神經) 장애가 원인이다. 그 외에 유선염(乳腺炎) 및 내장 질환에 의한 수술 뒤 혹은 내장질환에 의해 신체의 기능이 약해졌을 때 견비통이 일어나기 쉽다.

증상

① 외견상으로 견관절에는 아무 변화도 없어 보이는 게 보통이다. 급성 증상을 나타내는 경우는 견관절에 열감(熱感)이 있고 부어오른다.

② 상지(上肢)를 들어올리거나 돌리는 운동을 할 때 견관절에 동통을 일으키므로, 거상(擧上) 장애와 뒤로 돌리지 못하는 경우가 가장 많다. 대개 처음에는 견관절, 삼각근에 중압감, 한냉(寒冷) 그밖에 지각(知覺) 이상, 둔통(鈍痛), 어깨 결림 증상이 나타나는데 병이 진전되면 정도가 심해져 운동장애가 일어난다.

③ 자발통(自發痛)을 호소하는 경우도 많다. 특히 야간의 자발통인데 야간 또는 아침에 견관절을 중심으로 나른한 듯하고 팔을 어떻게 하기도 곤란하고 무어라 비유할 수 없는 통증이 있을 때가 많다. 때로 냉감(冷感)이 있고 욱신욱신한 통증도 있다.

④ 상지를 어느 범위 이상으로 움직이면 통증이 견관절 주위만이 아니고 상완에서 주관절(肘關節) 때로는 전완(前腕)까지도 방산(放散)하거나, 견배부(肩背部)까지도 방산하는 경우가 있다. 또한 야간 자발통으로 견관절에서 멀리까지 방산통(放散痛)이 있는 경우가 적지 않다.

⑤ 견관절 전면에 압통이 두드러진다. 이어서 견봉(肩峰) 아래에서 삼각근의 전외측(前外側)에 강하게 나타난다. 등 쪽에는 견갑극(肩胛棘) 중앙의 아래쪽 부위인 천종(天宗)혈에 강하게 나타나는 경우가 많다. 또 견갑간(肩胛間) 부위에 압통이 있는 경우가 적지 않다.

⑥ 각종 내장 질환으로 체력이 쇠퇴하거나, 내장 그밖의 수술 뒤에 체력이 감퇴해 견비통이 생기는 경우도 많다. 특히 악성종양 수술 뒤에는 견비통이 일어나기 쉽다. 또 상지의 골절(骨折)이나 외상(外傷)도 요인이 된다.

증상에 의한 분류

① 외측형(外側型)－대장경형(大腸經型). 상지의 거상(擧上) 장애가 가장 강하고 동통이 견관절과 삼각근에 비교적 집중된다.

② 전측형(前側型)－폐경형(肺經型). 상지를 안쪽으로 또는 뒤쪽으로 돌리지 못하는 운동장애가 가장 강하고 동통이 견관절 앞쪽에 뚜렷하다.

③ 후측형(後側型)－삼초, 소장경형(三焦, 小腸經型). 움직일 때 견관절 뒤쪽에 동통이 있다. 후측형은 외측형, 전측형과 합병해 나타나는 경우가 많다.

④ 혼합형(混合型)－모든 운동에 동통이 전반적으로 느껴지는데, 전측형과 외측형의
합병이 가장 많다.

치료	① 기본형: 운문, 견쇄관절하 함요부, 견우, 노유(臑兪), 천종(天宗), 신주, 천료, 곡지 ② 전측형: 천천(天泉), 천부(天府), 협백(俠白), 중부(中府). ③ 외측형: 견료, 비노(臂臑), 고황, 삼각근의 압통점 ④ 후측형: 견료, 견정(肩貞), 비노, 노회(臑會), 고황

5) 흉통(胸痛)

흉통(胸痛)은 부위별, 원질환별 등으로 분류하는데 다음 3부류로 나누면 이해하기
쉽다. 첫째 늑간신경통(肋間神經痛), 둘째 늑간신경(肋間神經)이 지배하는 영역의 흉
통으로 근통(筋痛), 골통(骨痛), 늑막통(肋膜痛), 심낭통(心囊痛), 횡격막통(橫隔膜痛)
등이며, 셋째 늑간신경이 지배하지 않는 영역의 흉통으로 심(心), 대혈관(大血管), 폐
(肺), 기관지(氣管支), 복강(腹腔) 장기(臟器) 등의 질환으로 인한 통증이다.

(1) 늑간신경통(肋間神經痛)

특발성(特發性) 늑간신경통

지각신경을 따라 달리는 발작성 통증이다. 지각 중에 아픔을 느끼는 통각(痛覺)만
이 자극되는데, 그 외의 얕은 지각지(知覺枝)에는 이상이 없으나 운동장애가 따른다.
앓기 쉬운 신경(神經)은 제5에서 제9늑간 신경까지이고 대부분 편측(偏側)이다. 찌르
는 듯한 통증, 자르는 듯한 통증, 뜨겁게 타는 듯한 날카로운 통증이 많다. 때로는
둔통(鈍痛)이 지속되기도 한다. 압통점은 천통피지(穿通皮枝)의 출구인 중액하선(中
腋下線) 또는 전액하선(前腋下線)과 흉골(胸骨) 양측 3cm 선상의 늑골(肋骨)하연(下
緣), 후지(後枝)의 출구인 척주(脊柱) 양측 3cm 선상에 나타난다.

치료	각 압통점이 주요점이다. 등부위의 압통점은 깊이 3~5cm로 직자(直刺). 액하선(腋下 線) 압통점은 늑골하연(肋骨下緣)을 따라 통증이 방산하는 방향으로 1cm 정도 사자 (斜刺). 흉골 압통점은 1cm 정도 직자(直刺). 측흉부, 전흉부에 통증이 있을 때는 극 문(郄門), 곡지(曲池)혈에 자침한다.

증후성(症候性) 늑간신경통

척수(脊髓)신경의 후근(後根)에서 가장 말초(末梢)의 수용기(受容器)까지 사이에 감염, 비타민 결핍, 영양장애, 대사장애, 중독, 종양 등의 원인으로 이상이 생겨 신경통 같은 증상이 나타난다. 그 중에서 발생 빈도도 높고 동통이 심한 것은 대상포진(帶狀疱疹)을 동반한 신경염(神經炎)이다.

대상포진 일종의 수두(水痘) 감염증(感染症)이다. 흉척수(胸脊髓) 영역의 후근 및 후신경절(後神經節)을 침입해 그 지배영역의 피부에 신경이 주행(走行)하는데 따라 대상(帶狀)의 포진(疱疹)을 일으키고 동시에 심한 신경통을 동반한다. 포진은 2주 정도로 치유되는데 뒤에 반흔(瘢痕), 피부 착색이 남고 헤르페스(Herpes) 후 신경통을 속발하는 경우가 있다. 원인은 대개 바이러스이다. 그 외에 화학물질, 물리적 자극(엑스선, 고열, 한냉 등), 척수 근접 부위 질환 등도 있다. 최근에는 악성종양 환자에게 발병되므로 대상포진을 진찰할 때는 악성종양의 유무에 주의한다. 통증은 처음에는 간헐적이다가 나중에는 지속적으로 찌르는 듯하고 얼얼한 대상(帶狀)의 통증이 있다. 잘 나타나는 부위는 흉부, 복부로 편측(偏側)에 발진한다. 발병은 대개 늑간신경통이 먼저 나타나는데, 때로는 발진에 앞서 발열, 권태감, 위장장애 등이 나타나는 경우가 있다.

치료	새로 나온 포진구(疱疹丘)를 3~5점 골라 뜸을 사상구(絲狀灸)로 5~7장 한다. 침은 수두 부위를 피해 포진 주위를 3cm 간격으로 자침(刺鍼)한다.

(2) 늑간신경 지배영역에서 흉통

근통(筋痛)

근육의 과로에 의한 통증, 세균성, 바이러스성 감염, 한냉, 습기 등에 의한 스트레스, 그 외에 대사(代謝), 내분비, 순환장애 요인으로 생기는 결합직염증후군(結合織炎症候群)이 있다. 팔, 어깨를 지나치게 사용하면 흉통이 생긴다. 전흉부, 측흉부에 나른한 감, 때로는 찌르는 듯한 감이 있다.

치료	동통부에 침을 얕게 천자(淺刺)하고 동시에 목줄기[頸部]에 압통, 경결이 있는 부위에도 자침한다.

대흉근통(大胸筋痛)

통증은 흉골 측연(側緣)에서 널리 퍼지기 시작해 환측(患側)의 어깨를 향해 상외방으로 방산한다. 압통은 제3늑골궁[中府穴의 아래]과 제5늑골궁의 외측이 가장 두드러진다.

치료	제3늑골궁, 제5늑골궁의 외측에 경결, 압통이 가장 두드러진 점에 자침한다. 그 외에 기호(氣戶), 고방(庫房), 보랑(步廊), 신봉(神封), 영허(靈墟), 신장(神藏), 욱중(彧中)

늑간근통(肋間筋痛)

잠자리에서 급히 돌아눕거나, 갑자기 강한 기침을 하거나, 보행 중에 다리를 헛디뎠을 때 늑간근의 일부가 늑골의 부착 부위에서 벌어져 가벼운 출혈이 생기고 근이 경직하고 통증이 생긴다. 심호흡을 하면 아프다. 들숨 때 통증은 외늑간근, 날숨 때 통증은 내늑간근이다. 압통부는 비교적 정확히 찾을 수 있다.

치료	가장 압통이 심한 부위에 자침(刺鍼)한 후 뜸한다.

6) 배통(背痛)

등 부위의 통증에는 변성(變性)된 흉경추(胸頸椎) 및 그 주위의 연부(軟部)조직에 특히 근육성의 동통이 있고, 또는 내장(內臟)에서 오는 반사성(反射性) 동통이 있다. 단순히 등 부위의 변화뿐만 아니라 경(頸), 상지(上肢), 요(腰) 등의 이상(異常)에 의한 통증도 있으니 주의해야 한다.

(1) 배부근(背部筋) 근막염(筋膜炎)

급성의 경직성(硬直性) 경통(頸痛)

보통 잠을 잘못 자서 생기는 등 부위의 통증을 말한다. 목과 등 부위에 혈행(血行)의 장애가 있는 곳에 급격한 동작을 가하면 근육이 과긴장을 일으켜 부근의 말초지각신경이 자극되고 그 때문에 통증이 일어난다. 잠자리에서 일어날 때 목에서 어깨에 걸쳐 찌르는 듯, 타는 듯한 심한 통증이 일어나고 뒤에도 계속되는 경우가 많다.

치료	통증이 일어나는 부위에 자침(刺鍼)하는 것이 가장 효과가 있다. 천정(天井), 사독(四瀆), 천주, 풍지, 견정(肩井), 풍문, 곡지, 천료, 곡원(曲垣), 견중유

만성의 척근통(脊筋痛)

　　어깨 결림이라 불리는데, 견배부(肩背部)의 둔통(鈍痛)이다. 같은 자세로 장시간 있거나 상지(上肢)를 너무 많이 운동하거나 해서 생기기도 하고 정신적인 긴장이 요인이 되기도 한다. 통증은 갑자기 경부(頸部)나 상지(上肢)를 운동하면 심해지는데, 반대로 가벼운 운동을 천천히 계속하면 근(筋)의 긴장이 이완되어 통증과 결림이 경감된다.

치료	육체적·정신적 피로에 대해서는 안정이 필요하다. 경부에는 천주, 풍지, 경추(頸椎) 양측의 압통점, 견배부에는 견정(肩井), 견중유, 대저, 고황, 의희(譩譆), 간유, 신유, 대장유, 소장유. 사지(四肢)에는 수삼리, 양릉천. 경부, 요부(腰部), 상지의 압통·경결 부위는 중요한 치료점이다.

(2) 흉추(胸椎)의 변성에 의한 배통(背痛)

소년기의 척추후만증(脊椎後彎症)

　　12~16살의 남자에게 잘 일어난다. 제6흉추에서 제10흉추에 많이 생기는데, 처음 증상은 배부(背部)와 양측 하지(下肢)에 피로감이 있거나 동통이 나타난다. 이런 증상은 7~8세 무렵에 호소하는 경우도 있는데, 비교적 넓게 고타통(叩打痛)[2]이 있다. 한 국소 부위에 고타통을 호소하는 카리에스와 구별해야 한다.

강직성(强直性) 척추관절증(脊椎關節痛)

　　배부(背部)에서 계륵부(季肋部)에 압통이 있다고 호소한다. 추간관절(椎間關節)의 염증으로 관절이 점점 강직되고 유착(癒着)되어 추체(椎體) 후부(後部)가 한 개의 뼈와 같이 된다. 여성보다 남성에게 많고 20~40대에 발병하는 경우가 많다. 천장관절(薦腸關節)에 먼저 생기고 요추, 흉추 순으로 생긴다. 류머티스성과 같이 심한 통증이 일어나기도 하는데, 보통은 압박성의 통증이 널리 척주(脊柱)를 중심으로 나타나고 병세가 진전됨에 따라 등이 둥글게 되어간다.

(3) 척추과민증(脊椎過敏症)

　　모든 신경계통(神經系統)이 과민해져 일어난다. 히스테리, 외상성(外傷性) 노이로

---

[2] 톡톡 치면 통증이 감지되는 통증.

제와 함께 일어난 경우가 많다. 특히 신경을 많이 쓰는 직장여성에게 많다. 자발통(自發痛)과 고타통을 호소하는 부위는 제4흉추에서 제7흉추 사이인데 특히 제5흉추와 제6흉추 부위이다. 자발통은 강하지 않으나 고타통은 술자도 놀랄 정도로 강하다. 늘 두통, 어깨 결림을 호소한다. 노인성(老人性) 변형성척추증(變形性脊椎症)은 고령자에게 나타나는 노화현상의 하나이다. 4, 50대에서 이러한 변화가 일어난다. 아침에 잠자리에서 일어날 때 아프고, 활동하면 통증이 가벼워진다. 때론 늑간신경통을 호소하는 경우도 있다.

치료	국소 치료는 동통 부위 주변에 압통·경결이 있는 점이 중요하다. 척주의 극돌기 사이와 그 양측 1.5cm에 유침(留鍼)한다. 흉추의 고타통이 가장 강한 부위에는 뜸도 함께 한다. 경부와 요부에 압통이 있다면 같이 치료한다. 전체 치료는 신주(身柱), 영대(靈臺), 근축(筋縮), 전중(膻中), 거궐(巨闕), 불용(不容), 양문(梁門) 등에서 압통이 뚜렷한 경혈을 쓴다.

(4) 견관절(肩關節) 및 상완근의 장애에 의한 배통

견비통, 변형성 견관절통이나 삼각근 등의 상완근 질환에서도 배통이 동반되는 경우가 있다. 견관절이 고정되면 상지를 운동할 때에 견갑골(肩胛骨)의 내·외전(內外轉) 이동이 뚜렷해져 상배부(上背部)와 견갑간부(肩胛間部)에 견인성(牽引性) 통증이 생긴다. 그 경우 관절 주위의 근육은 반사성(反射性) 구축(拘縮)이 일어나 각 근(筋)의 부착 부위 가까이에 압통·경결이 나타난다.

치료	견중유, 의희(譩譆), 신당(神堂), 풍문, 노유, 견정(肩貞), 천료, 천종(天宗), 병풍, 곡원, 양로

7) 좌골신경통(坐骨神經痛)

좌골신경통에는 일상의 작업이 가능한 가벼운 경우도 있지만 보행이나 동작이 크게 침해되고 때로는 안정하고 있어도 동통이 심해 잠을 이루지 못할 정도인 경우도 있다. 좌골신경통의 통증은 지속적이고 아침 5시부터 8시 무렵까지와 저녁에 피로할 무렵에 통증이 증가하는 게 보통이다.

좌골신경통의 병상(病狀)을 검사할 때 제일 문제가 되는 것이 자발통(自發痛)—환자가 발병된 것을 알아챈 반응—이다. 자발통을 호소하는 부위는 둔부(臀部)가 가장 많고, 다음으로 대퇴후측부(大腿後側部), 그리고 요부(腰部), 하퇴후측(下腿後側), 하퇴외측(下腿外側)의 순이다.

신경통(神經痛)으로써 나타내는 병상(病狀)은 압통점이다. 압통점은 신경의 주행에 따라 나타나는데, 극심한 통증을 호소할 때는 신경의 바로 위에서 압통점을 찾을 수 있지만, 만성화된 경우나 수년간 재발을 되풀이하는 경우에는 자발통은 있으나 압통점을 찾기 힘든 때도 있다. 압통점이 가장 많이 나타나는 부위는 둔부의 중앙[臀壓], 대퇴(大腿) 후면의 중앙[殷門], 비복근(腓腹筋)의 근복(筋腹)이다. 그 다음은 상후장골극(上後腸骨棘)의 외측, 둔부의 외상방(外胞肓), 비복근 근복의 아래[飛陽], 하퇴(下腿) 전면의 상방[三里]이다.

덧붙여 좌골신경통에 독특한 병상(病狀)이 있는데, 첫째 좌골신경을 신전(伸展)시키는 운동을 하면 신경에 견인(牽引) 자극이 가해져 통증이 증가하는 것이다. 환자를 드러눕게 하고 무릎을 뻗은 채로 다리를 들어올리게 하면 통증이 심할수록 다리를 많이 들어올리지 못한다. 둘째는 좌골신경의 분포 영역에 흔히 지각의 둔마(鈍痲)가 나타난다. 감각의 이상은 발[足] 부위에 많이 나타나는데, 이 지각 둔마가 나타나는 부위에 따라 어느 정도 병변(病變)이 생긴 요추 부위를 추측할 수 있다. 지각 장애가 발등의 새끼발가락 쪽부터 하퇴(下腿) 외측에 있다면 제5요추와 선골(仙骨) 사이이고, 발등의 엄지발가락 쪽에서 하퇴(下腿) 전외측에 있으면 제4와 제5요추 사이이고, 하퇴(下腿) 전내측에 있으면 제3과 제4요추 사이에 원인이 있는 것이다.

좌골신경통은 자발통과 압통점이 나타나는 부위에 따라 다섯 가지로 분류한다. 즉 하지(下肢) 후면의 방광경(膀胱經)을 따라 나타나는 것을 후측형(後側型), 후측형과 동시에 하퇴 전면(前面)의 위경(胃經)을 따라 나타나는 것을 전측형(前側型)이라 하고, 후측과 동시에 하퇴 외측의 담경(膽經)을 따라 나타나는 것을 외측형(外側型), 세 가지 형이 합해 나타나는 것을 혼합형(混合型), 통증 부위에 관계없이 발 또는 하퇴에 지각 둔마가 나타나는 것을 기질형(器質型)이라 한다.

치료	압통이 강하게 나타나는 요추의 위·아래 합해 3점이며, 신유, 대장유, 둔압,[3] 상포황,[4] 외포황,[5] 은문, 삼리, 외승근[6]을 쓴다. 외측형, 혼합형, 기질형에는 부양(附陽), 외구(外丘)를 더한다.

---

3) 둔압점을 간단히 둔압(臀壓)이라고 부른다. 그 부위는 상후장골극(上後腸骨棘)의 외하연과 대퇴골(大腿骨) 대전자(大轉子)의 내상연을 잇는 중간이다. 취혈은 엎드린 자세로 하고, 대전자의 내상연에 가점을 하고 상포황과 중간에 취한다.

8) 관절통(關節痛)

(1) 슬관절통(膝關節痛)

관절통 가운데 가장 많다. 슬관절통에서는 류머티스성 슬관절통이 가장 많고 다음으로 노인성 슬관절통, 변형성 슬관절통이 많다. 그 외에 외상성으로서 내측의 반월판(半月板) 손상, 내측의 인대(靭帶) 장해 등이 있다.

증상은 종창(腫脹), 동통(疼痛), 운동제한을 들 수 있다. 종창은 많은 경우에 나타나는데, 급성류머티스성을 빼고는 그만큼 뚜렷하지 않다. 류머티스성은 관절 전체에 보여진다. 외상성의 것은 국한되어 나타난다. 동통은 자발통과 압통이 있다. 염증(炎症)이 심한 것은 자발통이다. 압통은 모든 슬관절통에 나타난다. 또한 중요한 것은 운동통이다. 운동할 때에 한해서 동통이 나타난다.

운동제한은 굴곡, 신전, 내선, 외선에 장애가 일어난다. 또 인대의 과긴장이나 근의 긴장과 위축 등의 장애도 주목해야 한다.

치료	슬관절 주위의 근(筋)과 건(腱)의 부착 부위에 나타나는 압통점이 치료점이다. 슬개골의 하부인 외슬안과 내슬안에 관절 중심을 향해 3~4cm 정도 자입(刺入)한다. 관절내의 종창 치료에 큰 효과가 있다. 내측 반월판 및 인대의 손상에 의한 것은 슬관절 내측의 압통부인 혈해, 곡천, 음곡, 슬관에 침이나 뜸을 한다.

(2) 완관절통(腕關節痛)

완관절의 동통이 가장 많은 것은 류머티스성이다. 이것은 슬관절통 다음으로 발병 빈도가 높다. 진단은 다른 관절에 같은 변화가 있는지를 보아야 한다. 완관절에만 병이 생기는 일은 거의 없기 때문이다. 또 이 부위는 변형성 관절통도 잘 일어나는데,

---

4) 상포황(上胞肓)은 둔부(臀部)의 상후장골극(上後腸骨棘)의 외측 가장자리에 정한다. 취혈은 엎드린 자세로 장골릉(腸骨稜)을 내하방으로 만져가면 선골(仙骨)과 사이를 두고 내려가는데 선골(仙骨)의 위쪽에서 1/3 정도의 곳에서 끝이 난다. 여기가 상후장골극(上後腸骨棘)인데 그 외측 아래 가장자리에 취혈한다.

5) 외포황(外胞肓)은 상후장골극(上後腸骨棘) 외하연의 외방 약 6cm 그 상방 1cm에 위치한다. 취혈은 엎드린 자세로 하고, 상포황과 둔압을 정하고 그 두 점을 밑변으로 하는 정삼각형을 외상방에 그리고 그 정점에 취혈한다.

6) 외승근(外承筋)은 슬와(膝窩) 중앙(委中)과 발뒤축의 하부 사이에 상방 약 1/3이고, 외방으로 1~2cm 부위이다. 취혈은 엎드린 자세로 하고, 하퇴(下腿) 후면 정중선상(承筋)의 외방 1~2cm, 근육이 단단하고 압통이 있는 곳을 취혈한다.

이것은 서서히 관절이 변형되고 운동통이 있지만 종창이 뚜렷하지 않은 것이 류머티스성과 다른 점이다. 그 외에 잘 나타나는 것은 손목의 요골경상돌기(橈骨莖狀突起)의 조금 위쪽 건막(腱膜)에 일어나는 통증이다. 손목을 지나치게 반복해서 운동시켜 염증이 생긴 것이다.

치료	류머티스성 관절염의 발적(發赤), 종창(腫脹)이 심한 환부에는 침뜸을 피하는 게 좋다. 양계, 양지, 신문. 손목의 건초염은 압통점에 침하고 뜸한다.

(3) 수지관절통(手指關節痛)

수관절(手關節)의 손바닥 쪽에 수근횡인대(手筋橫靭帶)가 종창(腫脹)해 정중(正中)신경을 압박하기 때문에 통증이 일어난다. 인대가 건막에 유착한 경우는 수술을 필요로 한다. 다음으로는 중수지관절통(中手指關節痛)의 엄지 혹은 중지, 시지(示指)의 굴근(屈筋)에 협착성(狹窄性)의 건초염(腱鞘炎)이다. 손가락을 굴곡했다가 펴려면 통증이 일어난다. 그 외는 지절관절(指節關節)에 일어나는 류머티스성 염증인데 중절(中節)이나 말절(末節)에 생긴다.

치료	후계에서 합곡을 향해 자침(刺鍼), 또는 제4중수골(中手骨) 골간(骨間)에서 손바닥을 향해 자침한다. 중수지관절통의 손바닥 쪽에 압통이 나타나면 그 부위에 자침하고 뜸한다. 중수골(中手骨)에 나타나는 류머티스성 염증에는 지골간(指骨間) 자침, 중절 또는 말절의 관절부 측면에 횡자(橫刺), 정(井)혈의 사혈(瀉血)도 효과가 있다.

9) 요통(腰痛)

요통은 허리에 통증이 있는 증상인데, 통증의 원인이 확실한 때는 병명이 붙여지고 확실하지 않으면 단순히 요통증으로 다룬다. 요통은 요추와 그것을 둘러싼 근육이나 건(腱) 등의 연부조직(軟部組織)의 변화가 통증을 일으키는 원인이 된다. 그러나 허리에 직접 장애가 없어도 다른 장기에 이상이 있으면 반사성(反射性) 요통이 일어나는 경우도 있다. 요통을 진찰할 때는 어떤 동기로 통증이 일어났고, 언제부터 아프게 되었고, 어떤 동작에서 아픈가를 잘 헤아려야 한다. 그리고 촉진(觸診)을 할 때는 처음에는 가볍게 만져 피부의 지각 이상이나 근의 긴장 상태를 본다.

촉진을 하는 순서는 먼저 척주(脊柱)에서 시작하는데, 요추의 극돌기 요철(凹凸), 극돌기 사이의 간격 상태, 전체의 비틀어짐, 척주의 과민점이나 압통 등을 보면 어느 요추에 이상이 있는지 짐작할 수 있다. 척주의 촉진이 끝나면 척주 양방의 압통·경결을 찾아본다. 척추 양방의 압통·경결은 좌우를 비교한다. 특히 제2요추와 제3요추의 양방에서 지실(志室)혈 부근의 상하, 선골(仙骨) 주변, 둔부 등의 압통이나 경결을 자세히 살펴본다.

요통의 정도

① 경증(輕症)─바지를 입고 벗기가 부자유스럽다. 보행 중에 때때로 멈춰 선다. 작업을 할 수 없다. 작업을 할 수 있다해도 저녁이면 아프다. 일상생활에 지장은 없는데 아침에 일어날 때 조금 아프다.

② 중등증(中等症)─벽을 짚고 실내에서만 걸을 수 있다. 지팡이를 짚으면 실외로 나갈 수 있다.

③ 중증(重症)─혼자서 몸을 뒤치지 못하고 앉을 수도 일어날 수도 없다. 무엇을 쥐고 서야 겨우 설 수 있지만 걸을 수 없다.

요통의 치료법

격통(激痛)이 있는 요통

돌발적으로 오는 격렬한 요통　　추간판 헤르니아, 근육, 근막증이 대부분이다. 대개 가벼운 것을 들어올릴 때 급히 통증이 오는 경우가 많은데 재발이 되풀이된다. 처음에는 요부 전체에 통증을 느끼나 몇 시간 뒤에는 요선부(腰仙部)에만 나타난다. 추간판 헤르니아의 대부분은 제4요추와 제5요추 사이, 제5요추와 제1선추 사이로 70%를 차지한다. 대개 7~10일 정도로 자연히 통증은 가벼워지는데 다시 움직여 일을 하면 재발하여 또 움직이지 못하는 경우도 있다.

치료	추간판 헤르니아는 제4와 제5요추극돌기 사이 또는 제5요추와 제1선추극돌기 사이에 압통이나 지각 과민이 있는 곳을 치료점으로 한다. 대장유, 신유, 지실의 압통점에도 자침(刺鍼)하고 뜸을 한다. 좌골신경의 영역에 방산통이 있으면 둔압점, 승부, 은문, 위중, 승산에 자침한다. 환측의 중봉, 태충, 족임읍에 압통이 있는지 검사해 압통이 있으면 자침한다. 특히 중봉혈은 중요한데 여기에 자침하는 것만으로도 통증이 가벼워지는 경우가 많다.

근이나 근막성의 요통　　물건을 들어올릴 때나 몸을 돌리다가 급히 격통을 일으켜 움직이지

못하는 경우가 많다. 처음에는 허리 전체가 아프고, 재채기나 기침을 하면 심해진다. 가만히 있다가 몸을 움직이면 경련 같은 발작성의 통증이 심하게 느껴진다. 비교적 젊은층 또는 중년에 많은데, 동작 처음에 격렬한 통증이 조금 움직이면 편해지는 것이 많다.

치료	표층(表層)의 근육·근막 등에 장애가 있으면 압통이 뚜렷하므로 그 압통점에 자침하고, 심층(深層)의 근육·근막일 때는 확인하기 어려우므로 아프게 되는 동작을 시킨 다음 통증을 일으키는 점을 포착하여 자침한다. 압통 부위는 제3요추 횡돌기 외단의 지실혈을 중심으로 나오는 경우가 많다. 치료점은 지실, 황문, 위창, 대장유, 대맥, 장문, 기해, 관원을 쓴다. 요부만이 아니고 배부의 간유·담유에도 압통이 있는 경우도 있고, 다리의 양릉천, 족임읍 등에도 압통이 있으면 치료점으로 한다. 뜸은 최대 압통점에 다장구(多壯灸)를 하기도 한다.

서서히 오는 격렬한 요통 척추카리에스와 암의 전이에 의한 것이 있다. 이런 경우는 통증이 심한 부위에 자침하거나 뜸을 하여 통증을 완화시킬 수는 있으나 근본적으로 통증을 없애는 것은 무리이다.

운동에 따르는 요통

변형성(變形性) 척추증(脊椎症) 움직이기 시작한 처음에 아픈데, 계속 일하다보면 어느 정도 좋아지고, 피로해지면 통증이 강해지는 것이 특징이다. 중년 이후 특히 농부나 노동자에 대부분 나타나는 요통이다. 뼈가 증식하는 것이 원인인데 골극(骨棘)이 발달해 추체(椎體)끼리 연결되는 경우도 있다.

치료	양관, 신유, 대장유, 지실 등 압통점에 자침. 방산통이 있을 때는 둔부와 하지의 압통이 있는 경혈에 자침.

척추분리증(脊椎分離症), 척추(脊椎)미끄럼증 극히 소수밖에 보이지 않는데, 척추골의 이반(離反)으로 약해져 있는 것이므로 지나치게 작업이 반복되거나 외상 등으로 통증이 일어난다. 통증은 가벼우므로 괴롭지는 않은데, 강해지면 좌골신경통의 증상을 호소한다.

둔통(鈍痛)이 있는 요통

작업을 할 수 없을 정도는 아니지만 둔통이 있고 고통을 호소하는 경우도 많다. 낮에는 괜찮다가 자려고 하면 아프고 밤중에 통증 때문에 잠이 깨는 경우도 있고, 이와 반대로 잘 때는 괜찮은데 아침에 일어나면 당분간 동작을 원활하게 할 수 없는 경우도 있다. 고령자나 갱년기 부인, 척추변형증으로 근(筋)이 약해져 있을 때 많이 나타난다. 통증은 일반적으로 한냉, 습기, 우천 등에 좌우되어 비오기 전날에 통증이 있는 경우가 많다. 치료는 뜸 치료를 주로 한다. 변형 척추증 치료와 비슷하다

3. 증상별 표치·본치법(標治本治法)

울병(鬱病)

울병은 우울(憂鬱)해지는 병인데, 조(躁)병과 되풀이되어 나오는 경우도 있다. 울병은 기분이 안정되지 않고 슬퍼지고 감정이 없어진다. 열등감이 강해지고 늘 불만으로 절망감을 지니고 자신을 쓸모 없는 사람이라고 생각한다. 신체적으로는 위장(胃腸)의 상태가 나빠지고, 식욕이 떨어지고, 변비, 불면증을 호소하게 되고, 성욕은 감퇴하고 여성의 경우에는 월경불순 증상도 나타난다.

치료는 우선 머리의 혈액 순환을 좋게 하기 위해 영양을 충분히 보내지 않으면 안 된다. 뇌는 산소를 많이 소비하므로 폐에서 흡수된 산소가 잘 운반되도록 백회(百會), 천주(天柱)에 뜸하여 뇌에 혈액 순환을 좋게 한다. 그리고 영양상태를 좋게 하기 위해 중완(中脘), 관원(關元), 족삼리(足三里)에 뜸한다. 위경(胃經)의 해계(解谿) 혈은 기분의 우울을 없애주는 혈(穴)이다. 치료는 장기간 해야 되는데, 오래 계속하면 자꾸 기분이 좋아진다. 또 산소를 많이 취하기 위해서는 심호흡을 많이 할 필요가 있다.

불면증(不眠症)

불면증의 원인은 여러 가지이므로 그 원인을 찾아 치료해야 한다. 현재는 대개 정신안정제, 수면제를 쓰고 있는데 약을 먹은 날은 잠이 와도 다음날은 역시 잠이 안 온다. 일시적인 효과를 기대하는 것일 뿐이다. 불면증은 대개 간경(肝經)이 흥분해서 일어나는 것이다. 그런 까닭에 간경의 흥분을 억제하기 위해서 머리 정상의 백회(百會), 간경의 억제점인 행간(行間)에 뜸 5장을 하면 원인이 수습되어 잘 자게 된다.

한편, 간의 모혈(募穴)인 기문(期門), 간의 기가 흘러드는 간유(肝兪), 머리로 치오른 기를 끌어내리는 족삼리(足三里), 정신을 진정시키는 신주(身柱) 등이 기본적인 치료점이다. 백회(百會)를 치료하면 머리 전반의 혈액순환이 좋아질 뿐만 아니라 백회에는 간경(肝經)이 지나므로 간경을 억제하는 작용이 있다.

엄지발가락에 무거운 것을 떨어뜨려 타박상을 입은 사람이 밤에 잠을 자지 못하는 것은 역시 간경이 영향을 받았기 때문이다. 이런 경우의 불면증은 2, 3일에 치료가 된다. 장기간의 불면증인 사람은 적어도 20일 정도 치료할 필요가 있다.

두통(頭痛)

관자놀이 두통은 현리(懸釐), 머리 전체가 아플 때나 무거울 때는 백회(百會)가 좋고, 뒷머리가 아플 때는 천주(天柱)로 치료한다. 두통이 있을 때는 목이나 어깨가 뻐근하므로 천주나 견정(肩井)을 더하면 좋다. 합곡(合谷)은 머리와 얼굴 전체에 좋은 효과가 있다. 두통의 원인은 많지만 그 원인에 상관없이 합곡을 자극하면 두통이 사라져 편안해진다. 물론 원인을 밝혀내어 치료할 필요가 있다.

편두통(偏頭痛)은 유전적인 신경 소질이 강하기 때문에 여성에게 많고 간질(癎疾)과도 관계가 깊다. 편두통은 한쪽의 아픈 곳에서 압통점을 찾아 자극해도 효과적이다. 앞머리의 두통과 머리로 피가 몰려 올라 뇌 속에 충혈이 있으면 족삼리(足三里), 강한 두통일 때는 도도(陶道)에 다장구(多壯灸)를 한다.

울화(鬱火)

간(肝)의 기(氣)가 지나치게 오르면 흥분해 소리치며 화를 낸다. 간경(肝經)이 지나며 정신을 진정시키는 백회(百會), 간의 기가 모여드는 모혈(募穴)인 기문(期門), 간의 흥분을 억제하는 행간(行間), 간의 기가 흘러드는 간유(肝兪)가 치료점이다. 약 10일에서 1개월 사이에 울화가 치료된다.

간질(癎疾)

갑자기 졸도하고 몸이 빳빳해지고 입에서 거품을 내뿜는다. 간질은 좀처럼 치료되지 않는 병이라고 하는데, 일반적으로 항간제를 복용한다. 매일같이 발작을 일으키는 사람도 있고, 일주일에 한 번 정도, 한 달에 한 번 정도, 일년에 한 번 정도밖에 일어나지 않는 사람도 있다. 그러나 치료되는 일수는 대체로 비슷한 편이다.

홍분이 되거나 직사광선을 받거나 여러 사람이 우글거리는 곳이나 불 앞에 있거나 낮에 발작하기 쉬운 양증(陽症)의 간질은 방광경(膀胱經)의 이상이다. 방광경의 경혈인 속골(束骨), 천주(天柱), 방광의 기가 흘러드는 방광유(膀胱兪), 방광의 기가 모이는 중극(中極) 등이 치료점이다. 그런데 이 치료점에 뜸을 하면 처음에는 오히려 발작이 많아진다. 이것은 뜸의 뜨거운 열감 때문이거나 자극을 주는 곳과 발작을 일으키는 중추가 신경으로 연결되어 있기 때문이므로 아주 반응이 없는 사람보다도 오히려 간질 발작이 많아지는 사람 쪽이 치료율이 높다.

백회(百會)로 뇌의 혈액 순환을 좋게 하고, 간유(肝兪), 비유(脾兪), 신유(腎兪)로 장(臟)을 다스린다.

기억력 감퇴

기억력(記憶力) 감퇴와 건망증(健忘症)은 다르다. 기억력 감퇴는 점점 사물을 기억하는 힘이 약해지는 것이고, 건망은 이제까지 기억했던 것을 잊어버리는 것이다. 신(腎)의 경락(經絡)이 허(虛)할 때, 신장의 기능이 저하될 때에 기억력도 저하된다. 부신(副腎)을 함께 묶어 신장(腎臟)이라고 하는데, 부신의 기능이 떨어지는 경우 신체가 피로하기 쉽고, 끈기가 없고, 정력 감퇴, 기억력 감퇴, 다리 허리가 냉해지는 증상이 나타난다. 이러한 증상은 연계되어 있으므로 정력이 감퇴되는 사람은 기억력이 약하고 피로하기 쉬워진다. 기억력 감퇴를 치료하기 위해서는 신경(腎經)의 허(虛)를 치료해야 한다. 신경을 보(補)하는 다리의 복류(復溜), 부신의 기능을 강하게 하기 위해 지실(志室), 머리의 혈액순환을 위해 백회(百會)와 족삼리(足三里)에 뜸한다. 또 천주(天柱)도 후두부(後頭部)에서 머리 정상을 지나므로 이것도 치료점으로 한다. 이들 경혈은 건망(健忘), 기억 상실에도 효과가 있다.

기억력이라는 정신 현상은 대뇌를 사용하고, 대뇌는 산소를 많이 소비하기 때문에 늘 심호흡을 해 혈액 중에 산소를 보낼 필요가 있다.

적면공포증(赤面恐怖症)

사람 앞에 나서면 상기(上氣)되어 얼굴이 빨개져 화끈거리고 가슴이 두근거리는 것이다. 부끄럽고 두려운 현상인데 정신적으로 민감한 사람에게 나타나는 일종의 가벼운 노이로제 같은 것이다. 안면(顔面) 부교감신경(副交感神經)의 과민이라고 할 수 있으므로, 우선 대뇌를 진정시키기 위해 백회(百會)를 치료한다. 또 신주(身柱)도 척추신경(脊椎神經)을 진정시키는 작용이 있고, 심장의 과민증에 전중(膻中), 손의 합곡(合谷)은 안면 혈관에 분포한 자율신경의 흥분을 조정하는 중요한 경혈이다. 이렇게 상반신의 신경을 조정하고, 상기(上氣)를 예방하기 위해 족삼리(足三里)를 자극하면 차차 과민증(過敏症)이 줄어든다. 아랫배에 힘을 넣으면 혈액이 하복부 쪽으로 내려가 얼굴이 빨개지지 않는다. 그러므로 관원(關元)에 뜸을 해 하복부의 혈액이 안정되면 효과적이다.

안면신경마비(顔面神經痲痺)와 경련(痙攣)

뇌신경의 제7번째 안면신경에 마비가 일어나, 안면신경의 지배를 받는 안면의 근육에 힘이 들어가지 않는 병이다. 상하(上下) 눈꺼풀의 안륜근(眼輪筋) 활동이 극단적으로 나빠져 눈꺼풀을 닫아도 눈이 열려 있는 상태가 되고, 눈이 열린 상태이므로 차차 각막이 건조해진다. 그리고 얼굴이 뒤틀리고 주름도 줄어든다. 끌려 당겨간 쪽이 나빠진 쪽이므로 대체로 눈을 감을 수 없는 쪽이 나쁜 쪽이다.

귀의 뒤쪽 아래 예풍(翳風)혈에서 안면신경(顔面神經)이 나오므로 예풍에 침을 놓는다. 30분 정도 유침(留鍼)한다. 안면의 경련일 때도 역시 예풍에 침을 놓는데, 약 50분에서 1시간 유침한다. 10분이나 20분 정도 하면 반대로 경련이 강해지는데, 30분 정도에 점점 경련이 줄어들고, 40분 정도면 거의 경련이 멈추기 시작한다.

상안검(上眼瞼)에 효과 있는 이문(耳門), 마비로 안검(眼瞼)이 열리지 않는데 양백(陽白), 눈과 상하안검에 효과 있는 동자료(瞳子髎), 하안검에 효과 있는 승읍(承泣), 입의 경련에 효과 있는 지창(地倉), 뺨의 경련에 효과 있는 권료(顴髎), 협거(頰車) 등을 자극하면 빨리 치료된다. 후두부(後頭部)에 경련이 있으면 천주(天柱), 어깨 결림에 견정(肩井)을 더한다.

안정(眼精) 피로

눈이 피로해지면 사물을 볼 때 희미해지고, 눈을 뜨고 있으면 맵고 심해지면 눈물이 나오고 밝은 빛을 볼 수 없는 상태가 된다. 가장 효과 있는 치료 방법은 안와내(眼窩內: 눈구멍 안)의 근육에 침을 놓는 것인데, 눈 주위에는 혈관이 많아 피하출혈을 일으키기 쉬우니 조심해야 한다.

눈은 간(肝)과 가장 관계가 깊다. 눈과 내장과의 관계를 보면, 눈의 안쪽 가장자리는 심(心), 바깥쪽 가장자리는 소장(小腸), 상안검(上眼瞼)은 위(胃), 하안검(下眼瞼)은 비(脾), 동공(瞳孔)은 간, 결막(結膜)은 폐(肺), 초자체(硝子體)와 망막(網膜)은 신(腎), 수정체(水晶體)를 당기는 모양체(毛樣體)는 간에 관계가 있다.

눈 전체로서는 간과 관계가 가장 깊으므로 눈의 병일 때는 간에 관계 있는 경혈, 결막염(結膜炎)일 때는 폐에 관계 있는 경혈, 망막 이상일 때는 신에 관계 깊은 경혈을 사용한다. 내장에 관계가 깊은 경혈이 등(背)에 유혈(俞穴)의 형태로 존재하고 있고, 흉복부(胸腹部)의 모혈(募穴)도 내장과 특별한 관계를 갖고 있으므로, 유혈(俞穴)에 뜸하거나 모혈에 뜸하거나 내장과 관계가 있는 경락에서 가장 압통 강한 경혈로 치료한다.

한편, 눈 신경(神經)을 진정시키는 백회(百會), 눈의 혈액 순환을 좋게 하는 풍지(風池)와 천주(天柱), 망막(網膜)에 효과 있는 광명(光明)을 더한다.

가성근시(假性近視)

가성근시는 갑자기 사물이 잘 안 보이는 것으로 수정체(水晶體)를 당기는 모양체(毛樣體. 모양체에는 윤근(輪筋)과 방사선(放射線) 모양으로 된 근육이 있다)의 이상이다. 멀리 보기 위해서는 수정체 렌즈가 얇아져야 하는데, 방사선 모양의 근육의 힘이 약해져 윤근 쪽의 조이는 힘이 강해지므로 수정체의 렌즈가 두꺼워져 렌즈의 도수(度數)가 강해지고 만다. 가까운 것만 보이면 그것에만 초점이 맞게 근육에 습관성이 생기고 만다. 그래서 근시를 치료하려면 가까운 것을 보지 않고 아련해도 멀리 보아야 점점 좋아진다.

수정체를 당기는 모양체의 근육은 간(肝)과 관계가 있으므로 간유(肝俞), 목의 결림을 없애면서 모양체의 굳은 근육을 풀어주는 풍지(風池), 눈에 효과 있는 태양(太陽), 안경테가 지나는 머리카락 앞쪽 부위에서 압통이 가장 강하게 나타나는 아시혈(阿是穴), 망막에 효과 있는 광명(光明)이 주요 치료점이다.

원시(遠視), 노안(老眼)

원시(遠視)는 가까운 곳을 보기 힘들다. 나이가 들면 점점 가까운 곳을 볼 수 없게 되는데, 노안(老眼)이란 모양근(毛樣筋)의 마비는 아니다. 나이가 들어 수정체의 탄력성이 적어져 모양근이 수축해도 수정체가 두꺼워지지 않는 것이다. 수정체는 둥글게 되려는 성질이 있으나 나이가 들면서 조절하는 힘이 약해진다.

눈에 효과 있는 태양(太陽)과 화료(和髎)와 찬죽(攢竹), 안경테가 지나는 머리카락 앞쪽 부위에서 가장 압통이 크게 나타나는 아시혈(阿是穴), 모양근의 굳음을 풀어주는 풍지(風池), 근회(筋會) 혈로 근육의 병을 치료하는 양릉천(陽陵泉), 망막에 관계 있는 광명(光明), 눈에 관계 있는 간유(肝兪)를 치료하면 눈의 혈액 순환이 좋아져 수정체의 탄력도 증가하고 또한 모양체의 근육의 조절력도 증가하므로 노안을 치료하고 예방할 수 있다.

백내장(白內障)

눈의 수정체가 혼탁해져 시력이 약해지는 병이 백내장이다. 선천적으로 혼탁이 있을 때는 선천성 백내장이지만, 외상에 의해서도 일어난다. 또 당뇨병이나 피부질환, 특수한 독물을 복용했을 때에도 일어나며 적외선, 방사선 등에 의해서도 일어나는데, 가장 큰 문제가 되는 것은 노인성 백내장이다. 노인성 백내장은 처음에는 내부가 안개가 깔린 것같이 되고 희끄므리하게 되는데, 진행하면서부터 눈의 동공을 엿보면 하얗게 된다. 시력은 감퇴하고 점점 보기 힘들어 진다. 백내장이 일어난 장소에 따라서는 틈으로 보이는 경우도 있지만, 전반으로 넓어지면 거의 볼 수 없게 된다.

백내장에 가장 효과가 있는 경혈은 관자놀이 근처에 압통이 나타나는 아시혈(阿是穴), 수족(手足) 소양경(少陽經)의 상화(相火)가 만나는 각손(角孫)에는 뜸 10장이다. 한편, 눈의 신경을 진정시켜주는 백회(百會), 눈의 혈액순환을 좋게 하는 풍지(風池)와 천주(天柱), 각막(角膜)에 관계 있는 동자료(瞳子髎), 망막에 효과 있는 광명(光明), 눈에 관계 있는 간유(肝兪)로 치료한다.

녹내장(綠內障)

눈에는 방수(房水)라는 물이 있어, 이 방수가 너무 많아지면 눈 내부에 압력이 가해져 눈의 내압이 오르고 동공 가운데가 녹색으로 보이게 된다. 이것이 녹내장이다. 방수는 모양체(毛樣體)에서 나와 뒤쪽 홍채와 초자체 사이로 갔다가 앞쪽 각막과 홍채 사이로 간다. 그리고 각막과 홍채가 접하는 각(角) 부분을 지나 거기에서 슈렘씨

라는 관을 지나쳐 정맥동에 들어가 안구 밖으로 흘러나간다. 이 슈렘씨 관이 있는 곳의 앞쪽의 우각이 좁을 때는 물이 흐르기 어려워지게 되어 방수의 압력이 증가해 온다. 이것이 녹내장을 일으키는 큰 원인이다. 그래서 안구를 두 손가락으로 한쪽만 압박하면 앞쪽의 우각이 좁아 안압이 높아지는 사람은 방수가 나오고 눈이 보기 수월해진다.

앞쪽 우각이 좁고, 슈렘씨 관이 가득 차거나, 방수의 상태, 흡수 상태 등의 균형이 무너진 것이 녹내장이기 때문에 그것을 조정하기 위해 눈의 주위에 인당(印堂), 구후(球後), 정명(睛明)과 관자놀이 근처의 압통점에 국소(局所) 치료를 한다. 눈에 효과 있는 광명(光明), 간유(肝兪), 신유(腎兪)로 간을 돕고, 삼초(三焦)의 원기(原氣)가 모이는 손목의 양지(陽池)혈로 몸 전체의 원기(原氣)를 돕는다.

눈을 찌르는 속눈썹

안검(眼瞼)이 안쪽으로 말려 들어와 속눈썹이 눈동자에 닿아 아프다. 비교적 어린 아이에게 많고, 아래쪽 안검의 코에 가까운 부분에 많다. 안검의 발육이 충분치 않아 피부가 안쪽으로 말려드는데, 가벼우면 자연히 낫지만 심한 경우는 수술이 필요할 수도 있다. 어른에게도 나타나는 경우가 있는데, 관자놀이 근처의 압통점에 치료를 하면 눈동자를 찌르는 방향으로 향한 속눈썹이 점점 정상으로 향해진다.

눈의 혈액 순환을 좋게 하는 백회(百會), 안검(眼瞼)에 관계 있는 비유(脾兪), 비(脾)를 돕는 간유(肝兪), 사총혈(四總穴)로 얼굴 부위에 쓰는 합곡(合谷)이 필요하다.

사시(斜視)

외사시(外斜視)는 안쪽에 있는 안근(眼筋)의 마비(麻痺), 내사시(內斜視)는 바깥쪽의 안근 마비이다. 침을 안근에 직접 찔러 치료하면 좋은 효과가 있다. 외사시는 정명(睛明), 내사시는 구후(救後)에 자침한다. 사시는 근육 마비 즉 안근에 분포해 있는 신경의 마비를 치료하는 것이므로 난시(亂視)로 사물이 겹쳐 보인다는 사람들에게는 눈썹의 양쪽 끝인 미초(眉梢), 눈이 빨갛게 충혈되는 사람은 전중(膻中), 안구진동(眼球振動)에는 승읍(承泣), 근육(筋肉)의 병에 쓰는 양릉천(陽陵泉), 결막(結膜)이 푸른 사람은 간유(肝兪)로 치료하면 푸른 기가 없어지고 말끔해진다.

이명(耳鳴)

이명이란 귀 밖으로부터 음향(音響) 자극을 받지 않았는데도 귓속에서 소리를 느끼는 증상으로 타각적(他覺的) 이명과 자각적(自覺的) 이명 두 가지로 나뉜다. 타각적 이명은 자극을 받은 근육이 흥분하여 수축하는 과정에서 생긴다. 혈관 진동에 의한 이명은 혈관의 박동 소리에 소리가 더해진다. 자각적 이명은 가성(假聲) 이명과 진성(眞聲) 이명이 있다. 가성 이명은 급성 중이염의 초기, 빈혈이나 고혈압, 순환기 장애일 때 일어난다. 진성 이명은 전음성(傳音性) 이명, 혼합성 이명, 감음성(感音性) 이명으로 중이염, 이관중이카타르 등의 원인이 되어 일어난다. 이명은 이비인후과 의사를 울린다고 할 정도로 치료가 어려운 병의 하나이다.

귓구멍에서 비스듬히 위로 동계(動悸)가 있는 부위인 이문(耳門), 청궁(聽宮), 청회(聽會)에 침을 심자(深刺)하면 치료 효과가 크다. 후두부에도 이명이 울리는 경우가 많은데, 실제는 귓속에서 울려도 후두부(後頭部)에서 울리고 있는 것처럼 느낀다. 이때는 낙각(絡却), 옥침(玉枕)을 치료하면 효과가 있다.

귀는 신(腎)이 다스리고 있으므로 신경(腎經)을 보(補)하는 복류(復溜), 신의 기가 흘러드는 신유(腎兪), 삼초경(三焦經)이 귓속으로 들어가므로 삼초경을 보하는 중저(中渚)를 치료한다.

난청(難聽)

난청은 귀가 잘 들리지 않는 것인데, 전혀 들리지 않는 것은 아니다. 귀가 음을 들을 수 있는 역할을 하고 있는 곳은 대체로 고막(鼓膜)과 중이(中耳), 내이(內耳)와 뇌(腦)의 중추(中樞) 및 이 두 곳을 연결하는 신경(神經)이다. 고막에 구멍이 나 있든지, 중이염, 이관협착증과 같이 고막과 중이에 이상으로 난청이 되고, 고막과 중이에 의해 받아들여진 음파를 음으로서 느낄 수 있는 중요한 역할을 하는 내이와 뇌의 중추가 스트렙토마이신이나 가나마이신에 의해 손상되어 난청이 되기도 한다. 그밖에도 메니엘씨 병이나 내이염, 만성중이염이 진행한 것, 당뇨병에서 온 것, 노인성 난청, 일산화탄소나 알코올, 납, 니코틴 등에 의한 중독, 다이너마이트를 폭발시키는 일을 하고 있는 사람 등과 같은 직업성 난청도 있다.

귀의 주변 경혈인 이문(耳門), 청회(聽會), 청궁(聽宮), 예풍(翳風), 귀는 신(腎)이 다스리므로 신의 기가 흘러드는 신유(腎兪)로 치료한다.

중이염(中耳炎)

급성 중이염은 귀속이 침으로 찌르는 것처럼 아프거나, 듣기 어려워지고 이명이 있는 것도 있다. 고막이 파열되어 고름이 나오기 시작하면 통증은 사라져간다. 그러나 만성화되면 만성 중이염이 되고 좀처럼 낫기 힘들어진다. 이명이 수년 이상 사라지지 않는다던가, 귀 고름이 멈출 때만 잘 들을 수 있다. 또 귀 고름이 나오지 않아도 고막에 구멍이 나 듣기 힘들다. 이런 만성 중이염은 중이를 중심으로 뼈에까지 병변이 진행되어 수술할 때에도 뼈까지 깎아 치료하지 않으면 안 된다.

중이(中耳)에 효과 있는 경혈인 청회(聽會), 예풍(翳風), 완골(完骨), 외관(外關), 귀를 다스리는 신(腎)의 기(氣)가 흘러드는 신유(腎兪)로 중이 주변의 혈액 순환이 좋아지고 저항력이 강해지므로 만성으로 치료하기 어려운 중이염도 조금씩 좋아지게 된다. 뼈를 깎아 수술하는 것도 큰 일이고 수술해도 잘 낫지 않는 사람이 종종 있으므로 이 치료를 오래 계속해 근치하도록 하는 것이 좋다. 특별히 치료하기 어려운 것 중에는 결핵균에 의한 것도 있다.

현기증(眩氣症)

현기증의 원인은 간단히 말해 평형 기능 장애라고 할 수 있다. 대체로 미로 신경 기능에 이상이 생길 때 현기증이 일어난다고 하는데, 다른 장기나 기관의 반사에 의한 간섭, 순환계의 이상이 가장 큰 요인이라고 보고 있다. 미로의 동맥 경련이나 내이의 내출혈, 뇌동맥의 경화, 고혈압증, 뇌빈혈, 뇌충혈 등과 같이 순환계의 이상에 의한 것과, 혈관운동신경(자율신경)의 불안정, 위나 쓸개의 질환으로 인한 현기증, 그리고 인플루엔자, 눈이나 위의 질환 등에 의해 일어나는 것도 있다.

평형 기능 장애로 인한 현기증에는, 머리의 두유(頭維)가 가장 좋고 그 다음으로 귀 뒤의 계맥(瘈脈)에 뜸하는 것만으로도 효과가 있는 경우가 많다. 장기나 기관에 의한 간섭으로 현기증이 날 때는 관계되는 장기의 기(氣)가 흘러드는 유혈(兪穴)을 치료한다. 담경(膽經)에 이상이 있어 앉았다가 일어날 때 뇌 내부의 자율신경 조정이 잘 안되어 일어나는 현기증에는, 담경은 머리 전반에 흐르고 네 번째 발가락에서 시작하므로 담경을 보(補)하는 협계(俠谿)에 뜸을 뜨면 머리로 통하는 경락을 따라 머리의 혈액 순환을 좋게 하여 현기증을 없애준다. 머리의 혈액 순환을 좋게 하는 머리 정상의 백회(百會), 혈액 순환은 심(心)이 주관하므로 심의 기가 흘러드는 심유(心兪),

담경(膽經)의 이상이므로 간유(肝兪)·담유(膽兪)도 주요 치료점이다.

비염(鼻炎)

급성 비염은 재채기에 코가 막히고 앞이마가 무겁고 맑은 콧물이 흐르고 냄새를 맡지 못하게 되고, 코나 목구멍이 마르고 가려우며 무엇인가가 끼어 있는 것같이 답답하고 가벼운 열이 나며 코멘 소리를 낸다. 만성 비염은 콧속의 점막이 지나치게 두꺼워 생기는 만성 비후성 비염, 반대로 점막이 너무 얇아 생기는 만성 위축성 비염 등 몇 가지 종류가 있는데, 비강(鼻腔) 속에 이상이 있으나 부비강(副鼻腔)에는 이상이 없는 것이다. 항상 코가 막히거나 점액성의 콧물이 많이 나오고 콧물이 목구멍으로 흐르는 등 부비강염과 비슷한 증상도 나타난다.

근린 치료로 풍사(風邪)가 드나드는 문(門)인 풍문(風門), 코의 병에 효과 있는 상성(上星)에 뜸만 해도 큰 효과가 있다. 국소 치료로 독맥(督脈)이 내려오는 양눈썹 중앙의 인당(印堂)과 대장경(大腸經)이 올라와 위경(胃經)으로 오르는 코 옆의 영향(迎香)은 증상 완화에 즉효(即效)가 있고, 만성 비염에 지속적인 치료 효과가 있다. 코를 주관하는 폐의 기가 흘러드는 폐유(肺兪), 폐의 호흡을 원활하게 하는 신의 기가 흘러드는 신유(腎兪)로 근치(根治)를 한다.

비폐(鼻閉)

풍사에 침습되면 코 속의 점막이 종창을 일으켜 빨갛게 부어 코가 막히게 된다. 또한 위경(胃經), 폐경(肺經)이 탈이 나도 코가 막힌다. 근린 치료로 머리의 상성(上星)이나 통천(通天), 뒷목의 천주(天柱)로 효과가 크고, 국소 치료로 인당(印堂)과 영향(迎香), 원격 치료로 대장경(大腸經)의 합곡(合谷)과 위경(胃經)의 족삼리(足三里), 근치(根治)로는 위(胃)의 기(氣)가 흘러드는 위유(胃兪), 폐(肺)의 기(氣)가 흘러드는 폐유(肺兪)로 치료한다.

부비강염(副鼻腔炎)-축농증(蓄膿症)

축농증은 만성 부비강염이라고 한다. 풍사에 침습되어 감기약을 먹고 열만 없어진 상태로 책상에 엎드려 있는 시간이 길 때 축농증이 되기 쉽다. 콧물이 많아지거나 코가 막히고 냄새를 모르며 머리가 무겁고 기억력이나 사고력이 감퇴된다. 풍사(風

邪)로 인한 폐(肺)의 열(熱)을 없애는 것이 근치이므로, 등에 폐의 기가 흘러드는 폐유(肺兪), 폐의 호흡을 돕는 신(腎)의 기(氣)가 흘러드는 신유(腎兪), 근린 치료로는 머리의 상성(上星)과 풍지(風池), 국소 치료로 인당(印堂)과 영향(迎香)으로 장기간 치료해야 한다.

후각마비(嗅覺痲痺)

후각(嗅覺)은 비강(鼻腔)의 위쪽에 냄새를 맡는 신경에 냄새가 닿아 느끼게 된다. 후각마비는 냄새를 전혀 맡을 수 없는 것인데, 비염(鼻炎) 등으로 비강의 점막이 부어 냄새가 도달하지 못하거나, 후각에 관계되는 신경의 장애로 냄새가 도달하지만 느끼지 못하는 수도 있다.

국소 치료로 향(香)을 맞이한다[迎]는 코 옆의 영향(迎香)에 침을 놓으면 빠른 사람은 한두 번 치료로도 냄새를 맡을 수 있게 된다. 비강의 점막의 이상에 의한 것은 근린 치료로 머리의 상성(上星)과 뒷목의 천주(天柱)를 뜸하면 도중에 냄새가 난다고 하는 경우가 많다. 근치로 코를 주관하는 폐의 기가 흘러드는 폐유(肺兪), 폐로 수곡정기를 보내는 비의 기가 흘러드는 비유(脾兪)로 치료한다.

코피[衄血]

코피가 날 때 보통 찬 물수건으로 코나 뒷머리에 냉찜질을 하면 멈춘다. 또는 뒷목 부위를 두드려주기도 하는데 냉찜질하거나 두드려주는 곳이 바로 천주(天柱)혈이다. 방광경(膀胱經)이 흥분해서 코피가 날 때는 근린 치료로 천주에, 원격 치료로 방광경을 사(瀉)해주는 발의 속골(束骨)에 뜸하면 대체로 멈춘다.

공부에 열중하는 학생들이 심포경(心包經)이 실(實)해져 코피가 날 때는 원격 치료로 심포(心包)의 기혈(氣血)이 깊게 모이는 팔의 극문(郄門)에 침하면 그친다. 코피의 양이 많고 멈추지 않는 뉵혈(衄血)일 때는 대개 발이 차고 머리는 상기(上氣)가 되는데, 모든 양경(陽經)이 모이는 대추(大椎)에 뜸하면 그친다. 그래도 멈추지 않으면 근린 치료로 상성, 원격 치료로 코를 주관하며 폐(肺)의 기혈이 깊게 모이는 팔의 공최(孔最), 근치로 폐의 기가 흘러드는 폐유(肺兪)에 침뜸한다

치통(齒痛)

치통에는 상치통(上齒痛), 하치통(下齒痛), 상하치통이 있다. 모든 치통에는 원격 치료로 손에 대장경(大腸經)의 원기(原氣)를 강하게 하는 합곡(合谷)에 침하면 되는데 아픈 쪽의 반대쪽에서 치료한다. 또한 이에 열(熱)이 있을 때는 대장경의 기혈이 깊게 모이는 팔의 온류(溫溜)나 그 근처의 압통점에 침하면 더 좋다. 상치통일 때에는 국소 치료로 뺨의 권료(顴髎), 화료(禾髎), 하치통일 때는 하관(下關), 협거(頰車)에 침하면 좋은 효과가 있다. 아픈 이의 뿌리에 직접 침을 놓는 것도 훌륭한 방법이다.

한편, 이가 아플 때에는 목이나 어깨가 결리기도 하고 등에 있는 궐음유(厥陰俞) 주위가 잘 결리는데, 국소 치료로 후두부(後頭部)의 결림에는 천주(天柱), 어깨 결림에는 견정(肩井), 등의 결림은 궐음유에 침뜸하여 결림을 없애면 치통도 없어지게 된다. 보통 신경통 종류의 통증은 따뜻하게 하면 그치는데, 치통이나 염증성의 통증은 차갑게 해야 없어진다. 즉 따뜻하게 하는 것은 충혈(充血)시켜 통증을 없애는 것이고, 차갑게 하는 것은 빈혈(貧血)시켜 통증을 없애는 것이다.

구내염(口內炎)

구내염에는 여러 가지 종류가 있지만 영양의 균형이 무너져 신체의 저항력이 약해졌을 때 일어나는 구내염이 가장 많다. 입 속에는 늘 많은 세균이 있지만 저항력이 강한 점막이 세균의 침입을 막고 있는데, 신체가 피로하거나 쇠약해져 저항력이 떨어지면 점막이 세균의 침입을 막지 못해 구내염이 일어난다. 구내염이 생긴 부위가 밤알 크기부터 쌀알 크기 정도의 것이 많고, 작은 콩 크기의 둥근 황색 반점이 나와 주위가 붉은 띠를 두르는 것도 있다. 한 개나 두 개 나오는 것도 있고 많은 수가 나오는 것도 있다.

국소 치료는 구내염을 일으킨 장소에 직접 자침(刺鍼)하는 것이 좋다. 원격 치료로 특히 좋은 효과는 합곡(合谷)이다. 합곡에 뜸을 10장이나 20장 한다. 더 많이 떠도 상관없는데 많이 하는 만큼 통증도 멈추고 염증도 멈춘다. 합곡이라는 경혈은 입 속이나 안면, 머리 전반에 특히 좋은 효과가 있고, 점막이나 피부에도 좋은 효과가 있다. 근린 치료로 목의 결림을 없애 입 속의 혈액 순환이 잘되게 하는 천주(天柱), 원격 치료로 입 속으로 들어오는 위경(胃經)에서 입 속 점막의 저항력을 강하게 해주는 족삼리(足三里)에 침뜸한다.

언어장애(言語障碍)

언어장애는 언어중추에 병이 생긴 어려운 것도 있지만, 혀에 있는 신경이나 입술, 목구멍의 장애로 생기기도 한다. 그 중에서 말초신경 이상으로 일어나는 경우가 가장 치료하기 쉽다. 목구멍 전반에도 효과 있는 혈(穴)은 천돌(天突)이다. 한편 혀가 뒤틀렸다고 생각될 만큼 움직이지 않는 경우, 혀를 주관하는 심(心)의 기(氣)가 흘러드는 심유(心兪), 심의 원기(原氣)를 강하게 하는 신문(神門), 종기(宗氣)가 후두(喉頭)를 지나며 언어의 강약에 관여하므로 종기가 모이는 가슴의 전중(膻中)을 침뜸하면 혀가 움직이기 쉬워진다. 뒷목의 아문(瘂門) 혈은 언어중추에 큰 효과가 있고, 입술을 움직이기 힘들 때는 입술을 순환하는 위경(胃經)에서 기(氣)를 내리는 족삼리(足三里)에 뜸을 한다. 말더듬이는 언어장애와 달리 정신적인 긴장 때문에 처음 발음을 하기 어려운 것이다. 대개 말이 나오기 시작하면 점점 말을 잘하게 되므로 당황하지 않고 천천히 말하도록 노력하면 된다. 머리의 정상에 백회(百會)에 뜸하면 정신적인 긴장을 완화시켜 주어 말더듬이 치료에 효과가 있다.

편도염(扁桃炎)

편도염은 입을 벌리게 하고 편도에 직접 자침 해 사혈(瀉血)시키는 방법이 가장 좋은 효과가 있다. 목이 아프고 음식물을 전혀 먹을 수 없던 사람도 치료 후에는 쉽게 먹게 된다. 직접 요법이 아니면, 턱 아래에 손가락으로 위쪽을 향해 눌러 압통이 있는 아시혈(阿是穴)에 뜸을 하면 통증은 거의 멈추게 된다. 그러나 음식물을 먹으면 조금 통증이 남아 있는데, 뜸 치료를 계속하면 편도의 저항력이 강해지고 염증도 사라지고 통증도 없어지게 된다.

근린 치료로 천주(天柱), 풍지(風池)에 침(鍼)하여 어깨와 목 결림을 없애 편도염을 완화시키고, 원격 치료로 편도와 관계 있는 폐(肺)의 원기(原氣)를 강하게 하는 공최(孔最)가 꽤 효과 있고, 입 안 전반에 효과 있는 합곡(合谷)에 뜸을 10장에서 30장 정도 하면 편도염의 통증이 사라진다. 편도염이 되면 신염(腎炎)이나 고환염(睾丸炎)이 되기도 하며, 위염(胃炎)이 되기도 하므로 신(腎)을 강하게 하는 신유(腎兪), 위(胃)를 강하게 하는 위유(胃兪)로 예방을 한다.

후두염(喉頭炎)

후두염이 일어나 목소리가 쉬어 나오기 힘들어지면 국소 치료로 인영(人迎), 수돌(水突), 기사(氣舍), 천돌(天突), 근린 치료로 천주(天柱)와 풍지(風池), 폐(肺)의 기(氣)가 드나드는 운문(雲門), 원격 치료로 얼굴 전반에 효과 있는 합곡(合谷)에 침하면 후두염의 부종이 사라지고 목소리가 정상으로 나오게 된다. 건강할 때에 이 곳을 치료해도 목소리가 좋아지므로, 가수처럼 목소리를 많이 쓰는 사람은 평소에 이 경혈을 자극하면 좋다.

뒷목, 어깨 결림

인간이 머리를 세우고 서서 걸을 수 있기 위해서는 몸의 기둥인 경추, 흉추, 요추와 몸 뒤쪽의 근육에 의지해야 한다. 그 중에서도 특히 머리의 무게가 걸리는 목의 근육은 끊임없이 머리를 끌어당겨야 하므로 무리가 가기 쉽다. 근육의 결림은 근육뿐만 아니라 근육 사이를 지나는 신경이나 혈관, 림프관도 압박하기 때문에 혈액순환 장애가 일어나거나 자율신경의 장애가 일어나게 된다. 근육의 결림은 간단히 근육만의 문제가 아니므로 근육의 결림이 생기지 않게 하는 것이 건강에 중요하다.

후두부의 결림은 국소 치료로 천주(天柱), 풍지(風池)에 침(鍼)하고, 원격 치료로 뒷목 부위의 경락 흐름을 좋게 하는 팔에 척택(尺澤)이나 곡지(曲池)에 침뜸하여 목의 근육을 풀어준다. 목의 결림을 풀어주면 안면의 혈액순환도 좋아지고 피부의 영양도 좋아지기 때문에 피부에 윤기가 나고 주름도 잘 생기지 않게 된다. 한편, 어깨 결림은 국소 치료로 견정(肩井), 곡원(曲垣), 병풍(秉風), 거골(巨骨), 근린 치료로 천종(天宗), 대저(大杼)에 침뜸하는데, 어깨 결림이 치료되면 변비가 치료되고, 눈이 좋아지고, 코가 좋아지는 등 다른 여러 가지 질환에도 효과가 나타난다.

자동차 충돌이나 추돌로 인한 목 부위 손상

자동차가 추돌(追突)될 때 타고 있던 사람의 목은 뒤로 심하게 뻗어졌다가 심하게 움츠러든다. 그것이 원인이 되어 경부(頸部)에 이상이 나타나는 것이다. 목뼈[頸椎]나 주위 조직에 생긴 장애의 정도에 따라 여러 가지 증상이 나타나는데, 큰 외상(外傷)이 없는 경우 가장 많은 증상은 목 부위의 통증이다. 다음으로 많은 것은 경완증후군(頸腕症候群)이고, 머리가 무겁고 아픈 증상이 그 다음이고, 오심(惡心), 두통(頭

痛), 현훈(眩暈) 증상을 호소하는 경우도 있다.

자각 증상은 손상을 받은 직후에는 잘 나타나지 않고 반나절이나 하루 또는 더 늦게 나타나는 경우가 많다. 이런 질환의 치료에서 중요한 점은 손상을 받은 뒤 3일에서 일주일 사이에 치료받아야 한다는 것이다. 보통 염좌(捻挫)와 같이 생각할 수 있으나 목에는 여러 가지 중요한 신경(神經)이나 척수(脊髓)가 지나고 있기 때문에 단순한 염좌로 여기면 안 된다. 치료하지 않고 오래되면 척수내의 출혈 등으로 큰 병을 일으키거나 또 치료일수가 오래 걸린다. 척수에 출혈이 되면 뇌출혈(腦出血)과 같이 피가 굳어지고 좀처럼 손발의 마비가 없어지지 않는다. 손상을 받은 직후에 침뜸 치료를 하면 출혈이 빠르게 흡수되는데, 혈액이 응고되면 녹여서 흡수하기 힘들므로 손상 직후에 치료하면 비교적 빠르게 치료된다.

목 부위의 국소 치료로 천주(天柱)와 풍지(風池), 근린 치료로 대추(大椎), 어깨가 결리면 견정(肩井), 두통이나 두중(頭重)이 있으면 백회(百會)와 현리(懸釐), 손이 마비되거나 저리면 손목의 태연(太淵), 다리에 마비가 오거나 저리면 다리의 족삼리(足三里)와 위중(委中), 요통(腰痛)이 있다면 허리의 신유(腎兪)로 치료한다.

풍사(風邪)

풍사는 신체 외부의 육기(六氣) 중에서 풍기(風氣)의 침습을 받아 생긴 감기(感氣)이다. 바이러스에 의한 유행성 감기도 풍사에 속하는데 결국 몸의 자율신경 실조로 사기의 침습을 받아 질환이 일어난 것이다. 경혈 중에서 풍(風)이라는 글자가 붙은 경혈은 대개 풍사에 효력이 있는 곳이다. 풍부(風府), 풍지(風池), 풍문(風門) 등에 치료를 하면 자율신경이 조정되므로 풍사를 물리칠 수 있다.

기침에는 국소 치료로 천돌(天突), 근린 치료로 중부(中府), 원격 치료로 폐(肺)의 원기(原氣)를 강하게 하는 공최(孔最), 열이 높을 때는 풍문(風門)이나 대저(大杼) 또는 대추(大椎)에 뜸하면 자연스럽게 열이 내린다.

만성기관지염(慢性氣管支炎)

3개월 이상 기침이나 가래가 나오고 2년 이상 계속되면 만성 기관지염이다. 만성 기관지염은 재발하기 쉽고 오래되면 폐기종(肺氣腫) 또는 기관지 벽에 상처가 나거나 기관지 확장이 일어나기도 한다. 한편, 부비강염이나 편도염 등에서 감염된 경우에는 원인 질환부터 치료할 필요가 있다. 그리고 당뇨병, 간장병 같이 전신을 약하게 하는 질환, 주위 먼지나 공기의 오염, 그밖에 자극성 가스를 흡인하면 기관지염의 원인이 된다.

기관지염은 폐(肺)와 심(心)을 치료해야 하므로 근치(根治)로 가슴에 폐의 기가 모여드는 중부(中府), 심의 기가 모여드는 거궐(巨闕), 폐의 기가 흘러드는 폐유(肺兪), 심의 기가 흘러드는 심유(心兪), 신(腎)의 기(氣)가 흘러드는 신유(腎兪), 국소 치료로 종기(宗氣)가 모이는 가슴의 전중(膻中), 등의 격유(膈兪)를 침뜸한다.

기관지 천식

기관지 천식의 특징은 발작적으로 호흡곤란이 일어나고, 기관지가 연축(攣縮. 땅기고 캥김)하는 것이다. 한편, 정신적인 요소도 크게 영향을 주는데, 예를 들어 장미꽃의 냄새를 맡고 발작이 일어나기도 하는데, 심하면 조화로 만든 장미꽃을 봐도 발작이 일어나게 된다. 또 기압이나 온도의 변화, 공기의 오염, 혹은 과로나 풍사가 유발 요인이 되는 경우도 있다. 천식(喘息)은 치료하기 쉽지 않으므로 뜸을 1, 2년 이상 장기간 계속해야 좋아진다. 좋아지면서 부교감신경이 정상으로 되어 온갖 알레르기에 반응을 일으키는 물질에 반응하지 않게 근본적인 치료가 된다.

목 부위 제7경추(頸椎)와 제1흉추(胸椎) 사이에서 양옆 5푼에 있는 정천(定喘)은 천식의 특효혈이다. 정천에 침(鍼)하면 어린이의 경우 그 자리에서 발작이 멈추기도 한다. 정천혈에 뜸을 다장구(多壯灸)하면 발작을 가라앉힐 수 있다. 국소 치료로 가슴의 유부(兪府), 욱중(彧中), 신장(神藏), 근린 치료로 심(心)의 기(氣)가 모여드는 거궐(巨闕)에 큰 효과가 있다.

협심증(狹心症) 발작 예방

심장에 영양을 공급하는 관상동맥에 경련이 생겨 협심증 발작이 일어난다. 경혈 치료를 계속하면 발작이 예방된다. 가슴에 심(心)의 기(氣)가 모여드는 거궐(巨闕), 종기(宗氣)와 심포(心包)의 기가 모여드는 전중(膻中), 심의 원기(原氣)를 강하게 하는 손목의 신문(神門), 심맥(心脈) 계통의 질환에 요혈(要穴)로서 관상동맥(冠狀動脈)의 혈액 순환을 좋게 하는 내관(內關), 심의 기가 흘러드는 등의 심유(心兪)와 신당(神堂)에 침뜸한다.

지방과다(脂肪過多)로 인한 심장 압박

온 몸에 살이 쪄 지방이 쌓이면 심장을 압박하기 때문에 심장이 괴롭다. 무엇보다도 먼저 살 빼는 요법이 필요하지만, 우선 심장 주위의 지방을 없애려면 심포(心包)의 기(氣)가 모여드는 전중(膻中), 심(心)의 기(氣)가 흘러드는 심유(心兪), 심(心)의 원기(原氣)를 강하게 하는 신문(神門)에 침뜸한다. 전중(膻中)과 신문(神門)은 심장 주위에 직접 효과가 있어 심장도 강하게 되고 그 주위의 지방도 없애준다. 한편, 지방(脂肪)의 대사(代謝)에 관계되는 부신피질홀몬을 촉진하는 허리의 지실(志室)에 뜸하면 쌓인 지방을 없애는 효과가 있다.

고혈압(高血壓)

고혈압증에는 여러 가지가 있어 신성(腎性)의 고혈압증, 원인이 확실하지 않은 본태성 고혈압증, 동맥경화에 의한 고혈압증 등이 있다. 흔히 본태성 고혈압증은 원인을 알 수 없다고 되어 있지만, 신(腎)의 영향으로 혈관에 분포되어 있는 교감신경이 긴장하여 혈관이 긴장하고 있으면 피가 흐를 곳이 없어 혈압이 높아진다고 볼 수 있다. 그러므로 신성(腎性)의 경우나 본태성의 경우나 모두 허리에 신의 기가 흘러드는 신유(腎兪)가 치료의 중요점이다. 그 다음으로 발바닥에 신경(腎經)이 시작되는 용천(湧泉)이 신에 효과가 좋다. 고혈압에 의한 뇌일혈을 막기 위해서는 머리의 혈관을 튼튼하게 하고 혈액 순환을 좋게 하는 백회(百會), 천주(天柱)가 중요한 치료 경혈이다.

고혈압인 사람은 배를 내밀거나 배에 힘을 주면 혈압이 올라간다. 배가 나오면 교감신경이 긴장애 혈관이 수축하기 때문이고 배에 힘을 주어 꽉 조르면 배의 피가 다리 쪽으로 가지 못하고 머리 쪽으로 가기 때문인데, 교감신경이 혈압에 큰 영향을 주므로 감정에 큰 변화가 일어나지 않게 해야 하고 변비(便秘)로 배변에 어려움이 없도록 해야 한다. 배의 중완(中脘), 관원(關元), 기해(氣海)의 뜸은 교감신경의 긴장을 풀고 혈관을 수축되지 않게 하는 효과가 있다. 혈압을 내리기 위해 흔히 약을 복용하는데 혈압을 내리는 약은 강압(降壓) 이뇨제로 되어 있어 약을 먹으면 혈압은 확실히 내려가지만 이뇨작용이 강하기 때문에 칼륨, 나트륨, 미네랄 등이 자꾸 소변으로 나가게 된다. 그래서 칼륨이 부족하게 되는 일도 일어난다.

동맥경화증(動脈硬化症)

뇌동맥의 경화를 없애고 동맥의 신진대사를 좋게 하려면 뇌에 특별히 관계가 깊은, 즉 머리와 목 부위 전반에 걸친 혈관에 좋은 백회(百會), 앞머리의 혈관에 좋은 관자놀이의 현리(懸釐), 뒷머리와 머리 정상의 혈관에 좋은 뒷목의 천주(天柱)와 풍지(風池), 심장과 혈관에 좋은 가슴의 전중(膻中)에 침뜸을 오래 계속하면 뜸의 약리작용과 자율신경 조정으로 동맥경화증이 좋아진다. 예방도 되고 치료도 된다.

혈색(血色)

혈색이 좋아지려면 혈액이 증가되어야 한다. 혈액의 색(色)은 혈액 중에 있는 혈색소(헤모글로빈)에 의한다. 헤모글로빈의 중요 성분은 철(鐵)인데, 철은 좀처럼 흡수되기 어렵고 흡수가 안 되면 혈액이 증가하지 않는다. 그러므로 혈색이 좋아지려면 혈액이 증가되어야 하고, 혈액이 증가되려면 철의 흡수가 잘되어야 하고, 철의 흡수가 잘되려면 위산(胃酸)이 필요하다.

그래서 먼저 위(胃)를 튼튼하게 하지 않으면 안 된다. 위의 기가 몰려드는 배의 중완(中脘), 위산(胃酸) 분비를 좋게 하는 다리의 족삼리(足三里)에 뜸하면 혈(血)의 생성(生成) 기능이 좋아진다. 게다가 혈액은 골수(骨髓) 속에서 만들어지므로 골수에 영향을 주는 허리의 신유(腎兪), 영양 흡수를 잘해야 하므로 소장(小腸)의 기(氣)가 모여드는 배의 관원(關元), 출혈(出血)을 막고 혈액 생성에 관계 있는 다리의 혈해(血海), 혈액 생성의 원천이 되는 비(脾)의 기가 흘러드는 비유(脾兪), 온 몸의 혈액 순환을 주관하는 심(心)의 기가 흘러드는 심유(心兪)에도 뜸을 하면 적혈구가 증가한다.

간장병(肝臟病)

유행성 간염(肝炎)은 식욕부진, 구역질, 구토, 전신의 권태감이 있고 얼핏 감기와 같은 증상이 나타나고 이어서 황달(黃疸)이 오는 경우도 있다. 대부분 변비가 되고 대변의 색이 회백색이 되는데, 이런 증상은 바이러스에 의한 것으로 알려져 있다. 혈청 간염 역시 수혈에 의한 바이러스 감염이고, 간경변도 바이러스가 원인이라는 것이 최근의 설이다.

간장 질환에는 결정적인 약이 없다고 할 만큼 간에 특별히 좋은 약은 없다. 그러므로 뜸으로 장부(臟腑)의 저항력을 키우고 인체의 자연치유력을 높이는 것이 최고의 방법이다. 간의 기가 모여드는 기문(期門), 간과 표리관계인 담의 기가 모여드는 일월(日月), 간의 영양을 공급하는 비의 기가 모여드는 장문(章門), 간의 기가 흘러드는 간유(肝兪), 담의 기가 흘러드는 담유(膽兪)에 침뜸하면 큰 효과가 있다.

횡격막(橫隔膜) 경련

간단히 말해 딸꾹질은 아무 것도 아닌 것 같지만, 간단히 금방 치료되는 것이 있는 반면에 좀처럼 치료되지 않는 것이 있다. 옛말에 딸꾹질이 3일 이상 계속되면 죽는다고 했다. 그 말은 딸꾹질을 3일 하고 나서 죽는다는 뜻이 아니고, 딸꾹질이 3일이나 계속될 정도라면 몸에 깊은 병이 있다는 뜻이다. 그러므로 딸꾹질이 너무 길게 계속되어 멈춰지지 않을 때는 어떤 병이 숨어 있어 위기(胃氣)가 고갈되는 것으로 보고 큰 일을 당하지 않도록 해야한다. 딸꾹질은 위(胃)의 기(氣)가 위로 치올라 생기는 것이므로 위의 기가 모여드는 중완(中脘), 위의 윗부분인 상완(上脘), 경련을 일으키는 횡격막에 가까운 격유(膈兪), 근린 치료로 심의 기가 모여드는 거궐(巨闕)과 구미(鳩尾)에 침뜸한다.

당뇨병(糖尿病)

몸이 조금 비만해지면 당뇨병을 많이 걱정하게 되는데, 검사 결과 조금 당뇨가 있다고 곧바로 당뇨병이라고 하면 안 된다. 신체가 심하게 피로하거나 흥분하거나 또한 걱정이 많아도 당(糖)이 오줌으로 나오는 경우가 있다. 당뇨병은 일반적으로 인슐린이라는 호르몬이 체내에 부족하기 때문에 체내에서 당(糖)이 에너지로 변하는 물질의 변화가 정상으로 이루어지지 못하고 당이 소변으로 나오는 것이다. 입이 마르거나 소변횟수가 많아지게 되고 소변량이 심하게 증가된다. 특히 단 것이 먹고 싶어지고 식욕이 느는데 자꾸 야위어진다. 신체가 나른하고, 기력도 없고, 여성의 경우는 특히 음부의 가려움을 호소한다. 한편, 세균에 대해 저항력이 떨어지게 되므로 부스럼이 나거나 상처가 곪기 쉬워진다. 그밖에 결핵에 대해서도 저항력이 약해지고 치조농루(齒槽膿漏)가 되기 쉬워지고 치아가 느슨해져 뽑히기 쉽다. 또 눈의 망막의 혈관이 약해지기 때문에 망막에 출혈이 되어 안저출혈을 일으킨다.

치료는 인슐린 주사를 맞거나 음식물을 제한하거나 혈당을 낮추는 내복약 등으로 신진대사가 정상이 되도록 하는데, 당뇨병의 결정적인 치료법은 아직 없다. 위의 기가 모여드는 중완(中脘)에 침을 놓아 복막(腹膜)을 자극하고, 좌양문(左梁門)과 좌기문(左期門)에 뜸하면 신경반사를 일으켜 그것이 췌장으로 가고 췌장의 기능을 활발하게 해 인슐린이 분비된다. 당뇨병은 비(脾)의 탈이며 신(腎)의 탈이니 비경(脾經)의 극혈(郄穴)로 기혈을 왕성하게 하는 다리의 지기(地機), 비의 기가 흐르드는 비유(脾兪), 신의 기가 흐르드는 신유(腎兪), 비를 추동(推動)하는 간의 기가 흐르드는 간유(肝兪)에 침뜸한다. 갈증이 나면 입의 지창(地倉)과 승장(承漿), 다리 쪽 수천(水泉)에 침한다.

만성 신염(腎炎)

젊은 남성에게 많고 요독증(尿毒症)을 일으키는 사람도 있고, 우연히 요단백이 발견되고도 진행되지 않는 사람도 있다. 그러나 전체로 보면 악성으로 요독증을 일으키는 사람이 많다. 만성 신염은 요의 단백이라든가 혈구를 보고 그 경과를 보는데, 신(腎)의 기(氣)가 흐르드는 신유(腎兪)에 뜸을 하고 안정을 취하면 요에 단백이나 혈구가 섞여 나오지 않게 된다. 계속 뜸 치료를 하면 정상으로 회복된다.

위염(胃炎)

급성 위염은 식욕이 없어지고 위가 팽팽해지고 통증은 둔통일 때도 격통일 때도 있어 구토기가 생긴다. 그리고 입 속이 마르고 끈적끈적해지고 혀에 백태가 끼고 입에서 고약한 냄새가 나게 된다. 원인으로는 식사의 불섭생, 폭음·폭식, 불소화물이나 자극물이 지나치고, 알코올을 너무 지나치게 마시는 것으로 일어난다. 흔히 계란, 게, 딸기 등을 먹은 뒤에 급성 위염을 일으키는 경우는 알레르기성이다. 그 외에 피로 등도 유발요인의 하나가 되는데, 급성 위염이 치료되지 않고 만성화하면 만성 위염이 된다. 위의 질환에는 건위제(健胃劑), 알레르기성에는 감초(甘草)나 소화제를 주는 정도이고 위 자체를 치료하는 약은 거의 없다.

위염의 경우 국소 치료로 상완(上脘), 중완(中脘), 하완(下脘), 양문(梁門)에 침뜸을 하면 위의 질환은 거의 해결된다. 위와 표리관계인 비의 기가 흐르드는 비유(脾兪)도 중요 치료점이다. 다리의 족삼리(足三里)도 위에 좋은 효과가 있지만 여기를 자극하면 위산의 분비가 좋아지므로 위산과다의 사람에게는 주의해야 한다.

위궤양(胃潰瘍)

위궤양은 거의 아무 증상도 나타내지 않아 아무런 이상을 느끼지 않았는데 갑자기 토혈(吐血)하여 발견되는 경우가 자주 있다. 그런데 보통은 궤양통(潰瘍痛)을 호소한다. 명치에 국한된 통증을 호소하는데 통증은 식후 일정한 시간에 일어나는 경우가 많고, 등 쪽이나 왼쪽 어깨에 영향을 주는 경우도 있다. 그리고 통증 외에 명치 언저리가 쓰리고 아프거나 위산과다증이 동반되는 경우가 많다. 소화되지 않는 것을 먹거나 해서 위를 자극했을 때 구토하고 토혈하는 경우가 있는데 피가 대량으로 나오지 않으면 알 수 없는 경우가 많다. 검은 대변의 색으로도 궤양을 알 수 있는데, 소량의 출혈이 있는 경우에는 다른 곳에서 출혈이 된 것일 수도 있으므로 잘 살펴야 한다.

위궤양은 스트레스로부터 오는 것이 많으므로 뇌를 진정시키기 위해 머리의 백회(百會), 위의 질환에 좋은 상완(上脘), 중완(中脘), 하완(下脘), 양문(梁門), 등의 비유(脾兪)에 침뜸하면 자율신경도 조정되어 궤양이 치료된다.

위경련(胃痙攣)

갑자기 위가 격렬하게 아프기 시작해 아프다 그쳤다를 되풀이되는 것이 일반적으로 위경련이다. 이것은 급성 위염이라든가 담석증, 급성 췌장염, 충수염 등이 원인이 되어 일어난다. 위경련이 아니고도 위에 통증이 있는데, 모두 위경(胃經)의 극혈(郄穴)인 다리의 양구(梁丘)가 특효혈이다. 양구 혈에 뜸을 10장 정도 뜨면 그 자리에서 통증이 멈추고 만다. 위 속에 들어 있는 내용물 때문에 경련이 일어났거나 통증이 있을 때는 중완(中脘)에 뜸을 하면 모두 토하게 되면서 통증이 완전히 멈추게 된다. 다른 치료점은 위를 튼튼하게 하는 국소 치료로 상완(上脘), 하완(下脘), 양문(梁門), 근치(根治)로 위의 기가 흘러드는 등의 위유(胃兪)이다.

식욕부진(食慾不振)

식욕부진은 여러 가지 원인으로 일어나는데, 위가 나빠도 간이 나빠도 또 미열(微熱)이 있어도 일어난다. 흔히 식욕부진일 때 다음 경혈에 뜸을 하면 식욕이 난다.

음식물을 먹을 수 없을 때는 불용(不容), 간이 나쁜 경우는 간의 기가 모여드는 기문(期門), 배의 중완(中脘)은 위를 좋게 하고, 대거(大巨)는 장을 좋게 하고, 다리의 지기(地機)는 췌장(膵臓)을 좋게 하여 식욕이 나게 된다. 그러나 식욕부진의 원인을 알 수 있으면 그 원인을 치료하는 것이 바른 치료법이다.

위하수(胃下垂)

위하수는 체질적인 것이라, 위가 자궁 옆에까지 내려가 있어도 위의 움직임에 이상이 없이 근육이 정상으로 활동한다면 해가 없다. 그런데 위하수인 사람에게는 흔히 위아토니가 따른다. 위아토니는 위 근육의 긴장이 저하하는 것이므로 위 무력증(無力症)이다. 위가 움직이는 힘이 약하면 여러 가지 증상이 나타나는데, 식후에 위가 답답하다든가 체한 듯 음식물이 위에 머물러 있고 내려가지 않는 느낌이 든다.

위하수는 간(肝)과 비(脾)의 탈에서 비롯된다. 간은 근육을 다스리고, 비는 상승(上昇) 기능을 하기 때문이다. 무력한 위의 근육을 강하게 하려면 간을 치료해야 하므로 간의 기가 흘러드는 간유(肝兪), 그리고 머리의 백회(百會)도 간(肝)의 경락이 들어가 있는 곳이며 한편 음식물을 끌어올리는 효과가 있기 때문에 내장(內臓) 하수(下垂)에 좋다. 위를 강하게 하기 위해서는 배에 상완(上脘), 중완(中脘), 하완(下脘), 양문(梁門)이 좋은 효과가 있다. 다리에 담경(膽經)이며 근(筋)의 기(氣)가 모이는 양릉천(陽陵泉)은 모두 근육의 병에 효과가 있다. 등 가운데 있는 근축(筋縮)은 근육의 긴장을 약하게 하는 효과가 있는 곳으로 글자 그대로 근육을 수축시키는 경혈이다. 위하수인 사람은 대체로 흉부가 좁고, 흉격(胸膈)이 예각으로 되었고, 마른 사람이 많다. 그러므로 먼저 체질을 개선해야 하는데, 뜸이 체질 개선에 가장 좋은 방법이다.

십이지장궤양(十二指腸潰瘍)

위궤양은 공복 때에 위(胃) 부위가 아프고 가볍게 음식을 먹으면 괜찮아지지만, 십이지장궤양은 식후에 속이 아픈 것이 특징이다. 위궤양도 십이지장궤양도 피로나 정신적인 스트레스 등이 겹치고, 자율신경이 불안정하게 되고, 위나 십이지장의 혈관이 수축해 혈관의 순환 장애를 일으키는 것이다. 혈관의 순환장애가 생기면 저항력이 약해지고 자신의 위산에 침범 당해 조직이 소화되어 궤양이 일어나는 것이다.

십이지장에 분포해 있는 자율신경을 조절하고, 또 정신적 스트레스를 없애기 위해 머리의 백회(百會), 십이지장 부근에 있는 우측 태을(太乙)에 뜸을 하면 큰 효과가 있다.

복통(腹痛)

복통은 위(胃)와 장(腸)의 통증인데, 하복부에 장기의 통증도 복통이라고 할 수 있다. 음식물을 먹고 곧바로 걸으면 배가 아파오는 것은 비장(脾臟)의 갑작스런 수축(收縮) 때문이다. 그밖에 간장의 통증도 있고, 장염전(腸捻轉), 결장염, 하리 하기 전의 통증도 있고, 가스가 모여 있을 때에도 아프다. 그리고 급성 충수염, 신장 결석, 담석의 통증 등도 복통으로 나타난다.

복통을 멈추는 데는 위경(胃經)의 극혈인 다리의 양구(梁丘), 장이 자궁에 유착을 일으켜 아플 때는 다리의 양유맥(陽維脈)이 지나는 양교(陽交)에 뜸하면 유착이 없어진다. 유착이 없어지기 전에 장이 움직여 더 아픈 경우도 있는데 뜸을 약하게 오래 하면 된다. 그리고 위에 효과 있는 중완(中脘), 하복부의 임파관에 효과 있는 하완(下脘), 대장(大腸)의 기가 모여드는 천추(天樞), 소장(小腸)의 기가 모여드는 관원(關元)에 침뜸하면 복통을 없애는 데 효과가 있다.

만성 충수염(蟲垂炎)

충수염은 아프고 열이 나는 경우가 있으므로 복막염을 일으킨 것은 아닌지 살펴야 한다. 충수 부위를 손으로 눌러보아 누를 때 아프고 떼서 아프지 않으면 복막염은 아니고, 누를 때보다도 뗄 때 더 아프면 복막염이다.

복막염과 같이 위급한 경우가 아니면 아랫배의 기해(氣海)에 뜸을 30장에서 50장 정도 해 염증을 없앤다. 충수염의 압통점은 충수가 복막에 닿아 오른쪽 아랫배 전반에 나타난다. 한편, 다리의 양릉천(陽陵泉), 팔 쪽의 온류(溫溜)에 압통점이 나타나기도 한다. 충수염으로 열이 있고 압통이 나타날 때 온류에 뜸하면 열이 없어지고 염증이 가라앉는다. 만성 충수염은 기해에 매일 뜸을 하면 좋다.

습관성 변비(便秘)

부교감신경이 흥분하면 장의 유동이 촉진되고, 교감신경이 흥분하면 장의 유동이 억제된다. 부교감신경이 거의 활동하고 교감신경은 필요에 따라 활동하며 브레이크 역할을 한다. 따라서 부교감신경이 둔해지면 변비가 일어난다. 직장(直腸)에 변이 모이면 변의가 일으켜지는데 특히 여성의 경우 그것을 참아 변비가 되는 경우가 많다. 변의가 있거나 아침에 일어나면 정기적으로 배변하는 것이 좋다. 식사도 그렇지만 배변에서도 시간이 되면 자율신경에 의해 정기적으로 장이 활동하게 된다.

장(腸)의 활동이 좋아지도록 배의 복결(腹結)과 부사(府舍) 사이의 반응점, 대장(大腸)의 기가 모여드는 천추(天樞), 아랫배에서 가장 높은 부위인 대거(大巨), 맑고 탁한 기를 가려내고 소장(小腸)의 기가 모여드는 관원(關元), 허리에 대장의 기가 흘러드는 대장유(大腸俞)에 침뜸하면 장의 움직임이 좋아져 변비도 낫는다.

변비가 되어 발생한 가스와 유독물이 몸에 흡수되면 신체가 나른해지고 여드름이나 부스럼이 생기게 된다. 그러므로 해독(解毒)의 명혈(名穴)인 다리의 축빈(築賓)에 침(鍼)을 놓아 해독시켜주면 장의 활동이 좋아지고 대변의 지독한 냄새도 없어지고, 독소(毒素)가 몸에 돌아다니지 않게 된다.

습관성 하리(下痢)

현대의학으로 좀처럼 치료할 수 없는 것이 습관성 하리이다. 위경련(胃痙攣)에 효과 있는 위경(胃經)의 극혈인 양구(梁丘)에 침뜸하면 장의 유동이 조용해지고 정상으로 배설이 된다. 하리가 오래 계속되면 체력이 약해지므로 소화를 좋게 하는 중완(中脘), 장과 하복부 임파액의 순환을 좋게 하는 하완(下脘), 대장의 수분을 흡수하게 하는 수분(水分), 대장의 수분을 신장에서 배출하도록 돕는 신유(腎俞), 대장의 상태를 좋게 하는 천추(天樞)와 대장유(大腸俞), 맑은 기와 탁한 기를 가려내는 소장의 상태를 좋게 하는 관원(關元)과 소장유(小腸俞), 열(熱)이 있을 때는 대장경(大腸經)의 극혈인 온류(溫溜), 정신·신경을 안정시켜주는 머리의 백회(百會)에 침뜸한다.

탈항(脫肛)

장(腸)에 붙어 있는 조직이 늘어나 대변을 보면 항문 밖으로 조직이 나오는 것이다. 직장(直腸) 부위 근육의 긴장이 약해 있는 것이므로, 근육을 끌어올리기 위해 머리의 백회(百會)에 뜸하고, 근(筋)의 헐거움을 긴장시키는 등의 근축(筋縮), 근을 강하게 하는 간유(肝俞)가 치료점이다.

대장(大腸)을 강하게 하는 천추(天樞)와 대장유(大腸俞), 소장(小腸)을 강하게 하는 관원(關元)과 소장유(小腸俞), 항문의 근육 긴장을 강하게 하는 배의 곡골(曲骨), 장부(臟腑)의 열(熱)을 없애주는 지실(志室), 국소 치료로 선골(仙骨)의 차료(次髎), 꼬리뼈 아래의 장강(長强)에 침뜸하여 항문 부위의 혈액 순환을 좋게 하여 근육에 영양을 준다. 백회(百會)에 뜸을 하는 것만으로 자연히 속으로 들어가는 사람도 있다.

치(痔)

　　흔히 말하는 수치질은 항문의 주위가 울혈 되어 혈관이 확대되어 생긴다. 항문열상은 항문점막의 주름이 굳은 변이 나올 때에 파열되어 출혈하기 때문에 통증이 심하다. 머리의 백회(百會)가 치(痔)의 특효혈이다. 백회에 뜸하면 통증이 사라지고 항문 주변의 혈액 순환이 좋아진다. 폐경(肺經)의 극혈인 팔의 공최(孔最)에 뜸하면 출혈을 멈추게 한다.

　　대장(大腸)과 직장(直腸)의 상태를 좋게 하는 천추(天樞)와 대장유(大腸兪), 소장(小腸)의 상태를 좋게 하는 관원(關元)과 소장유(小腸兪), 항문 부위의 혈액 순환을 좋게 하는 차료(次髎), 꼬리뼈 아래의 장강(長强), 항문 부위의 자율신경을 조정하는 등 쪽 대추(大椎)에 침뜸한다.

숙취(宿醉)

　　공복상태에서 술을 마시면 취기가 좀처럼 깨지 않는다. 독한 술을 마시거나 양이 너무 많으면 위가 피해를 입어 메슥메슥하고, 아침에 일어나서 머리가 아프거나 식욕이 없고 신체가 나른해지는 숙취가 일어난다.

　　모든 두통에 좋은 머리의 백회(百會), 앞머리 두통에 좋은 옆머리의 현리(懸釐), 뒷머리 두통과 목의 결림에 좋은 뒷목의 천주(天柱), 위의 답답한 증상을 없애주는 상완(上脘), 중완(中脘), 하완(下脘), 양문(梁門), 관원(關元), 알코올의 해독 작용을 높이는 등의 간유(肝兪)와 다리의 축빈(築賓), 알코올 성분을 신장에서 빨리 배출시키게 하는 등의 신유(腎兪), 위를 돕고 알코올 분해 작용을 촉진시키는 비유(脾兪)에 침뜸한다.

월경불순(月經不順), 월경통(月經痛)

　　월경불순이나 월경통은 여성호르몬의 분비가 나쁘기 때문에 일어나는 것이므로 호르몬 분비를 좋게 하고 자궁을 튼튼하게 해야 한다. 배의 신경(腎經)과 생식 기능을 주관하는 충맥(衝脈)이 만나는 기혈(氣穴)은 난소호르몬 분비를 좋게 하고, 다리의 혈(血)을 조절하고 하초(下焦)를 소통시키는 혈해(血海), 하초를 따뜻하게 하고 기와 혈을 조절하는 관원(關元)과 기해(氣海), 자궁(子宮)이나 방광(膀胱)에 좋은 중극(中極), 생식기의 혈액 순환을 좋게 하는 차료(次髎)와 삼음교(三陰交), 생식기의 자율신경을 조정하는 등의 신유(腎兪), 임파액(淋巴液)의 순환을 좋게 하는 등의 삼초유(三焦兪)에 침뜸하면 자궁이 튼튼해지고 두세 번 치료로 통증도 멈춘다.

불임증(不妊症)

자궁(子宮)의 발육부전(發育不全)과 냉(冷)에 의한 것, 난관(卵管)의 폐색(閉塞)에 의한 불임증이라면, 하초(下焦)를 따뜻하게 하고 기와 혈을 조절하는 배의 관원(關元)과 기해(氣海), 신경(腎經)과 생식 기능을 주관하는 배의 기혈(氣穴), 생식기의 자율신경을 조정하는 허리의 신유(腎兪), 생식기의 혈액 순환을 좋게 하는 차료(次髎)에 뜸을 장기간 계속해주면 꽤 효과가 난다.

자궁후굴(子宮後屈)

자궁은 대체로 전굴(前屈) 상태인데, 위하수(胃下垂)나 장하수(腸下垂)에 의해 자궁이 압력을 받기 때문에 자궁이 뒤를 향하는 후굴(後屈)이 생길 수 있다. 그러면 장을 강하게 하는 배의 관원(關元), 복부 내장의 근육 활동을 좋게 하는 다리의 족삼리(足三里), 자궁(子宮)의 근력을 강하게 하는 다리의 음포(陰包), 자궁의 근육을 정상이 되게 하는 등의 간유(肝兪), 삼초(三焦)의 원기(原氣)를 강하게 하는 손목의 양지(陽池)에 침뜸한다.

자궁내막염(子宮內膜炎)

자궁의 내막에 염증이 일어나는 질환이다. 하초(下焦)를 따뜻하게 하고 기와 혈을 조절하는 배의 관원(關元), 자궁의 상태를 좋게 하는 다리의 음포(陰包), 근(筋)을 강하게 하고 생식기의 혈액 순환을 좋게 하는 등의 간유(肝兪)와 선골(仙骨)의 차료(次髎), 내장의 열(熱)을 내려주는 허리의 지실(志室), 생식기의 자율신경을 조정해주는 신유(腎兪)에 뜸을 계속하면 염증은 초기에 사라지고 대체로 2개월에서 3개월 정도 계속하면 완전히 낫는다. 10일 정도 뜸으로 치료된 사람도 있다.

대하(帶下)

대하는 흔히 자궁분비물이라고 하는데 건강한 여성에게도 약간의 분비물은 있다. 부인병이 생기면 분비물의 양이 증가하는데 백색 대하는 백대하(白帶下), 황색의 농(膿) 같은 대하를 황대하(黃帶下), 혈액이 섞여 있는 것을 적대하(赤帶下)라고 한다. 암이나 유산 뒤에는 냄새를 동반한다. 보통 대하는 거의 염증성 질환이므로 자궁내막염의 경우와 같이 생각할 수 있다.

대하나 자궁내막염에 효과 있는 옆구리의 대맥(帶脈), 자궁이나 방광에 효과 있는 배의 중극(中極), 생식기 질환에 좋은 다리의 삼음교(三陰交), 냉·대하에는 하초(下焦)를 따뜻하게 하고 기와 혈을 조절하는 배의 관원(關元), 생식기의 혈액 순환을 활발하게 하는 허리의 명문(命門)에 침뜸한다.

냉증(冷症)

여성에게 많은 질환으로 빈혈(貧血), 울혈(鬱血), 그밖에 수분(水分)이 말라 그 부위만 차가워지는 경우도 있고, 위장이 약해지고 위하수(胃下垂)나 위무력증(胃無力症)이 있고 몸 전체에 원기(元氣)가 없는 사람은 몸 전체의 신진대사 기능이 쇠퇴해 냉증이 많다. 냉증은 자율신경의 실조증으로 일어나는 것이 대부분이다. 냉증이 나타나는 유형도 여러 가지로, 전신이 냉한 사람, 여름에도 버선을 신지 않으면 안 될 만큼 발이 냉한 사람, 머리가 냉한 사람, 그밖에 등이나 위의 뒤쪽, 하복부나 허리가 냉한 사람 등이다.

발, 다리, 허리가 냉한 데에는 몸 전체에 좋은 효과가 있는 다리의 삼리(三里), 부신피질호르몬의 이상으로 신허(腎虛)하면 신을 보(補)해주는 다리의 복류(復溜), 부신피질호르몬의 분비를 좋게 하는 허리의 지실(志室)과 신유(腎兪), 하복(下腹)의 경우에는 하초(下焦)를 따뜻하게 하는 배의 관원(關元)에 침뜸한다.

비만증(肥滿症)

너무 살이 찌는 것은 지방(脂肪)이 몸 부위에 비정상적으로 모이는 것인데, 영양의 지나친 섭취와 운동부족이 원인이다. 비만이 되면 금방 피로하게 되고, 땀이 잘 나지 않고, 성욕이 쇠퇴하게 된다. 그밖에도 피부병이나 치(痔), 담석(膽石)이 되기 쉽다. 치료를 위해서 먼저 체질을 개선하지 않으면 안 된다.

혈(血)의 양을 조절하는 간의 기가 흘러드는 등의 간유(肝兪), 수액(水液)의 대사(代謝)를 주관하는 신(腎)의 기(氣)가 흘러드는 신유(腎兪), 간·비·신의 3경(三經)이 만나는 다리의 삼음교(三陰交)에 침뜸한다. 심장에 지방이 많은 경우에는 가슴의 전중(膻中), 배의 지방을 없애기 위해서는 배의 중완(中脘), 관원(關元)에 침뜸한다.

정력감퇴(精力減退)

흔히 스테미너를 정력(精力), 원기(元氣)라고 하는데, 정력, 원기라는 말은 침뜸의학의 개념이다. 정(精)이라는 것은 미(米)와 청(靑)이 합쳐진 글자로, 미(米)는 곡식이고 청(靑)은 야채(野菜)이다. 식사의 에너지가 정(精)으로 되는데, 정(精)은 신에 고인다. 정을 강하게 하는 음식이 많이 있지만, 이것들을 먹어도 장에 흡수되지 않으면 아무 소용이 없다. 정(精)을 북돋우기 위해서 위를 튼튼하게 하고, 장에서 영양을 잘 흡수하도록 하지 않으면 안 된다.

따라서 위를 튼튼하고 활발하게 하는 4개 경혈인 배의 상완(上脘), 양문(梁門), 중완(中脘), 하완(下脘)과 장을 튼튼하고 활발하게 하는 2개 경혈인 배의 기해(氣海), 관원(關元), 남성호르몬 분비를 좋게 하는 배의 횡골(橫骨), 심의 기가 흘러드는 심유(心兪), 영양을 축적하는 간장도 강하게 해야 하므로 간(肝)의 기(氣)가 흘러드는 간유(肝兪), 소화를 좋게 하기 위해서 등에 비(脾)의 기(氣)가 흘러드는 비유(脾兪), 신진대사 호르몬의 분비를 하기 위해서 허리의 지실(志室), 부신(副腎)을 강하게 하는 복류(復溜)에 침뜸하면 놀랄 정도로 정력이 강해진다.

소아신경증(小兒神經症)

소아의 경기(驚氣)를 말한다. 신경질적이고 흥분을 잘 하는 아이, 병을 자주 앓는 아이, 밤중에 자주 눈을 뜬다든지 좀처럼 잠을 자지 않는 아이, 입으로 물고 늘어지는 아이는 몸의 기둥이며 신경을 진정시키는 등의 신주(身柱)에 뜸하면 치료된다.

야뇨증(夜尿症)

야뇨증이라도 밤에 잠을 잘 때 오줌을 싸는 아이가 있는가 하면, 아침에 일어나기 전에 싸는 아이도 있다. 대개 아침에 일어나기 전에 싸는 아이보다 밤에 잘 때 싸는 아이가 치료하기 어렵다. 야뇨증이 있는 아이는 머리가 좋은 아이와 나쁜 아이로 극단적이다.

방광(膀胱)의 기가 모여드는 배의 중극(中極)과 등의 방광유(膀胱兪)에 침뜸하여 방광과 주변 신경의 상태를 좋게 해 요액의 충만감을 잘 느끼도록 하고, 머리의 백회(百會)에 뜸을 떠 뇌의 혈액순환을 좋게 하며, 등의 신주(身柱)로 척수신경의 활동이 정상적으로 되도록 하고, 배의 관원(關元)으로 하초(下焦)를 따뜻하게 한다.

방광염(膀胱炎)

소변을 본 뒤에 잔뇨감이 있고 기분이 나쁘며, 혈뇨가 나오기도 한다. 만성(慢性)이 되어 잔뇨감이 없어지지 않으면 하초(下焦)를 따뜻하게 하고 기와 혈을 조절하는 배의 관원(關元), 방광(膀胱)의 기가 모여드는 중극(中極)에 중점적으로 뜸을 떠 방광의 저항력을 강하게 하면 잔뇨감과 염증이 금방 없어진다. 방광의 작용을 돕는 신(腎)의 기가 흘러드는 등의 신유(腎兪)나 방광의 기가 흘러드는 방광유(膀胱兪), 생식기 주변의 혈액 순환을 좋게 하는 차료(次髎)도 함께 치료한다.

두드러기

두드러기가 나면 여기저기가 가렵고 부풀어오른다. 가려움이 강하고 긁으면 긁을수록 커진다. 두드러기를 일으키는 외부의 요인은 압박이나 마찰, 일광을 쬐이는 등 직접 피부에 닿는 자극이다. 체내의 요인은 음식물의 특수한 성분, 자율신경 실조로 인한 신경성 자극이다. 평소에 장에서 흡수되지 않는 것이 독소(毒素)로서 활동해 중독이 되어 일어나는 두드러기 증상은 해독(解毒)작용을 하는 간(肝)과 신(腎)을 강하게 해야 한다.

따라서 등에 간의 해독작용을 높이는 간유(肝兪), 신의 독(毒) 배출 작용을 높이는 신유(腎兪)가 치료점이다. 또한 장에서 나쁜 것을 흡수하지 않게 하기 위해 어깨의 견우(肩髃), 대장뿐만 아니라 피부의 질환에도 효과가 있는 손의 합곡(合谷), 장과 하초(下焦)를 돕기 위해 장의 기가 모여드는 배의 천추(天樞), 소장의 기가 모여드는 관원(關元)에 침뜸한다. 정신·신경적인 요인은 머리의 백회(百會) 등의 척추신경을 조정하는 대추(大椎)에 뜸을 떠 정신·신경을 안정시키고, 위의 기능을 좋게 하기 위해서는 배의 중완(中脘), 소화액 분비를 돕는 비(脾)의 기(氣)가 흘러드는 등의 비유(脾兪)도 치료점이다.

땀띠

땀띠도 여러 가지 독소가 피부에 작용하여 피부병이 되는 것이다. 땀띠로 고생하는 것은 대개 아이들인데, 허리에 신(腎)을 보(補)하고 독소의 배출 작용을 돕는 명문(命門), 피부를 강하게 하고 알레르기를 없애는 손의 합곡(合谷)에 침(鍼)을 약자(弱刺)한다.

습진(濕疹)

아이들에게 비교적 많은 습진은 알레르기성 질환이다. 피부가 약한 아이들에게 잘 나타나는데, 피부가 건조한 상태의 건성(乾性)과 분비물로 피부가 질척질척 습한 습성(濕性)이 있다. 치료하기 어려운 것은 습성으로, 그 중에는 아이의 머리털을 빠지게 할 정도로 심한 것도 있다.

피부를 강하게 하고 알레르기를 없애주는 손의 합곡(合谷), 신을 보(補)하고 배출 작용을 돕는 허리의 명문(命門)이 좋은 효과가 있다.

무좀

무좀은 치료하기 어려운 질환으로 몇 년씩 고생하는 사람이 많다. 심한 경우의 에는 무좀이 있는 부위에 직접 뜸을 뜨는 것이 가장 좋은 치료법이다.

사마귀와 티눈

사마귀는 바이러스에 의해 일어난다. 티눈은 자극에 의해 피부가 굳어지게 된 것으로 혈액 순환이 나쁘기 때문에 살갗이 두꺼워지고 무엇에 닿으면 아프다.

사마귀는 가장 먼저 난 사마귀 위에 뜸을 20장 이상 뜨면 나머지 사마귀도 따라서 사그라지는데, 구별이 되지 않을 때는 사마귀마다 쌀알 크기의 뜸을 매일 7장씩 뜨면 대체로 약 10일 경과 후에 없어진다. 티눈은 면도칼을 사용해서 단단한 부분을 얇게 떼어내고 중심부에 뜸을 뜬다. 뜨겁지만 굳어진 뿌리가 흐물거릴 정도로 뜸을 약 30장 뜨면 낫는다.

여드름

여드름이 나는 사람은 얼굴이 기름지고 털구멍이 두드러져 있다. 모혈(毛穴)에 피지(皮脂)가 가득 차 있고 누르면 나오는데 세균에 감염되면 화농한다. 여드름이 나는 원인은 사춘기가 되면 지(脂)를 내는 분비선(分泌腺)이 급하게 커지기 때문이다. 또한 체내에 성호르몬의 활동이 강해지게 되는 것이나 변비 따위의 위장 장애도 여드름의 원인이 된다.

변비 치료는 장으로 침습하는 사기(邪氣)가 집결하는 복결(腹結)에 뜸을 뜨면 좋다. 배의 관원(關元)은 소장(小腸)의 기능을 좋게 하고, 손의 합곡(合谷)은 안면의 혈액 순환을 좋게 하고 피부를 강하게 한다. 해독 작용을 원활하게 해주는 등의 간유(肝兪), 배독(排毒) 작용을 원활하게 해주는 허리의 신유(腎兪), 임파액의 흐름을 좋게 하는 허리의 삼초유(三焦兪)도 치료에 필요하다.

액취(腋臭)

액취는 겨드랑이 아래에 있는 아포크린선에서 분비된 땀의 성분이 분해되어 악취를 내는 것으로 암내라고도 한다. 겨드랑이 아래에 질이 좋은 백분(白粉)을 바르고 2~3일 그대로 놔두면 황색 반점이 조금씩 나오는데, 그곳이 아포크린선의 분비가 강한 곳이다. 황색 반점 위에 뜸을 5장 정도씩 뜨면 좋은 효과가 있다. 또한 겨드랑이 가운데에 있는 극천(極泉)에 뜸을 10장 정도씩 뜨면 차차 치료된다.

원형탈모증(圓形脫毛症)

머리의 영양이나 신경의 이상으로 처음에는 둥그렇게 동전 모양으로 대머리가 되고 점점 넓어지게 된다. 머리털이 빠진 부위의 가운데에 뜸을 5장 정도씩 뜨면 좋은 효과가 있다. 머리털은 혈(血)의 성분이고 신(腎)의 변화가 나타나는 것이므로 신을 보하는 허리의 신유(腎兪), 명문(命門), 지실(志室)이 중요 치료점이다.

대머리

대머리는 유전적인 요소가 많은데, 남성호르몬의 과잉이나 남성호르몬과 여성호르몬의 불균형에서 일어나는 것이라면 여성호르몬의 분비를 좋게 해야 하므로 여성호르몬의 분비와 관계가 깊은 배의 기혈(氣穴)이 좋은 치료점이다. 머리의 백회(百會)에 뜸을 뜨고 머리카락이 없는 부위에 침으로 자극하여 머리의 혈액 순환을 좋게 하는 것이 가장 좋다.

동상(凍傷)

차가운 기운 때문에 혈액 순환 장애가 일어난 것이므로 환부를 따뜻하게 해서 혈액 순환을 좋게 해야 한다. 손의 동상에는 손의 합곡(合谷), 발의 동상에는 족삼리(足三里)에 뜸을 30장 정도 뜨면 큰 효과가 있다.

삼차신경통(三叉神經痛)

안면에 있는 3개로 나뉘어진 삼차신경의 제1지는 눈 주변, 제2지는 협부(頰部)에서 상치(上齒), 제3지는 하악(下顎)에 분포하고 있다.

안면의 3개 신경 중에서 제1지에 효과 있는 옆머리의 현리(懸釐)와 이문(耳門), 제2지에 효과 있는 뺨의 권료(顴髎), 제3지에 효과 있는 아래턱의 협거(頰車)에 침(鍼)하고, 제1지에서 3지까지 효과 있는 귀 뒤의 완골(完骨), 뒷목의 천주(天柱)에 침뜸하고, 모든 안면 질환에 효과 있는 손의 합곡(合谷)에 침뜸한다.

늑간신경통(肋間神經痛)

늑간신경통은 늑골 부위가 아픈 신경통인데, 늑간부의 어디가 아픈지 제대로 알기가 어렵다. 그래서 통증이 느껴지는 곳을 눌러봐서 압통이 나타나는 점을 치료점으로 한다.

등의 신주(身柱), 신도(神道), 영대(靈臺), 지양(至陽)은 늑간의 신경을 진정시키는데 효과가 있고, 양유두(兩乳頭) 가운데 전중(膻中)은 유두를 중심으로 위아래의 통증에 좋고, 유두의 아래 통증은 팔의 극문(郄門), 모든 가슴 부위의 통증에는 다리의 족삼리(足三里)가 좋다.

참고문헌

1. 김남수 구술, 원황철 편저, 『생활침뜸의학』, 보성사, 1999.

2. 배병철, 『(今釋)黃帝內經 素問』, 성보사, 1995.

3. 배병철, 『(今釋)黃帝內經 靈樞』, 성보사, 1995.

4. 전통의학연구소 편찬, 『東洋醫學大辭典』, 성보사, 2000.

5. 원광대학교부설 한국전통의학연구소 편저, 『韓醫學槪說』, 영림사, 2000.

6. 대전대학교 한의과대학 제11기 졸업생 공편, 『鍼灸準用』, 의성당, 1999.

7. 강효신, 『東洋醫學槪論』, 고문사, 1989.

8. 이우관 편저, 『受難의 歷程』, 한국침술연합회, 1973.

9. 敎科書執筆小委員會 著, 『東洋醫學槪論』, 医道の日本社, 2000.

10. 최승훈, 『難經入門』, 법인문화사, 1998.

11. 성낙기, 『八十一難經解釋』, 고문사, 1990.

12. 전국한의과대학 침구경혈학교실 편저, 『鍼灸學』, 집문당, 1998.

13. 代田文誌, 『鍼灸眞髓』, 医道の日本社, 2000(21版).

14. 이용규, 『韓國鍼灸學』, 고문사, 1976.

15. 홍원식·윤창열 편저, 『중국의학사』, 일중사, 2001.

정통침뜸교육원 교재위원회 위원장 김남수

- 1915년 전남 광산군 하남면 출생
- 부친 김서중(金瑞中)으로부터 형님 김기수(金己洙)와 함께 한학 및 침구학 전수
- 1943년 남수침술원 개원
- 서울맹학교 교과서 제정위원 및 심의위원
- 중국 북경 침구골상학원(현 북경중의약대학) 객좌교수
- 녹색대학원 자연의학과 석좌교수
- 미국 사우스베일로대학교 명예 동양의학 박사(2009)
- 미국 로드랜드대학교 명예 자연치유학 박사(2012)
- 세계침구학회연합회(WFAS) 주석단 집행위원, 교육위원, 침구의사고시위원
- 세계중의약학회연합회(WFCMS) 주석단 집행위원, 국제침구의사고시 한국 대표
- 사단법인 대한침구사협회 입법추진위원장, 봉사단장
- 사단법인 허임기념사업회 설립 이사장
- 대한민국 대통령 표창(2002)
- 국민훈장 동백장 서훈(2008)
- 미국 애틀랜타 리버데일 호스피탈 암센터, 암환자 침뜸시술 임상연구(2009~2010)
- 중국 세계중의약학회연합회 위팡탕(御方堂) 중의병원 진료(2011)
- 미국 대통령 버락 오바마 자원봉사상 금상 수상(2012)
- 중국 UN MDGs 새천년개발목표 특별공로상 수상(2013)
- 100세 기념, 5천 제자의 『헌정집』 헌정(2014)
- 미국 사우스베일로대학교 '구당 침뜸' 박사과정 정식 개설(2016)

- 現 전남 장성 구당침술원 원장
- 現 한국정통침구학회 회장, 정통침뜸교육원 원장
- 現 뜸사랑 봉사단 단장
- 現 정통침뜸연구소 소장
- 現 사단법인 효행봉사단 단장
- 現 계간 구당 발행인
- 現 한국정통침구학회 원격평생교육원장
- 現 무극보양뜸 국제연맹(WBMIA) 총재

주요 저서
- 『무극보양뜸』
- 『나는 침뜸으로 승부한다』
- 『뜸의 이론과 실제』
- 『침뜸 이야기』
- 『침구사의 맥이 끊어지면 안 된다』
- 『침구사를 키워 인류를 구해야』
- 『생활침뜸의학』
- 『침사랑 뜸사랑, 아~ 내사랑』
- 『침뜸의학개론』, 『경락경혈학』, 『장상학』, 『병인병기학』,
  『침뜸술』, 『취혈자침실기』, 『침뜸진단학』, 『경락학』 등
- 『針通經絡灸調(나는 침뜸으로 승부한다 중국어판)』
- 『灸治百病(뜸의 이론과 실제 중국어판)』

침뜸기초 ⬆

침뜸의학개론

초　판　인쇄	2002년　6월　3일
초　판　발행	2002년　6월　10일
초　판　19쇄	2021년　4월　1일

저　　　　자 | 김 남 수
펴　낸　곳 | **정통침뜸연구소**
등　　　　록 | 서울 동대문구 제기로 93(청량리동) 구당 B/D 1층
전　　　　화 | (02)966-0711
팩　　　　스 | (02)964-7999
홈 페 이 지 | www.tmsarang.co.kr

ⓒ 2002, 정통침뜸연구소

ISBN 978-89-90255-01-5　　04510
ISBN 978-89-90255-00-7　　전(2권)

정가 **28,000원**

총판 | 한국출판협동조합　070-7119-1744 경기도 파주시 탄현면 오금리 202